健康公平與自由

公共衛生中的群體、科技與決策

HEALTH EQUITY AS FREEDOM

Populations, Technologies, and Policymaking in Formosan Public Health

葉明叡 —— 主編

國家圖書館出版品預行編目（CIP）資料
健康公平與自由：公共衛生中的群體、科技與決策 / 葉明叡主編. -- 初版. -- 高雄市：巨流圖書股份有限公司, 2024.06
面； 公分
ISBN 978-957-732-717-8(平裝)
1.CST: 公共衛生 2.CST: 文集
412.07 113005275

健康公平與自由：公共衛生中的群體、科技與決策

主　　編　葉明叡
發 行 人　楊曉華
編　　輯　張如芷
封面設計　曹淨雯
內文排版　菩薩蠻電腦科技有限公司

出 版 者　巨流圖書股份有限公司
802019 高雄市苓雅區五福一路 57 號 2 樓之 2
電話：07-2265267
傳真：07-2233073
購書專線：07-2265267 轉 236
E-mail：order1@liwen.com.tw
LINE ID：@sxs1780d
線上購書：https://www.chuliu.com.tw/
臺北分公司　100003 臺北市中正區重慶南路一段 57 號 10 樓之 12
電話：02-29222396
傳真：02-29220464
法律顧問　林廷隆律師
電話：02-29658212

刷　　次　初版一刷．2024 年 6 月
定　　價　580 元
I S B N　978-957-732-717-8（平裝）

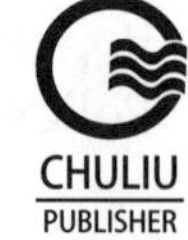

編者序

《健康公平與自由：公共衛生中的群體、科技與決策》（Health Equity as Freedom: Populations, Technologies, and Policymaking in Formosan Public Health）一書的構想，最初是啟發自《社會學與台灣社會》、《社會工作與臺灣社會》、《性別向度與臺灣社會》、《社會運動與臺灣社會》等一系列經典本土教科書或讀本書系。在公共衛生領域，中文教科書多年以來有陳拱北預防醫學基金會出版的《公共衛生學》，乃至於2024年剛完成大改版的「當代公共衛生學叢書」共六冊，對應公共衛生領域的核心知識體系，除此之外個別作者與團隊也有不同版本之公共衛生學教科書。不過因教科書之定位，主要篇幅用於介紹普遍的知識內容或是已有相當定論的法規政策與公衛作為。是以，本書以議題為導向，介紹當代臺灣重要的公共衛生議題最新發展，這也是本書英文題名最末in Formosan Public Health的由來。

本書作者群包括臺大公共衛生學院教師，以及跨領域關注健康議題的專家學者，在各章中介紹自身研究領域在臺灣之脈絡以及最新發展，各章最後並附有問題與討論，供讀者進一步延伸議題，成為行動的可能。本書除了以議題為導向，在編排上也跳脫傳統公共衛生書籍以衛生政策管理、健康行為、流行病學、生物統計、環境與職業衛生等公衛次領域之分類方式，而改以「不同社會群體」、「新科技與健康之交織與應用」以及「人們與所處環境的互動」來區分，最後並提供在倡議上實用的行動、法律以及倫理評估工具。

感謝17位合著者響應本書撰寫計畫，與編者一起耐心走過一連串的討論（催稿）、往復修訂、校對過程，也感謝巨流圖書沈志翰主編對本書構想的肯定，以及張如芷編輯與作者群的無間合作，使本書得以順利出版。本書從2022年初開始籌劃到出版，經歷兩年多的時光，臺灣社會也漸漸從COVID-19大疫之中走向新的局面。新興傳染病一度吸引了許多大眾的關注，疫情趨緩（並沒有消失，更何況還有其他傳染病）以後，我們還是得共同面對衛生福利體系的種種挑戰。新的科技、新的生活方式、新的正義，在經濟全球化、政治極端化的年代，好像全都要同時迸發出來。我們所處的時代，似乎是空前地安穩、健康，卻又空前不確定、危險。

18世紀的政治思想家盧梭說，人們因為想要建立起保護健康與生命的制度，以生活在永遠的和睦之中，大家前仆後繼地奔向自己的枷鎖，反而失去了高貴野蠻的天性，墮入社會不平等之中。西元前五百年的政治思想家孔子說，大道既隱，天下為家，各親其親，子其子，貨力為己；所以要設立制度來維持禮義、獎賞有勇謀之人，但奸詐之心反而由此而生，戰亂也由此興起。今日的我們已失去高貴的天性，天下也已不再是公共的，我們最多活在小康之中，活在我們為了對抗命運與不平等，加諸給自己的枷鎖之中。

公共衛生工作就是那道枷鎖。各位讀者翻開這本書，或許未來將投入公共衛生的行列，這會是一條充實、富有意義但又曲折的漫漫長路，這路通向的可能不是大同、不是徹底的解放，卻是我們時代所能保守的、僅有的自由。

葉明叡

作者簡介

（依章節排序）

葉明叡

國立臺灣大學健康政策與管理研究所助理教授
國立臺灣大學公共衛生學系助理教授

張弘潔

國立臺灣大學健康政策與管理研究所助理教授
國立臺灣大學公共衛生學系助理教授

郭柏秀

國立臺灣大學流行病學與預防醫學研究所教授
國立臺灣大學公共衛生學系教授兼主任

張齡尹

國立臺灣大學健康行為與社區科學研究所副教授
國立臺灣大學公共衛生碩士學位學程副教授兼副主任

陳端容

國立臺灣大學健康行為與社區科學研究所教授
國立臺灣大學公共衛生學系教授

Umin．Itei（日宏煜）

國立東華大學民族事務與發展學系副教授

鄭雅文

國立臺灣大學健康政策與管理研究所特聘教授
國立臺灣大學公共衛生學系教授

王業翰

輔仁大學附設醫院解剖病理科主治醫師
國立陽明交通大學公共衛生研究所政策與法律組博士候選人

黃柏堯
國立臺灣大學健康行為與社區科學研究所助理教授
國立臺灣大學公共衛生碩士學位學程助理教授

張竹芩
德州大學奧斯丁分校傳播研究博士
CET遊學台灣中心主任

林青青
國立臺灣大學健康政策與管理研究所助理教授
國立臺灣大學公共衛生碩士學位學程助理教授

周月清
國立陽明交通大學衛生福利研究所教授

陳雅美
國立臺灣大學健康政策與管理研究所教授
國立臺灣大學公共衛生學系教授兼副主任

劉曦宸
中國文化大學勞動暨人力資源學系助理教授

黃令名
喬治亞理工學院科技史與社會學博士
國立臺灣大學地理環境資源學系研究學者

羅宇軒
國立臺灣大學食品安全與健康研究所助理教授
國立臺灣大學公共衛生碩士學位學程助理教授

孫友聯
台灣勞工陣線秘書長

李柏翰
國立臺灣大學健康政策與管理研究所助理教授
國立臺灣大學全球衛生學位學程助理教授

目錄

第二篇 ●●● 舊身體、新科技

第三篇 ●●● 自然、社會與人造環境

第四篇 ●●● 倡議與評估工具

導言　｜
這個時代最重要的公共衛生問題？

葉明叡

經歷過COVID-19疫情肆虐，人們好像又重新想起了公共衛生的重要性，因為國家、政府衛生部門，以非常具現的方式，將自己呈現在人們的面前，以及日常生活中的許多角落。不過，撇除新興傳染病造成的現身，公共衛生其實早就在那裡待命了。經歷20世紀的快速社會經濟發展，臺灣完成人口轉型，從超高出生率到超低出生率，人口結構從金字塔到中間世代最多的子彈型（接著要超車進入倒三角）；臺灣也完成流行病學轉型，從因為傳染病與不良環境造成高死亡，轉而到癌症、慢性病成為主要死因。

在這過程中，公共衛生體系穩健地在幕後運作。公共衛生的目的，第一，是要在群體層次預防疾病、延長壽命、促進健康，其手段則是透過有組織的集體社群力量（Winslow, 1920）；第二，則是在將健康成果最大化的同時，也要消弭因為可預防因素而造成的健康不平等（Whitehead, 1992）。這兩者是公共衛生專業社群所承載的道德命令（Coggon & Gostin, 2019）。公共衛生工作推展，可以說是現代化計畫的必備要素，環境改善、避孕藥、疫苗、抗生素、衛生教育、醫療保健服務、營養食物、自來水與汙水下水道，構成了今日生活理所當然但也不可或缺的基礎。

然而，社會轉型之後的現代生活，影響人們健康的因素以及疾病成因日益複雜，交纏著汙染物、社會因素、生活型態與個人選擇，介入成本也越來越高，藥物、新科技固然帶來很多期待，卻也所費不貲；氣候環境變遷，原本認為已經擺平的蟲媒傳染病再起，極度嚴寒與炎熱使原本宜居的條件不再；隨著人口老化的老年經濟安全、醫療與長照需要，也不斷將整個衛生福利體系拖入財政的深淵——真是一幅灰暗的景象。

影響健康的因素，除了偶而出現的傳染病病原，其他已經成為面目模糊、無法釐清因果關係的複合因素，鑲嵌在巨大的資本主義消費與生產經濟結構之中，難以想像能如何撼動，甚至橫跨國界、超乎任何單一政府的介入範疇。公共衛生與福利體系在一隻手勉力維持舊有（人們認為理所當然、且對品質期待日益增加的）服務的狀況下，也要騰出一隻手來應對各種新興的挑戰。

章節編排

本書從臺灣經驗出發，呈現我們認為當代公共衛生最重要議題的現況，以及在研究與實作上的最新進展。第一篇「好好活著的艱難」探討不同群體遭遇到的健康困境，包括青少年的情緒、自殺與睡眠問題、「肥胖者」的社會汙名以及原住民族遭遇到的結構性壓迫。張弘潔所寫的〈從世代正義思考環境與兒少健康〉回顧兒童健康在公衛領域中的定位、健康不平等、世代間資源分配議題，後半部從兒童權利角度切入，介紹《兒童權利公約》主要主張，最後以兒童參與環境運動為案例，說明權利途徑的可能。郭柏秀撰寫的章節〈基因決定玻璃心，或生存環境太壓迫？臺灣兒童青少年的情緒與自殺行為〉從不斷上升的青少年自殺率談起，接著討論比較少受到注意的遺傳因素與情緒和自殺的關係，後續尋求協助行為及治療的差異，以及網路成癮和復原力的重要性。張齡尹撰寫的〈「不想睡」還是「睡不著」？臺灣青少年睡眠問題〉對青少年睡眠行為與健康，還有家庭、同儕、學校環境影響有非常精采的探討，在自殺率整體下降，但青少年群體逆勢反升的時代，此議題更顯重要。陳端容所撰〈臺灣社會有「肥胖懲罰」嗎？〉為讀者介紹肥胖議題之不同觀點，臺灣社會肥胖現況，以及當中的「肥胖歧視」與「肥胖懲罰」樣貌。日宏煜寫的〈「你不了解我的明白」：國家健康與照顧體系對臺灣原住民族的結構性壓迫〉分析造成原住民族健康不均等的社會決定因子，接著探討《長期照顧服務法》實施前後，原住民族在長期照顧服務體系中遭遇到的不同困境，主張長照體系未來改革應朝向確保文化適切性、解除歷代殖民者以及當前國家造成的殖民結構壓迫。

第二篇「舊身體、新科技」著重於新科技帶來的改變，包括經濟模式改變對健康的影響、精準醫療所許下的永生諾言、新興交友軟體、生殖科技的應用與限制以及婦女孕產健康。鄭雅文所撰寫的〈共享經濟或零工經濟？平臺工作者的工作與健康〉精要回顧平臺經濟的興起、產業現況與從業者樣態，探討平臺經濟對於勞動、職場各面向的新興風險。王業翰的〈付不／得起的癌症免疫新藥？治療準則、真實世界數據與健保給付的矛盾〉探討全民健康保險對於癌症免疫新藥的給付政策，包括透過以「成本效益評估」為基礎的醫療科技評估程序，以設定費用支付與給付審議，以及新藥本身療效不確定性之風險管理，到最後實際用於臨床治療之準則等，勾勒出公共健康體系在面對納入癌症新藥時的矛盾處境。黃柏堯所撰寫〈性健康的視覺化與遊戲化：以交友軟體為例〉探討新科技的交往模式，如何影響人們對社交關係和健康的實踐，包括人們在社交網站上的互動、「健康視覺化」和「健康遊戲化」與健康汙名和不平等的關係。張竹芩寫的〈性與生殖健康與權力：無法取得、死亡率高與決定權低的問題〉從俗稱同性婚姻專法的《司法院釋字第七四八號解釋施行法》談起，分析同性配偶尚未受到保障的權益，特別以生殖健康和權利為例，探討同性配偶的生育權、孕產照顧、生產醫療化等議題。林青青所撰寫的〈那些生孩子的事：婦女孕產健康的公共衛生觀點與政策〉從女性備孕階段開始政策對於人工生殖、產檢之補助，討論到生產階段的剖腹產，以及生產以後的產後照護，分析在科技、補助與相關人力配置、服務輸送等層面，健康政策能如何介入。

第三篇「自然、社會與人造環境」將視野帶到環境層次，包括人造環境例如職場新興的社會心理健康危害，社區環境中「健康」老化如何可能、對於食品中化學風險的評估、大眾運輸之交通環境及其蘊含之衛生與現代性想像，以及障礙者面臨到環境造成的障礙處境。周月清寫的〈爭取「活得像人」：從障礙者的主體性談障礙平權〉為讀者介紹障礙的概念、社會模式、障礙人權模式以及自立生活的內涵，並提供精彩案例說明。陳雅美寫的〈「健康」老化：國家、社區、個人與思想層次的介入提案〉，跳脫提供長期照顧服務的思維，著重於失能前一步的預防作為，介紹成功老化、活躍老化、健康老化等概念變遷，到晚近的「高齡者整合照顧」概念，探討臺灣目前對於預防及延緩失能的相關政策及評估工具，透過避免衰弱、延後失能，才能使日漸高齡化的社會維持健康福祉，也不至使照顧需要無止盡擴張。劉曦宸所撰〈「連這個都不會你是白〇嗎！」職場霸凌與心理危害預防〉從職場環境切入，介紹職場霸凌、暴力與騷擾之種類樣態，以及目前在臺灣法律體系中的定位和政策實施現況和挑戰。黃令名所撰〈「請勿吸菸、飲食、嚼食口香糖或檳榔」：大眾運輸的衛生整潔與現代性〉探討一個很有意思的問題，為什麼從臺北捷運開始的一整套捷運規則和行為，竟能是一種如此高度注重環境衛生與整潔的實作。羅宇軒主筆的〈群體健康的守門人：以風險為基礎的化學管理決策〉從生活中的食品安全衛生議題談起，討論化學物質的健康風險如何評估、歷年治理架構變遷，以及不同條件下的考量。

第四篇「倡議與評估工具」切回政策制度層次，提供一些有用的倡議與評估工具，探討國家層次的非政府組織、國際層次的人權公約對於健康的影響。孫友聯所撰〈第三部門：非政府組織在公衛領域的角色〉從NGO組織的發展歷史、基本定位開始談起，包括類型、定義、功能，在聯合國憲章、決議文等中等國際法與國際組織的地位，在臺灣本國法律中的地位，接著探討NGO與其他部門（國家、產業、社會）的關係，最後回到公衛脈絡之中，介紹重要NGO組織。李柏翰所撰〈國際人權公約對公共衛生的意義與影響〉介紹國際人權體系制度，包括國際人權規範體系與監督機關，以及國際人權義務與國內公共政策的關係，特別是其中與健康人權有關的部分，對公衛工作與倡議而言特別重要，「人權為基礎之公共與衛生政策」為當代衛生工作必備之倫理與法律基礎。葉明叡所撰寫的〈公共衛生倫理：基本概念與一些快速上手的評估工具〉除了介紹公衛倫理基本概念以及其在民主政治中的重要性以外，也提供了一個工具組合包，介紹三種常用公共衛生倫理分析架構，讀者們可立即上手用以評估自己最心愛、最關注的那些健康議題。

本書提供的是一份未完成的清單，尚有許多重要公共衛生議題值得關注，這些都是本世紀公共衛生的志業。公共衛生工作並非僅是衛生行政、環境、職安、食品或醫療人員的責任，公共衛生需要每一位參與其中的人們一起組織起來。請將本書視為邀請函，邀請讀者們一起正面應對我們自己生活中的不同處境，並且設想，為了「我們」的健康努力，也就是為我自己的健康努力，而這樣的努力，是為了讓對更高的善的追求得以實現——也就是我們每個人真正的自由。

追求健康公平，就是追求自由。

參考文獻

Coggon, J., & Gostin, L. O. (2019). The two most important questions for ethical public health. *Journal of Public Health, 42*(1), 198-202.

Whitehead, M. (1992). The Concepts and Principles of Equity and Health. *International Journal of Health Services, 22*(3), 429-445.

Winslow, C. E. A. (1920). The Untilled Fields of Public Health. *Science, 51*(1306), 23-33.

第一篇

好好活著的艱難

01

從世代正義
思考環境與兒少健康

張弘潔

一 環境與兒少健康

環境是影響兒少健康的重要因素，根據世界衛生組織（World Health Organization，簡稱WHO）的統計，每年全球五歲以下兒童死亡，約四分之一是環境造成，包括空氣污染、二手菸、不安全的飲用水和衛生設備、病媒蚊、化學物質等（WHO, 2017）。

WHO將「空氣污染和氣候變遷」（Air pollution and climate change）列為全球健康的首要威脅（WHO, 2019），空氣污染使個人罹患氣喘、肺部疾病、心臟病、糖尿病等疾病，因兒童呼吸較成人和老人快，因此空氣污染對兒童的傷害最大。區域性的空氣污染會使全球性的氣候變遷更嚴重，氣候變遷造成全球各地的重大災情，包括破紀錄的高溫和低溫、森林大火、暴雨、水災等，除了帶來急性的生命和健康威脅，還造成慢性影響，例如糧食短缺、水資源等問題。氣候變遷對兒童形成多重的威脅，除了增加生理疾病的風險，在心理健康方面，年輕世代出現「氣候焦慮」的狀況，指對氣候變遷的影響性感到恐懼、擔憂和痛苦（Hickman et al., 2021）。年幼兒童仰賴父母和政府的支持，氣候變遷造成的極端氣候，影響父母的經濟狀況、身心健康、社會連結，進而影響兒童原本的日常生活和安全網，並使其陷入貧窮、不當對待，甚至是童工、早婚、人口販賣、被召入軍隊（Clayton et al., 2017）。

氣候變遷是自工業革命以來，人類高碳排經濟活動所累積的氣候失調現象，氣候變遷是環境不正義和世代不正義的典型範例，本文以環境作為案例，探討從「世代」概念，可以如何幫助我們分析兒少健康治理。本文首先介紹公共衛生中兒少健康的傳統與發展。

二　兒少公共衛生的發展

兒少健康的治理，取決政府如何理解兒少的健康問題，以及介入的重點，以下介紹公共衛生對於兒童健康治理的轉變，公共衛生初期工作在於降低兒童死亡率，接著為改善兒童健康的不平等，近年來各國實施和倡議兒童權利，最後，我將介紹「世代正義」對兒少健康的重要性。

（一）降低兒少整體的死亡率

在19世紀末期，歐洲已經開始關注兒少公共衛生，其工作架構於「婦幼衛生」（Maternal and Child Health，簡稱MCH）中（WHO, 2005），婦幼衛生的工作目標為「使每一位孕婦和產婦都能保持良好的健康狀態，學習養育兒女的方法和藝術，並能順利分娩，生育健康的後代。使每個兒童能在健康的環境中成長，給予愛和安全感，得到足夠的營養，接受適當的健康管理，並給予有效的醫療照護和健全生活的指導。」在此框架下，目標降低年幼兒童和孕產婦的整體死亡率，這階段的指標包括新生兒死亡率、嬰兒死亡率、五歲以下兒童死亡率、孕產婦死亡率等，例如千禧年發展目標（MDGs）的第4項目標，即為在2015年前，降低2/3的五歲以下兒童死亡率（張弘潔，2022）。然而，這樣的婦幼衛生框架，著重在童年早期的健康，尤其是存活，童年中期和晚期的健康福祉與發展，在婦幼衛生的框架下，較少受到關注。

（二）改善兒童健康的不平等

兒少健康不平等的議題，隨著社會流行病學（Social Epidemiology）或健康的社會決定因素（Social Determinants of Health）的發展逐漸受到重視，研究開始檢視造成兒童疾病和死亡的社會成因，包括貧窮、性別、階級、種族、地區差異等，並強調疾病的預防，需要從社會結構的改革著手，因此除了死亡率，指標也納入營養不良、發展遲緩、罹病率、疫苗接種率等，介入計畫會著重於降低貧窮兒童、增進基本教育的普及、營養午餐、乾淨的飲用水、提升疫苗接種率等「社會環境」的改善，然而「自然環境」所造成的健康不平等，亦需要考量，研究已經證實在空氣污染和氣候變遷的威脅中，貧窮兒童的承受更高的健康危害風險，因他們往往居住在風險較高的地區，卻更缺乏防護和調適的資源，因此受害更嚴重，稱之為「雙重危險」（double jeopardy）（Sanson & Burke, 2020）。

（三）兒童權利的實施與倡議

聯合國1989年通過的《兒童權利公約》，是改善兒少的弱勢處境的重要國際公約。全球各國透過締約和內國法化，檢討並改善國內兒童相關的法規和制度，以建立兒童友善城市，保障兒童權利。

《兒童權利公約》對兒少公共衛生重要的意涵有幾項。首先，是觀點的轉變，國家兒童政策從過去之殘補「福利」模式改變為「權利」模式，過去國家資源主要投入在風險兒少的照護和補救等福利工作，《兒童權利公約》的實施，使國家有更具體的義務，保障所有兒童的基本權利，例如「生存與發展權」和「健康權」，其權利不因貧富、種族等而有差異，國家應改善國家政策制度、編列適當的預算，使國家能保障兒童的各項權利。

其次，《兒童權利公約》正視兒童的政治弱勢處境，並積極促使政府從法規面和制度面進行改善。未滿18歲的兒少（未成年人）缺乏政治權，在民主社會中，在政策制定和預算分配上容易受到忽略、邊緣化；然而，雖然兒童缺乏政治權，往往連同其社會權和公民權也被忽略，從童年社會學觀點，這是一種成人中心主義（adultcentrism），成人中心主義認為成人在知識和技能上較兒少強，因此合理化對兒少的邊緣化，然而借用批判障礙研究的論點，一個人無法參與社會，並非個人能力不足，而是社會文化和規範所的障礙，形成障礙的社會，因此要改善社會的環境，以兒少參與而言，國家應改善對於兒少參與的支持系統，強化其參與在政策制定的過程中。

《兒童權利公約》第12條「表意與受聆聽」，是強化國家建立兒少參與社會機制的重要依據，其保障兒少的主體性和能動性，強調與兒少有關之政策制定過程，政府有義務建立支持兒少參與之管道和機制，協助其意見表達與參與，且提升成人聆聽兒少意見的知能，配置具兒權意識與能力的官員，聆聽並考量兒少意見；兒童觀點的納入，對於兒童公共衛生政策非常重要，可補足現行政策僅有成人觀點的盲點與問題，例如了解校園霸凌、青少年憂鬱、交通事故等問題。

更進一步，兒少健康的維護，不僅要改善健康政策，更需要改善各部會的國家政策，因為國家的經濟、交通、教育、都市設計、勞動、法務、警政、戶政、文化等政策，都會影響兒少的健康福祉，因此三個國際組織共同籌組WHO-UNICEF-Lancet委員會，提出兒少的健康福祉，需要跨學門、跨部會的共同合作，倡議在2030年前「將兒童納入所有政策」（Children in All Policies 2030，簡稱CAP-2030）的目標（Clark et al., 2020），強調兒童之健康福祉應該是「永續發展目標」的核心，因為永續發展目標之宗旨，即是確保兒童和未來世代之生存與發展。CAP-2030有三個目標：1. 推動各國政府結盟，政治領袖對兒童健康至關重要，推動跨部會合作之政策，促進兒童的健康福祉的政策治理；2. 關於氣候危機，將兒童的聲音與觀點主流化，尤其是原住民兒童的環境正義行動，對政策制定者提供氣候危機對兒童健康影響之證據，勾勒出氣候危機對未來世代的直接影響，試圖找到解方；3. 強調商業市場對兒童健康的影響，強化國際公約、《兒童權利公約》，保護兒童免於有害身心產品和服務的傾銷，例如智利禁止在學校和其他場域，對14歲以下兒童行銷不健康食物。

（四）世代與世代正義

前述的兒少公共衛生工作，著重當下的健康議題，較少考量以前和未來，「世代」（generation）是納入「時間」元素的概念，有助於理解時間性如何影響兒少健康和兒少公共衛生，尤其是環境議題。

以下介紹三種「世代」概念（Olk, 2009）：

1. 如同性別研究中，將個人分為「男性」和「女性」做分析，

「世代」分析可以依年齡分組，探討「兒少」和「成人」因身處不同社會結構，而有不同的處境。童年社會學家常使用「世代」概念，分析兒少所處的社會結構如何影響健康（Qvortrup 1987; Alanen 2001）。

例如，多數國家的環境政策，把兒童當作「小型的成人」（Landrigan & Garg, 2005），但兒童對於環境的敏感性，不只是體型小而已，根據美國環保署的報告（U.S. Environmental Protection Agency, 2009），相較於「成人」，「兒童」因為以下四點，對環境毒物受有不成比例的傷害：第一、個人每單位體重、每分鐘呼吸之氧氣量隨年齡而遞減，嬰兒每分鐘呼吸量最高，老人最低，相較於20-30歲的成人，一歲嬰兒呼吸量超過成人的5倍，3-6歲約3倍，60歲以上老年人每分鐘呼吸量較成人略低，因此年紀越小的幼童，在污染空氣中，毒物暴露程度越高；第二、兒童對毒物的代謝較成人低；第三、兒童尚在發展中，其發展受到毒物干擾，形成不可逆的傷害和缺陷；第四、兒童比成人有更多時間，發展出慢性疾病，基於以上，兒童對環境污染具質性和量性的脆弱性，形成加倍之傷害，尤其是幼童，因此兒童不應被視為「小型的成人」，需要國家政府提供特殊保護，例如在兒少空間，如校園、幼兒園，需要更嚴格的空品標準、空品監測和改善計畫（Landrigan & Garg, 2005）。然而，各國的環境政策通常沒有納入兒少的脆弱性，目前所知，僅有美國加州的《兒童環境健康保護法》明確指出兒童在空氣污染的脆弱性（Spady et al., 2008）

2. 依照不同時期出生的「世代」分類，認為社會不斷在變遷，因此不同時期出生的世代，受各自歷史的影響，在思想和行為會有所差異，社會學和政治學很常使用這種「時代世代」概念，例如社會變遷調查結果顯示，我國不同出生世代的國民，對臺灣的政治認同有顯著的差異（林宗弘，2015）。在環境健康部分，1960年代出生的世代，比1980年代和2000年代出生的世代，擁有更高的環境的生態多樣性、綠化程度，2000年代出生的世代，卻要承擔前面世代所造成的氣候變遷風險，形成一種世代不正義。

3. 最後是著重地球上時間性的「世代」，可分為「過去世代」和「未來世代」，此概念強調後代所承受的負擔和生命機會，這種「世代」思維，對思考氣候變遷中兒少的困境有幫助，氣候變遷主要來自「過去世代」碳排放的累積，造成「現在世代」和「未來世代」生命的巨大威脅，然而目前法律政策多未將「未來世代」納入考量，因此政策如何納入世代公平性，降低世代不正義，是國家政策非常需要努力的方向。

關於「世代正義」（generational justice），德國哲學家Joerg Chet Tremmel將世代正義分為「世代間正義」（inter-generational justice）和「世代內正義」（intra-generational justice）。世代間正義聚焦於跨世代之正義議題，氣候變遷便是跨世代正義的具體案例，而世代內正義考量同一時間點內的性別、經濟、區域等差異所造成的不平等，因此前述兒童健康的不平等，可歸為這個類別。整體而言，不同「世代」的研究取徑，協助我們思考兒童健康的成因，並制定考量世代正義的「健康的公共政策」（Healthy Public Policy）。

（五）世代在環境與兒少健康的應用

我們可應用「世代」分析兒少在環境健康中的世代關係，本節從公民行動層面和法規層面討論。

在公民行動部分，臺灣氣候行動中，有些學生關注氣候變遷帶來的威脅，但作為未成年人、學生的身分，使他們的行動受到家長、老師，乃至於整個社會成人態度的影響，這些氣候行動兒少發現社會上成人對他們的不信任，若採取國際上的氣候「罷課」，他們容易被貼上「翹課」、「未盡本分」、「叛逆」等標籤，因此這些氣候行動兒少謹慎處理，為符合我國的民情，因此不採用氣候罷課，而是多在校內舉辦氣候行動，透過演講、歌唱、影片等方式，對校內師生做環境和氣候變遷的環境教育，提升大家對氣候變遷的意識。

另外，氣候行動中，成人和兒少間的世代關係，影響著兒少在氣候行動中的角色和權力關係；在權威式的關係中，兒少較難擁有話語權、決策權，並在氣候行動中受到邊緣化；而夥伴式的關係中，兒少能有較佳的話語權、決策權（廖書荷、張弘潔，2021）。

在法規層面，要維護兒少健康環境的權利，最重要的就是改善法規政策，亦即在法規政策中，納入環境世代正義的保障，建立永續健康的環境。以下介紹哥斯大黎加和哥倫比亞的憲法，分別如何保障後來世代的健康環境權利。

哥斯大黎加（簡稱哥國）是個人口僅五百多萬人的中美洲國家，經濟上不若臺灣富裕，卻是全球知名的綠色共和國（Green Republic），目前已經採全面再生能源發電，是全世界的領頭羊，且人民的平均壽命比富裕的美國更長，為何一個開發中國家能有這樣傲人的成就，其原因是哥國政府致力於投資人文和環境。其實，哥國在1940年前曾是因香蕉和咖啡的大規模種植，而國土砍伐嚴重的國家，1948年哥國結束內戰，當時的總統修憲時做了兩個創舉，第一項是永久廢除軍隊，將原本的國防預算，運用在教育、公共衛生和環境保育。第二項是在憲法中將「擁有健康和生態平衡的環境」，作為基本權利加以保障，環境權利受到侵犯的每個人，可以要求賠償，而每個人包括兒少和未來世代。因此，國家開始成為環境保護主義的國家，立法保護環境和土地、發展再生能源、種植森林，當年的決心改革，在憲法中納入環境權，使其經濟必須在不犧牲環境權的前提下發展，保護幾十年後的新世代，能有比原本更好的自然環境和資源，哥國是法律考量環境和世代正義的典範（張弘潔、Zavala-Pelayo，2019）。

另外，近年來各國兒少擔憂氣候變遷對其生命和健康的危害，開始對政府提起氣候訴訟，控訴政府對氣候變遷的的立法、執法不足，而大多數的氣候行政訴訟都敗訴，僅有非常少數的訴訟案成功。哥倫比亞的氣候訴訟Future Generations v. Ministry of the Environment and Others是少數成功案例，25位哥倫比亞7-26歲的年輕世代，向法院控訴政府並未對亞馬遜森林的濫砍，採取足夠介入，達到政府所承諾在2020年的零砍伐（zero-net deforestation），侵害年輕世代和未來世代，在健康環境、生命、食物和飲用水的權利，最高法院判決勝訴，要求政府提出改正計畫，而勝訴的根本在於其憲法在1991年制定，不僅保障健康環境權作為基本人權，並納入政府對永續發展、避免環境惡化的責任，更認可非人類的自然環境（non-human natural entities），亦具有主體性，享有受到保護權利。

三　兒少可以是環境權利的捍衛者

兒少關心環境和健康議題，過去研究發現兒少參與環境議題的倡議和行動，兒少在政策參與的門口敲門，但兒少的參與，取決成人、政策決策者等具有權力的人，是否願意打開兒少參與的大門。當成人正視兒少的能動性，成人和兒少之間的世代關係才有改變的可能；當兒少能動性不受到認同，兒少會被認為是被動接受保護的受害者，當兒童的能動性得到認同，兒童可以成為環境的捍衛者，與成人一同打造永續健康的環境。

過去傳統公共衛生的兒童健康研究，多研究兒少的疾病、死亡，兒童被當作受害者，較少討論兒少作為社會行動者，如何捍衛他們的環境和健康。童年社會學正視兒少具有主體性（subjectivity）和能動性（agency），認為兒少是社會中主動行動者，而非被動接受者。

國內外的兒少，透過行動與倡議，捍衛他們的生命、健康、環境權利。以氣候變遷為例，兒少在國際氣候會議具有重要角色，1992年在巴西里約舉辦的地球峰會（Earth Summit），當年12歲的加拿大女孩Severn Suzuki上臺對各國領袖訴說兒童對氣候的擔憂，並且懇請各國領袖對氣候變遷採取實質行動，當年的《里約環境與發展宣言》（Rio Declaration on Environment and Development）的第21條，將青年（Youth）納入重點合作族群；自2005年起，青年人開始集結參與每年的地球峰會，舉行青年峰會（Conference of Youth，簡稱COY），為全球青年氣候運動發聲；2014年，YOUNGO成立，正式成為聯合國氣候變遷綱要公約（United Nations Framework Convention on Climate Change, UNFCCC）中的正式組織，使青年的意見獲得正式認可； 2019年瑞典少女Greta Thunberg發起「週五為未來」（Fridays for Future）的全球氣候罷課（Climate Strike），創下氣候行動的里程碑，全球數百萬的未成年人參與，捍衛自己在氣候變遷下的生存權；我國當年也有多所國小、國中、高中、大學的學生響應，在校內外進行氣候行動（廖書荷、張弘潔，2021），希望提升大家對環境保護的意識。另外，過去幾年，多國兒少開始在各國提起氣候訴訟，訴請其政府或國際組織，對氣候調適和因應的治理，考量兒少和未來世代，在立法層面能有更積極的政策，在行政層面能更具體的落實。

國內也有一些兒少的環境行動，具有重要的社會和政策影響力，以下就「個人行動」和「集體行動」舉例。在「個人行動」方面，2017年時，高中一年級的王宣茹，在公民課上做了一份減少塑膠垃圾、拯救海洋的報告，受到公民老師的鼓勵，將修改後的報告，上傳到「公共政策網路參與平臺」，發起「全國應該漸進式禁用免洗餐具」的減塑提案，結果獲得5,253人連署。依照政府規定，超過五千人連署的公民提案，所有相關政府部會必須邀請提案人開會，並在平臺上公開會議紀錄和所有回應，而後促成環保署在公共場所推動限用一次性塑膠吸管的政策。

在「集體行動」方面，高雄市文府國小，苦於附近東南水泥造成的空氣污染，老師、學生、家長、在地居民合作，進行一系列的「抗空污、爭好氣」環境行動，包括學生科展、連署、升空品旗、遊行等，最終促成高雄市政府修改法令，於2017年公告加嚴「高雄市水泥業空氣污染物排放標準」，使其污染的製程停止（邱花妹，2019）。另外，桃園附近的藻礁保育行動跟兒少也大有關係。2013年臺南市南大附小發起「一人一信救藻礁，寄信給總統」的活動，希望政府能保育位於桃園觀音和新屋海岸線的4公里藻礁區，得550封信，後續桃園縣復旦中學也在2014年發起一人一信和義賣，2014年7月政府便成立「桃園觀新藻礁生態系野生動物保護區」。附近的桃園大潭藻礁，在2019年獲得國際海洋保育組織「Mission Blue」列入全球「希望熱點」，證實大潭藻礁具有世界級自然遺產的價值；然而第三天然氣接收站的選址就在大潭藻礁海域的觀塘，2021年，公民團體發起「珍愛藻礁」公投，訴求「第三天然氣接收站遷離大潭藻礁海域」，透過荒野保護協會、親子共學團等團體，大人、兒少共同合作收集連署，募集超過70萬份「珍愛藻礁」公投案連署書，最後珍愛藻礁公投成為全臺第一個以「生態保育」為主題的公民投票，即便公投結果未通過，藻礁公投成案也是一個重要的里程碑，而這是許多兒少的接力參與，和成人共同努力的成果。

四 結語

透過「世代正義」概念，幫助我們理解，相較於「成人」，「兒少」在生理上面臨更高的環境受害風險，同時，未成年的「兒少」缺乏政治權，面臨在政策受到邊緣化；此外，在環境議題，尤其是氣候變遷，「過去世代」所種的因，由「現在世代」和「未來世代」來承受惡果，形成環境世代不正義。

過去國家政策（包括公共衛生政策）將兒少視為受害者，政策主要由成人專家學者與政府官員共同制定，缺乏兒少的觀點，我國自2014年起施行《兒童權利公約施行法》，透過此公約，政府建立兒少代表的機制，使兒少代表具有政策提案、諮詢的管道，參與在其中，成為權利捍衛者。然而，臺灣兒少的政策參與仍困難重重，關鍵不在於兒少的能力，而取決於成人是否具備足夠的兒童權利意識，是否有聆聽兒童的能力，提供兒少適當的資訊和資源，支持兒少意見的表達，兒童權利對多數成人仍是陌生的概念，臺灣社會中普遍的成人中心主義仍是現在兒少難以參與的阻力（林沛君，2022；張弘潔等，2022）。

有鑑於當代和未來兒少面臨嚴重的氣候危機，威脅其生命和健康，兒童權利公約委員會在2023年8月22日進一步公布《兒童權利公約》第26號一般性意見書，關於《兒童權利公約》和環境，尤其是氣候變遷，希望政府在環境政策中諮詢並考量兒少意見，建立安全、健康、永續的生活環境。

本文最後建議，在研究方面，我國需要更多以兒少為主體的研究，了解兒少的處境、經驗與想法。在實務方面，我們需要普及化成人的兒童權利教育，《兒童權利公約》的責任方是國家和公務人員，包括老師、警察、首長、民意代表、立法委員等，提升社會大眾對兒童權利的意識，降低對兒少的歧視，提升兒童在社會中的地位與參與，與兒少攜手建立永續健康的環境。

問題與討論

1. 關於「世代不正義」，請討論其他案例。
2. 成人歧視是兒少參與政策諮詢和提案的一大阻力，你認為可以如何改善這現象？
3. 你認為政府還可以提供哪些機制或支持系統，協助政府能夠聆聽到兒少關切的環境議題？

參考文獻

林沛君（2022）。「有意義」的兒少參與：以我國地方兒少代表制度為例。臺大社會工作學刊，45，1-44。

林宗弘（2015）。再探臺灣的世代政治：交叉分類隨機效應模型的應用，1995-2010。人文及社會科學集刊，27（2），395-436。

邱花妹（2019）。煙囪下的教室也有藍天：看文府國小如何扳倒空污大巨人。載於林文源，林宗德，楊谷洋，程惠芳（編），寫給青春世代的sts讀本1 直擊公民參與第一現場，揭開科技社會的矛盾真相（頁88-106）。陽明交通大學出版社。

張弘潔（2022）。兒童公共衛生的新目標：將兒童納入所有政策。台灣公共衛生雜誌，41（1），4-6。

張弘潔、Zavala-Pelayo, E.（2019）。政策、能源與健康：從哥斯大黎加的健康環境權談起。台灣公共衛生雜誌，38（4），338-341。

張弘潔、吳柏萱、廖書荷（2022）。兒少「表意參與權」之分析：台灣少代在兒促會提案之觀點。台灣人權學刊，6（4），67-96。

廖書荷、張弘潔（2021）。台灣氣候行動中兒少之經驗與協商：世代的觀點。台灣社會研究季刊，119，109-151。

Alanen, L. (2001). Explorations in generational analysis. In L. Alanen & B. Mayall (Eds.), *Conceptualizing child-adult relations* (pp. 11-22). RoutledgeFalmer.

Clark, H., Coll-Seck, A. M., Banerjee, A., et al. (2020). A future for the world's children? A WHO–UNICEF–Lancet Commission. *The Lancet, 395,* 605-658. http://doi.

org/10.1016/S0140-6736(19)32540-1.

Clayton, S., Manning, C., Krygsman, K., & Speiser, M. (2017). *Mental health and our changing climate: Impacts, implications, and guidance.* A. P. A. a. ecoAmerica. http://ecoamerica.org/wp-content/uploads/2017/03/ea-apa-psych-report-web.pdf

Hickman, C., Marks, E., Pihkala, P., Clayton, S., Lewandowski, R. E., Mayall, E. E., Wray, B., Mellor, C., & van Susteren, L. (2021). Climate anxiety in children and young people and their beliefs about government responses to climate change: a global survey. *Lancet Planet Health, 5*(12), e863-e873. https://doi.org/10.1016/s2542-5196(21)00278-3

Landrigan, P. J., Garg, A. (2005). Children are not little adults. In J. Pronczuk-Garbino, MD (Ed.), *Children's Health and the Environment: A Global Perspective* (pp. 3-16). WHO.

Olk, T. (2009). Children, generational relations and intergenerational justice. In J. Qvortrup, W. A. Corsaro, & M. Honig (Eds.), *The Palgrave handbook of childhood studies* (pp. 188-201). Palgrav Macmillan UK.

Qvortrup, J. (1987). The sociology of childhood introduction. *International Journal of Sociology, 17*(3), 3-37.

Sanson, A. V., & Burke, S. E. L. (2020). Climate Change and Children: An Issue of Intergenerational Justice. In N. Balvin & D. J. Christie (Eds.), *Children and Peace: From Research to Action* (pp. 343-362). Springer International Publishing.

Spady, D., Ries, N., Ladd, B. D., Buka, I., Osornio-Vargas, A. R., & Soskolne, C. L. (2008). Governance Instruments That Protect Children's Environmental Health: Is Enough Being Done? *Environmental Law Review, 10*(3), 200-217.

U.S Environmental Protection Agency.(2009). *Metabolically Derived Human Ventilation Rates: A Revised Approach Based Upon Oxygen Consumption Rates (Final Report, 2009).* Washington, DC. https://cfpub. epa.gov/ncea/risk/recordisplay.cfm?deid=202543

WHO. (2005). *The World Health Report 2005. Make every mother and child count.*

WHO. (2017). *The cost of a polluted environment: 1.7 million child deaths a year, says WHO.* https://www.who.int/news-room/detail/06-03-2017-the-costof-a-polluted-environment-1-7-million-child-deathsa-year-says-who

WHO. (2019). *Ten threats to global health in 2019.* https://www.who.int/emergencies/ten-threats-toglobal-health-in-2019

02

基因決定玻璃心，或生存環境太壓迫？臺灣兒童青少年的情緒與自殺行為

郭柏秀

一 引言

前陣子（2023年7月）傳出一位知名藝人李玟輕生離世的消息，報導中也提及其長年受憂鬱症所苦。由於其知名歌手的身分，此一消息引起極大的關注。事實上，憂鬱症已被世界衛生組織（World Health Organization，簡稱WHO）視為頭號殺手之一，並造成全球顯著的疾病負擔。根據臺灣衛福部最新的資料統計，青少年自殺的死亡率是逐年攀升的。民國111年度資料顯示，15至24歲的青少年中，每10萬人有10.7人自殺，寫下二十年來的新高。其中15至19歲以國高中生為主的族群，平均每10萬人5.4人自殺，而20至24歲以大專研究生為主的族群，平均則是每10萬人14.9人自殺。這個年齡層的青少年人口群中，自殺原因中的第一名即為憂鬱症或其他精神疾病。

由於連年上升的青少年自殺率，監察院也進行了一個調查，報告中提到，近年學生自殺身亡的個案中，近七成個案未曾尋求校內輔導資源。由兒福聯盟在2021年針對全臺高三生進行的抽樣調查共回收1,505份問卷，分析結果中也指出有困擾的高中生，其求助行為主要以同儕為主、家人為輔，只有近兩成的學生願意求助於輔導室或專業單位機構的協助，而17.8%則會直接求助網友。這些數據顯示，在一路攀升的青少年自殺問題上，專業以及輔導資源尚未被良好的運用。因為網友、同儕、家人等青少年的主要求助對象，未必能提供有困擾青少年必要且及時的協助，也就無法有效阻擋憾事的持續發生。生命極其可貴，但是應當在最燦爛而充滿朝氣的青少年族群中，卻有一部分的星星過早殞落！

二　全球青少年都面臨一樣的風暴

青少年自殺率升高的狀況，並非臺灣社會的單一現象。根據世界衛生組織的統計，自殺已成為全球青少年族群中的第二大死因。在臺灣亦是如此，自殺目前在臺灣青少年十大死因中高居第二位，僅次於意外事故。許多高人均所得的國家：如日本、英國、美國、韓國等，各國之青少年自殺死亡率，近年同樣有上升趨勢。根據跨國青少年健康調查的研究，針對53個國家12至16歲青少年的自殺資料中發現，與自殺行為相關最強的風險因素包括焦慮、孤獨、沒有親近的朋友和物質濫用（Abio et al., 2022）。此外疾病、過多的網路使用、學業表現、家庭結構變遷，以及大環境中面臨的社會不平等、失業率上升及經濟蕭條等多重因素，也都可能造成青少年自殺率的上升。

此外，根據世界衛生組織的統計資料顯示，全球有約七分之一的10至19歲青少年患有心理健康問題，也佔這個年齡組成之整體疾病負擔的13%。其中憂鬱症、焦慮症和行為相關疾患是主要原因。據估計在年齡為10至14歲的青少年中，憂鬱症發生率為1.1%，在15至19歲的青少年中其發生率為2.8%。而在自殺的青少年中，有極大比例同時合併情緒障礙如憂鬱症或創傷後壓力症候群。因此全球青少年憂鬱症及自殺防治工作，是刻不容緩的。

三　臺灣青少年幸福嗎？

每年兒童節，兒福聯盟都會公布臺灣孩子的大調查結果，以提點社會多了解孩子的問題和需求。在「2023兒童福祉調查」結果中，顯示有超過10%的學生感知的壓力達到嚴重程度，而高中生的嚴重壓力指數（16.0%）幾乎是國中生（8.2%）的兩倍。最主要的三個壓力源是學業（76.9%）、對未來的擔憂（67.3%），與人際關係（43.0%）。也有17%的青少年認為其憂鬱已達嚴重以上的程度（其中8.1%為嚴重，8.9%為極度嚴重），在高中生中，這個數字幾乎達到每四人有一人認為自己已有嚴重憂鬱。另外，在兒少主觀生活滿意度的結果中，得到屬於「中等快樂」的平均73.5分，然其分數卻是低於國際的平均分數。兒童自述的資料中，陳報其普遍運動不足（大於1/4的青少年1週少於2天有進行60分鐘以上的運動）、睡眠不夠（低於國際建議標準8到10小時）、覺得自己孤單，缺乏家庭與同儕的支持，以及學校功課壓力大等，這些都是影響生活滿意度的重要原因（兒福聯盟，2022）。

四 遺傳基因與情緒問題有關嗎？

自殺議題在青少年中如此迫切，而情緒問題與憂鬱又是其中明顯可見的重要危險因子，個體本身的遺傳基因扮演了什麼角色呢？

（一）遺傳性的估計

過往幾十年來的研究進展，科學家們已發現遺傳基因對於疾病的發生扮演重要角色。有一些疾病是由單一基因的缺陷所引起的，例如纖維性囊腫（cystic fibrosis）、亨廷頓舞蹈症（Huntington's Disease）等，這些通常是較為罕見的疾病。以亨廷頓舞蹈症而言，是一種體染色體顯性遺傳的神經退化性疾病，由於位在第4對染色體之Huntingtin（HD）基因中有三核苷序列CAG的重複擴充片段而造成。其早期症狀可能出現情緒上的異常，如焦慮、憂鬱、易怒、煩躁不安，以及幻想、妄想等精神病性症狀。此時如果僅憑情緒症狀，無法得知患者是否罹患亨廷頓舞蹈症，而透過遺傳檢測此基因，就能得知是否患有此一疾病。然而，在平均餘命大幅延長的現代，許多常見的疾病，尤其是慢性病，如糖尿病和高血壓等，也受到多個遺傳基因的影響。個體中若存在一些特定基因變化的組合，將具有更高的特定之慢性病罹病風險。

一般而言，研究者可以藉由觀察家庭中的疾病模式，來估計疾病本身的遺傳性為何，或說可以歸因於基因的原因所佔的比例大致如何。傳統上以雙胞胎研究可以作為良好的估計，也就是說利用同卵與異卵雙胞胎的特性，同卵雙胞胎的兄弟姐妹共享100%的基因，異卵雙胞胎的兄弟姐妹共享50%的基因，觀察雙胞胎兩個中患有特定疾病的一致性，如果基因是引起疾病風險的一部分原因，我們預期患者的同卵雙胞胎兄弟姐妹一致患病的風險，要比異卵雙胞胎兄弟姐妹一致患病的風險高得多。這對於憂鬱症而言確實是如此，其遺傳性的估計約莫落在40-50%之間，對於嚴重的重鬱症來說還可能更高一些。這可能意味著在大多數憂鬱症的病例中，約50%的原因是基因影響的，而約50%可能是與基因沒有直接關係的心理社會或生理因素。但也可能意味著，在某些情況下個體會引發憂鬱發作的傾向，基因佔了決定性的影響，而在其他情況下，心理社會或生理因素具有決定性的影響。因此40-50%是個平均估計的概念，對於真正影響個人憂鬱症發生的成因，多半是相當多元具有極高異質性的情況，而科學家們目前還沒有好的方法，來評估影響每個個體憂鬱症發生的個別原因。

（二）全基因組的遺傳相關分析研究

由於在人類的全基因組中有兩萬多個基因，若將大量的基因變異在實驗晶片上點製出數十萬個位點的話，就能夠一次針對全基因組的基因變異進行檢驗。研究者會找一群罹病的患者，以及一群沒有患病的健康者來進行相關分析，看看哪些基因變異會與患病狀態有關，此稱之為病例與對照研究。幾年前，一項發表在《自然遺傳學》期刊上的研究成果，針對48萬人（其中13.5萬人為憂鬱症病人，34.5萬人為健康對照）進行全基因組的遺傳相關分析研究（GWAS），找到44個獨立且顯著的基因位點，與憂鬱症及其相關的臨床特徵有關聯，有些位點也與大腦結構的患病生理差異有相關（Wray et al., 2018）。此外也發現個人較低的教育程度，和較高的身體質量指數（Body-mass index）增加憂鬱症的患病風險。另一項大規模的全基因組遺傳相關分析研究，則發表在《自然神經科學》期刊上，分析了來自四個不同資料庫約莫120萬人的基因和健康記錄，其中包括30多萬名來自「百萬退伍軍人計畫」（Million Veteran Program）的參與者，以及英國人體生物資料庫、芬蘭基因數據資料庫（FinnGen）以及一個私人基因公司（23andMe）的基因和健康記錄資料，結合在一起共同進行分析，識別出了與重鬱症相關的178個基因位點。這些結果與另外來自基因公司（23andMe）的獨立130萬名志願者的樣本進行交互驗證，得到的結果顯示與憂鬱症相關的遺傳變異位點在不同樣本間具有不錯的一致性（Levey et al., 2021）。這些研究為憂鬱症的遺傳性提供重要的資訊，並明確指出如同其他的慢性病，心理健康疾病多半也是以多基因遺傳的模式存在。許多不同的基因變異都對一個人的總體風險產生了小幅度的貢獻，因而影響個體對於憂鬱症的遺傳傾向。

由於每個人都會從母親和父親那裡，遺傳到一個獨特的基因組合，某些組合可能會使個體更容易罹患特定的疾病。遺傳研究的發現僅能顯示特定基因組合是否增加疾病的風險，但無法決定一個人是否會罹患常見的心理健康疾病如憂鬱症、或是更嚴重的自殺行為。因而擁有針對某種疾病或健康情況較高的遺傳傾向，並不表示個體一定會得病，而是個體可能比那些不具有相同基因組合的人，更容易受到影響而改變罹病風險。也因此絕對沒有一個簡單的等式來說明具有哪些基因位點的人＝將來會有憂鬱症發作！

同樣地，成因複雜的自殺行為也受到遺傳基因的影響。然而到目前為止，我們對自殺的最佳預測因子就是之前曾發生的自殺嘗試。實徵資料顯示，不到10%有自殺嘗試的人最終死於自殺。而有超過一半死於自殺的人，在死前並未有任何自殺嘗試的跡象。因此，即使科學家認為目前最好的預測因子，也並不是一個很有效的預測因子。由於自殺風險與許多精神疾病有關，包括重鬱症、躁鬱症、思覺失調症、自閉症等，因此目前的許多遺傳研究也致力於探究精神疾病與自殺風險間的遺傳相關（Mullins et al., 2022）。識別這些遺傳風險因子，可能有助於更好地預測個體潛在的自殺風險，並提出新的預防策略。當然，如同所有的複雜疾病一樣，不會只有一個基因或是幾個基因，最可能的是有一大群基因參與其中，每個基因貢獻微小的風險，並與不良的環境因子共同發生作用影響人類行為。

（三）遺傳基因與環境因子的交互作用

因此更加複雜的是探討基因與其他已知的促成因素之間的關係，也會影響憂鬱等心理精神狀況，因此很難說哪些因素是憂鬱症或是自殺行為的頭號敵人！過往一些重要的研究指出，不良的環境和創傷等因素，會與基因遺傳變異產生交互作用，而影響個體罹患憂鬱症的風險（Kwong et al., 2019）。例如早在二十年前，一個前瞻性的長期追蹤研究，研究者對1,037名兒童（52%男性）從3歲到21歲之間，每2～3年進行了重複共九次的資料收集，並在26歲時評估其憂鬱狀況及相關臨床特性，其研究成果發表在《科學》期刊（Caspi et al., 2003）。研究中科學家檢驗壓力生活事件對憂鬱症的影響，並聚焦在血清素轉運蛋白基因（5-HTT）的啟動子區域一個具有功能性的基因變異。5-HTT啟動子多型性這個基因拷貝變異，可區別為短等位基因與長等位基因，具有短等位基因的人，相較於有長等位基因的人，在面臨壓力生活事件時會出現更多的憂鬱症狀、更高機會出現重鬱症診斷，與更嚴重的自殺傾向。這項流行病學研究提供了基因與環境之間具有交互作用效應的案例的資訊，亦即一個個體對不良環境因素的反應會受到個體基因組成的調節，進而影響心理精神疾病診斷或症狀出現的風險。

五 尋求專業協助

臺灣近年的資料均顯示，一旦出現了憂鬱症狀甚或干擾了平日功能，青少年尋求校園輔導以及專業協助的比例並不高，某種程度上阻礙了及時接受協助避免問題益發嚴重的契機。研究資料也顯示有四成的年輕族群應就醫而未就醫，低就醫率也是目前青少年情緒障礙問題的隱憂之一。即使如此，依據2016年到2021年健保的就醫資料分析顯示，在15到30歲年輕族群中因為精神疾病相關問題而就診的人數，由22.1萬人成長到29.2萬人，為1.3倍。就診人數的逐年增加伴隨著低就醫率的資料，可知遭受情緒障礙問題的青少年，在近年來可能是大幅倍增的情況，亟需結合家庭、學校、社會、醫療資源共築安全網，守護青少年的心理健康。

六 治療反應之間的個體差異

一些常見的預防保健方法，如良好飲食、定期運動、充足的睡眠，都是青少年能夠施行的預防或改善憂鬱症狀的解方。當憂鬱症狀已經嚴重到需要臨床上的關注時，則常見透過藥物治療（如選擇性血清素回收抑制劑，Selective Serotonin Reuptake Inhibitor，簡稱SSRI），及心理治療（如認知行為治療法，Cognitive Behavioral Therapy，簡稱CBT）的方法來治療或改善症狀。而即使在規律治療的狀況下，有些人對治療的反應良好，也有些人的治療效果未盡滿意。研究個體之間為何出現治療反應的差異，無論在個人、家庭、臨床處置與醫療資源的利用等面向都是重要的。而個人的遺傳組合除了會影響罹病風險，不同的遺傳基因組合還可能會影響特定治療方法對病患產生的治療效果。由過往研究已知某些基因會影響化學物質在身體內的吸收、利用和排泄，包括常見的藥物和酒精等物質。特定的基因也會影響抗憂鬱藥物的代謝及治療的有效性。

幾年前，大型的臨床研究發現大約1/3的憂鬱症患者，能在抗憂鬱藥物的第一次治療期間獲得症狀上的緩解。另外1/3的患者，則須在第二次甚至第三次的治療期程中（可能經過換藥、或是加藥的過程）達到症狀的緩解，個體間的治療反應存在不小的變異。因此國際上組成了抗憂鬱藥物基因研究的聯盟，針對抗憂鬱藥物治療後的反應進行全基因組的遺傳相關分析研究，一開始的研究在兩千多名憂鬱症患者中，檢驗出一個基因可能與症狀改善的程度有關（Biernacka et al., 2015）。其後擴大樣本，在五千多名憂鬱症患者中，觀察治療後影鬱症狀改善，以及影響憂鬱症狀至緩解狀態的基因位點。結果發現另外兩個基因，會影響憂鬱症狀至緩解狀態的療效（Pain et al., 2022）。儘管這些基因具有顯著但微弱的效應，這些初步成果尚未能提供作為臨床上篩選適當藥物或處置方法之用，更待未來結合臨床表現與遺傳基因的資料做更好的評估，以達到精準治療的目的。

七 復原力扮演的角色

在稍早我們提及一個憂鬱症的全基因組的遺傳相關分析研究（Wray et al., 2018），除了發現與憂鬱症風險相關的基因位點之外，有趣的是，研究者也發現在研究樣本中，每個人都攜帶了不同數量的憂鬱症遺傳風險因子。這個發現意味著憂鬱症的遺傳風險可能是以連續光譜型的方式存在，而並非是有或無的二分法。已知個體若出現憂鬱症狀，其臨床表現相當不一樣具有極高的異質性，而以遺傳基因風險的角度而言，沒有人能置身於風險之外的。這個結果除了更新我們對於憂鬱症生物學基礎的理解，更引發了一個好奇的觀點，若每個個體都或多或少帶有情緒障礙的風險基因，為什麼有些人終身不會出現情緒障礙，而有些人卻在非常年輕的時候就出現顯著的情緒困擾呢？是否有些因子能保護個體免於疾病的傷害？ 在眾多可能的因子中，復原力是近來常被探討的主角之一。

復原力（Resilience）也翻譯成韌性，通常被廣泛定義為個體從逆境中克服困難的能力。並非所有人在不良的環境或遺傳組合下，都會出現不良的結果。也就是說，有些人在面臨重大壓力事件時，仍能保持良好身心狀況而不至於崩潰，相對地有些人在些微壓力的情況下，卻會出現極大的情緒困擾。人們在逆境中出現的不同反應樣貌的原因之一，可能是由於某些個人與生具有或後天習得的特質與能力，而保護個人免於危險和困境對個人發展的負向影響，仍能有成功的適應和發展。也可說韌性是賦予人們應對壓力和困難的心理力量（Everall et al., 2006）。文獻中有不同的詞彙與復原力有關，例如抗壓性、適應性、堅韌性、自我恢復力等。另一個詞是韌力，講求增強復原能力的強度（strength），和恆毅力相輔相成，而可以培育出愈挫愈勇的能力。在這個概念中，無論復原力是用哪一個詞彙來代表，都可以從個人自身，以及納入不同的脈絡系統中的層級（包括家庭、學校、社會等面向）來產生及增強。若能增加以及培養復原力，可能可以從而減少後續行為或情緒問題的產生。

舉幾個在臺灣青少年中進行的關於復原力的研究，均能發現良好的復原力可以調節青少年發展中面對的不良後果。在一個臺灣北部及中部青少年的追蹤研究中，研究者探討一般學校青少年所感知的壓力和復原力，對青少年早期的自殺意念和自殺企圖的影響。研究收集了1,035名中學生在基線時和一年後的數據資料，發現分別有20.3%參與者報告具有自殺意念，以及4.7%參與者報告具有自殺企圖。青少年的感知壓力是自殺意念和自殺企圖的強烈風險因素，在一年的追蹤期間，持續感受高壓力的學生，相比於並未感受高壓力的學生，增加了七倍的自殺意念風險，以及將近四倍的自殺企圖風險。在考慮了復原力的不同維度後，發現高感知壓力的學生如果自陳擁有較高的復原力「希望和樂觀主義維度」，則較不容易出現自殺意念，此外，復原力「問題解決和認知成熟維度」也對於自殺行為有顯著的保護作用。在設計未來的自殺預防和介入計畫時，同時考慮自殺行為的風險因素和保護因素是至關重要的（Chen & Kuo, 2020）。

另外，孩童時期受虐待與不良心理健康問題之間的關係已被許多研究探討並證實。如果具有較好的適應困境或逆境的復原力，是否能調節不良對待所引發增加的憂鬱症風險呢？ 研究者使用了臺灣青少年至成年人縱向研究（TAALS）的數據資料，這是一項在臺灣青少年中進行以學校為基礎、全國性的縱向研究。在2015年至2019年之間重複了三次調查來捕捉健康行為的變化。此研究使用了第二次調查中，4,771名在學校受到霸凌的七年級（12～13歲）和十年級（15～16歲）學生。研究發現，具有高復原力的確能降低發生憂鬱的風險，即使遭受網路霸凌，高復原力的學生能降低30%的憂鬱風險。反之，具有最低復原力的青少年，其遭受的言語霸凌，則顯著增加憂鬱症風險達將近六倍。此研究發現，無論霸凌的種類為何，高復原力都能對憂鬱的發生產生保護作用，而其對於網路霸凌的面相提供了最大程度的保護作用。如能早期介入，增強青少年時期具有的復原力，可能可以有效減少霸凌對青少年未來產生的負面影響（Lin et al., 2022）。

八 網路與社群使用與青少年憂鬱的風險

網路霸凌是常見的霸凌形式，也與增高的憂鬱風險相關。青少年不僅出生於網路世代，資訊的搜尋與取得習慣在網路上進行，也多半活躍地參與線上社群。疫情迫使線上學習常規化，不但加深青少年的網路使用習慣，更可能讓原本有機會面對面進行的實體社交，更大幅度地轉往線上社交，因此網路上的人際關係對青少年而言相當重要，網路霸凌也因此不可避免。在社交媒體上，青少年可能會受到來自同儕比較生活、外貌等壓力與評價，而因此產生對自我的負面觀感。此外青少年若花費大量線上的時間，可能會排擠與現實世界中的家人與朋友親密互動的機會，從而導致孤獨感與隔離。網路上不正確以及大量的負面訊息、暴力或霸凌的影像及言語，亦可能透過演算法量身訂做地發送到青少年的網路世界中，產生極為不利的影響。再者，過度使用網路與社群媒體，也可能影響青少年的睡眠時長與品質，甚或發生網路成癮的行為。這些因素都可能直接或間接地增加青少年憂鬱的風險。無論臺灣或是歐美國家，社會上也不乏青少年因受到網路霸凌而嚴重憂鬱，甚或選擇結束生命的新聞。

在21世紀的現今，雖然網路及社群媒體為青少年提供了大量與外界聯繫，以及訊息傳遞與搜尋的機會，過度使用與不健康的網路使用都可能增加憂鬱風險，而需要監護人適當地監管，並鼓勵建立現實的健康生活，降低不良網路使用與網路霸凌對引發憂鬱情緒的影響。

九 結語

總結來說，臺灣兒童青少年的情緒問題日益增加，不僅受到精神疾病如憂鬱症、創傷後壓力症候群、物質使用等影響，也會受到其他多方面因素的影響，包括學業、壓力感知、網路使用、睡眠品質、同儕、家庭與社會支持等因素影響。這些因素亦與逐年上升的自殺率有關。其中過去較少研究，但也同等重要的是遺傳基因對於情緒障礙與增高的自殺風險間的關係。特定的遺傳基因組可能會增加憂鬱症的風險，但沒有人能簡化地直接從母親或父親那裡「繼承」到憂鬱症。有許多其他的因素可能會增加青少年情緒障礙的風險，但也有許多因素可能具有有效的保護作用，例如近年來備受關注的復原力或是韌性。尤其在青少年經歷創傷或壓力等觸發事件時，具有較好的復原力時，能顯著降低發展出不良行為與情緒問題的風險。未來的研究若能對於情緒障礙的風險基因組有更好的掌握，將有助於識別出高風險青少年，給與適切的增能與更量身訂做的介入措施。

在執行層面，提高青少年與家庭成員的心理健康意識、協助建立孩童健康的學業和社交環境，以及提供適切的心理支持和輔導與教育，幫助青少年應對潛在與線上線下直接的心理健康挑戰，都是減輕兒童青少年情緒問題的重要措施。此外，包括提升校園心理健康的工作效能，同時強化各項青少年心理健康及自殺防治作為也都非常重要，因為青少年的自殺防治上，是非常需要跨領域與跨部會合作的機制，以共同面對及處理青少年的自殺問題。

因應心理健康議題的重要性與問題層面越見擴大與年輕化的挑戰，衛福部於2022年5月4日正式成立心理健康司，從原本的心理及口腔健康司獨立出來，總理心理健康的相關業務。有鑑於年輕族群的情緒障礙議題嚴重，自殺率逐年上升，近日衛福部提出了「年輕族群心理健康支持方案」，針對15～30歲的族群，提供每年3次的免費心理諮商，以提供就醫開立藥物使用之外，另一種專業協助的選擇。透過各種管道、各種政策的施行，希望在不久的將來，我們能看到兒童福祉調查中顯示高比例的快樂兒童，低壓力指數，減少的憂鬱情緒，降低或至少持平的青少年自殺率。畢竟沒有健康的青少年，怎麼會有健康的大人，健全的社會呢？

問題與討論

1. 找出影響憂鬱、影響自殺風險的遺傳基因位點後，要如何據以改善青少年的情緒與降低自殺風險呢？
2. 情緒障礙與自殺行為都是多重因子的複雜性狀，如何利用已知的危險因子與保護因子，來設計適當有效的介入及預防措施呢？

參考文獻

兒福聯盟（2022）。台灣兒少報告2022。https://crc.sfaa.gov.tw/Uploadfile/Document/34_20220406152424_0166226.pdf

Abio, A., Owusu, P. N., Posti, J. P., Barnighausen, T., Shaikh, M. A., Shankar, V., & Lowery Wilson, M. (2022). Cross-national examination of adolescent suicidal behavior: a pooled and multi-level analysis of 193,484 students from 53 LMIC countries. *Soc Psychiatry Psychiatr Epidemiol, 57*(8), 1603-1613.

Biernacka, J. M., Sangkuhl, K., Jenkins, G., Whaley, R. M., Barman, P., Batzler, A., Altman, R. B., Arolt, V., Brockmoller, J., Chen, C. H., Domschke, K., Hall-Flavin, D. K., Hong, C. J., Illi, A., Ji, Y., Kampman, O., Kinoshita, T., Leinonen, E., Liou, Y. J., . . . Weinshilboum, R. (2015). The International SSRI Pharmacogenomics Consortium (ISPC): a genome-wide association study of antidepressant treatment response. *Transl Psychiatry, 5*(4), e553.

Caspi, A., Sugden, K., Moffitt, T. E., Taylor, A., Craig, I. W., Harrington, H., McClay, J., Mill, J., Martin, J., Braithwaite, A., & Poulton, R. (2003). Influence of life stress on depression: moderation by a polymorphism in the 5-HTT gene. *Science, 301*(5631), 386-389.

Chen, Y. L., & Kuo, P. H. (2020). Effects of perceived stress and resilience on suicidal behaviors in early adolescents. *Eur Child Adolesc Psychiatry, 29*(6), 861-870.

Everall, R. D., Altrows, K. J., & Paulson, B. L. (2006). Creating a Future: A Study of Resilience in Suicidal Female Adolescents. *Journal of Counseling and Development,*

84(4), 461-470.

Kwong, A. S. F., Lopez-Lopez, J. A., Hammerton, G., Manley, D., Timpson, N. J., Leckie, G., & Pearson, R. M. (2019). Genetic and Environmental Risk Factors Associated With Trajectories of Depression Symptoms From Adolescence to Young Adulthood. *JAMA Netw Open*, *2*(6), e196587.

Levey, D. F., Stein, M. B., Wendt, F. R., Pathak, G. A., Zhou, H., Aslan, M., Quaden, R., Harrington, K. M., Nunez, Y. Z., Overstreet, C., Radhakrishnan, K., Sanacora, G., McIntosh, A. M., Shi, J., Shringarpure, S. S., andMe Research, T., Million Veteran, P., Concato, J., Polimanti, R., & Gelernter, J. (2021). Bi-ancestral depression GWAS in the Million Veteran Program and meta-analysis in >1.2 million individuals highlight new therapeutic directions. *Nat Neurosci*, *24*(7), 954-963.

Lin, L. Y., Chien, Y. N., Chen, Y. H., Wu, C. Y., & Chiou, H. Y. (2022). Bullying Experiences, Depression, and the Moderating Role of Resilience Among Adolescents. *Front Public Health*, *10*, 872100.

Mullins, N., Kang, J., Campos, A. I., Coleman, J. R. I., Edwards, A. C., Galfalvy, H., Levey, D. F., Lori, A., Shabalin, A., Starnawska, A., Su, M. H., Watson, H. J., Adams, M., Awasthi, S., Gandal, M., Hafferty, J. D., Hishimoto, A., Kim, M., Okazaki, S., ... Ruderfer, D. M. (2022). Dissecting the Shared Genetic Architecture of Suicide Attempt, Psychiatric Disorders, and Known Risk Factors. *Biol Psychiatry*, *91*(3), 313-327.

Pain, O., Hodgson, K., Trubetskoy, V., Ripke, S., Marshe, V. S., Adams, M. J., Byrne, E. M., Campos, A. I., Carrillo-Roa, T., Cattaneo, A., Als, T. D., Souery, D., Dernovsek, M. Z., Fabbri, C., Hayward, C., Henigsberg, N., Hauser, J., Kennedy, J. L., Lenze, E. J., ... Lewis, C. M. (2022). Identifying the Common Genetic Basis of Antidepressant Response. *Biol Psychiatry Glob Open Sci*, *2*(2), 115-126.

Wray, N. R., Ripke, S., Mattheisen, M., Trzaskowski, M., Byrne, E. M., Abdellaoui, A., Adams, M. J., Agerbo, E., Air, T. M., Andlauer, T. M. F., Bacanu, S. A., Baekvad-Hansen, M., Beekman, A. F. T., Bigdeli, T. B., Binder, E. B., Blackwood, D. R. H., Bryois, J., Buttenschon, H. N., Bybjerg-Grauholm, J., ... Major Depressive Disorder Working Group of the Psychiatric Genomics, C. (2018). Genome-wide association analyses identify 44 risk variants and refine the genetic architecture of major depression. *Nat Genet*, *50*(5), 668-681.

03

「不想睡」還是「睡不著」？臺灣青少年睡眠問題

張齡尹

一　引言

於2020年12月12日，有民眾在公共政策網路參與平臺提案，希望能將「國高中上課時間改為9：30到5：00」。提案原因在於普遍學生的睡眠不足，上課常有打瞌睡的情況，因此希望藉由延遲上課時間，讓學生有更充足的睡眠，進而提升學習效率。

該提案於同年12月23日迅速通過附議門檻，且附議人數在截止前達到1萬296人，也因此獲得政府的重視。政府即決議將此議題列入協作[1]議題，並在2021年8月舉辦兩場「教育部主管高級中等學校學生在校作息時間規劃注意事項執行現況」公聽會暨開放政府協作會

1　協作（collaboration）指兩個或兩個以上的個體或團體，為一個共同目標而共同工作的過程。

議。[2]後續更召開五場專家諮詢會議及四次研商會議，以聆聽專家學者、校長、教師、家長、學生團體及民間團體等各方之意見。在歷經了一段日子的討論之後，教育部正式於111學年度（2022年9月）起，規定全國各高中於第一節（8點10分）上課前，除全校集合活動（至多一日）外，學生於第一節前抵達上課地點即可。也就是說，原早自習時間，應由學生自主規劃運用，不得有考試等活動。

政策的改變過程，也讓社會開始重視青少年的睡眠問題。然而，究竟是如一些家長們所言：「青少年在該睡覺的時候卻不睡，反而一直玩著3C產品。」還是更像是青少年們普遍回應的：「我並非故意不睡，而是沒時間睡，或根本無法入睡」呢？

二 青少年需要睡多久才健康？

在探討青少年睡眠問題之前，我們必須先知道青少年所需要的睡眠時數。根據美國國家睡眠基金會（Hirshkowitz et al., 2015）以及美國睡眠醫學會（Paruthi et al., 2016）的建議，青少年（13～18歲）平均每天應睡滿至少8～10小時。也就是說，青少年所需要的睡眠時間佔每天至少三分之一，才有助於健康。然而，其重要性卻往往被忽

2 協作會議：強調公開透明和多元參與，透過逐字記錄、完整錄影和科技工具的應用，確保會議內容的公開和透明性，同時促進各方的參與和討論，以達到更廣泛的涵容，並可供追溯與課責。

略；人們在每日繁忙的生活中，其他需處理事項的優先性往往高過睡眠。不難猜想，對於青少年來說，課業、社團、休閒娛樂，與交友的重要性，遠高於足夠的睡眠；而這也是一般大眾普遍對青少年的認知，認為青少年之所以睡眠不足，是因為花在上網與玩遊戲。的確，研究發現，青少年電子媒體的使用，會影響其睡眠時數及睡眠品質（Brautsch et al., 2023）。然而，青少年睡眠時數除了受其本身行為影響外，我們還必須知道「生理時鐘」在這當中所扮演的角色。

人類的生理時鐘，也就是控制著我們起床、睡覺的時間，有著一定的規律性。當夜晚來臨，光線刺激減少時，大腦中與睡眠有關的褪黑激素（Melatonin）便會開始分泌，讓身體知道現在已經夜晚了，並結合白天所累積的睡眠趨力（sleep drive）而讓人入睡。所謂的睡眠趨力，或可稱為睡眠壓力（sleep pressure），即是隨著醒來的時間越久，睡意越強（如同空腹越久，飢餓感越高）。之後，褪黑激素持續分泌，直到深夜4～5點達到高峰，等到白天光線抑制其分泌後，才讓我們從睡夢中醒來。然而，這樣子的規律性，卻在青少年時期有些不一樣的變化。有別於兒童，其就寢時間往往可以落於晚上8～10點之間，青少年會出現所謂「生理時鐘向後位移」的情況，而讓青少年開始晚睡。研究發現，進到青春期階段，褪黑激素分泌的時間點會開始延後，而影響青少年入睡的時間，甚至更偏好晚睡晚起的睡眠型態（Tarokh et al., 2019）。另外一方面，褪黑激素分泌時間點的延後，也影響著青少年白天的活動；因為當他們早上需要起床的時候，體內褪黑激素的量仍處在高濃度，因此會有賴床、白天打瞌睡、上課精神不佳等情形。

三 全球青少年睡眠現況及影響

在了解青少年所需的睡眠時數，及其因生理發展所導致的睡眠作息改變後，我們也許會想知道，那究竟青少年睡眠現況如何呢？然而，在回答這個問題之前，我們必須要先知道，人們的睡眠時數是如何被測量的。綜合來說，我們除了可客觀地透過多項睡眠生理檢查（polysomnography）或透過配戴腕動計（actigraphy）來監測個體清醒與睡眠的狀態外，亦可使用不同的睡眠問卷，請受訪者自我回報每日或平均的睡眠情況；而多數大型研究，即是在成本及效率的考量下，以問卷調查的方式，來獲得青少年的睡眠相關資訊。透過不同國家所收集的數據，即可勾勒出世界各國青少年的睡眠情況，並得以進一步了解睡眠不足的問題對青少年的影響。此節將介紹全球青少年睡眠的現況，並與臺灣青少年的睡眠情形作比較，了解是否臺灣青少年真的睡的比較少？最後說明因睡眠問題可能導致的負面影響。

（一）全球青少年的睡眠情形

WHO長期針對歐洲及北美在學青少年（11～15歲）進行健康行

為調查，以了解青少年的健康及行為發展，並從中找出相關的影響因素。利用該調查數據，分析來自24個歐美國家青少年的睡眠資料後發現，青少年的睡眠時數在不同國家中有所差異（Gariepy et al., 2020）。整體來看，青少年在**上學日**的平均睡眠時數介於7.47至9.07小時之間，而在**非上學日**則是介於9.31與10.22小時之間。此外，若用「是否達到睡眠建議量」來看，青少年**在上學日**有達到建議量的比率最高為86%，但卻也有國家僅有32%的青少年達睡眠建議量；在**非上學日**，睡眠達建議量的比率則提升至79%到92%之間。這個數據，卻仍有可能低估青少年睡眠不足的情形（Vandendriessche et al., 2021），原因在於，上述調查數據中，並未考慮青少年的睡眠潛時（sleep onset latency），即躺在床上到真正睡著的時間；以比利時為例，在校正睡眠潛時後，該國青少年在上學日睡眠時數達建議量的比率從86%降至42.3%。

進一步來看全球其他國家青少年的睡眠情形，亞洲國家青少年的睡眠平均時數是最短的（Kuula et al., 2019），特別是在東亞國家，15～20歲的年齡族群中，睡眠不足的比率高達57～79%。相比之下，大洋洲國家的同年齡層族群中，僅有23～51%的人有睡眠不足的情況（Ong et al., 2019）。具體來說，中國的研究顯示，有約5至7成的青少年沒有達到睡眠建議量（Chan et al., 2023; Chen et al., 2014）；在日本，則有高達八成的青少年平均睡眠時數未達8小時（Ohida et al.,

2004），且睡眠不足的比率也有逐年上升的趨勢（Otsuka et al., 2021）。另外，在韓國，雖然青少年的平均睡眠時數於2004～2019年間有增加的趨勢，但卻仍不達8小時（Jang et al., 2023）。由上述的數據可知，青少年普遍有睡眠不足的情形，且以東亞國家的青少年更為嚴重。

（二）臺灣青少年的睡眠情形

目前臺灣尚未有大規模、具全國代表性的研究來針對青少年的睡眠情況進行調查，但透過國民健康署每三年一次的「青少年健康行為調查」報告可以有一個概括性的了解。根據2021年的調查報告，臺灣的國中生與高中職學生，在**上學日**睡眠時數未達7小時的比率分別為38.2%及61.2%，且隨著年級越高，睡眠不足的情況越嚴重（衛生福利部國民健康署，2021）。以臺灣北部青少年的情況來看，在國中至高中階段（14到18歲），平均睡眠時數由7.5小時，逐漸下降至6.7小時（Chen & Chen, 2021）。兒福聯盟在2019年的調查報告同樣指出，全臺國高中職生平均睡眠時數為6.9小時，也就是平均約在11點多入睡，於翌日早上6點多起床（兒福聯盟，2019）。另外，臺灣青少年除了普遍睡眠不足，亦有其他的睡眠問題（如：入睡困難、睡眠持續困難、日間嗜睡、感覺睡不飽等），而影響著睡眠品質（Chen et al., 2013; Huang et al., 2010）。這些睡眠問題，亦會隨青少年發展程度的不同，而有不同種類及程度的差別（林立寧等，2012）。透過這些調查結果，我們可以看出，臺灣青少年的確是「睡不夠」，且情況可能比歐美其他國家的青少年來的嚴重。

（三）對健康的影響

長期的睡眠不足，或可稱為是慢性睡眠剝奪（chronic sleep deprivation）對健康的影響，已不僅是單純的覺得疲憊，而是會對認知、心理及行為等功能造成損害，像是缺乏判斷力、對任何事都提不起勁、注意力不集中、情緒管控不佳等。這些身心上的負面影響又會進一步加劇睡眠問題，形成了一種惡性循環。

1. 睡眠與心理問題

研究已證實睡眠問題與憂鬱的關係，不僅限於成人族群，而且在青少年中也可被觀察到。為釐清睡眠問題是否增加青少年產生心理疾患的風險，Scott等人（2021）綜合分析36篇探討睡眠困擾與心理疾患（包括憂鬱症、躁鬱症和思覺失調症）關係的研究數據後發現，無論是自述還是經醫師診斷有睡眠困擾者，在青少年或成年早期產生心理疾患的風險是沒有睡眠問題者的兩倍。此外，睡眠問題的嚴重程度與後續心理疾患風險之間存在正相關，睡眠問題越嚴重，相應的心理疾患風險也越高（Scott et al., 2021）。在臨床上也發現，治療睡眠問題亦能改善憂鬱的症狀。

睡眠不足除了增加憂鬱的風險之外，亦可能提升青少年產生自殺意念的可能性。根據筆者與研究團隊的研究，當青少年的睡眠問題越嚴重，他們產生自殺意念的風險也越高。除此之外，若青少年的睡眠問題超過他們過去的平均狀況時，有自殺意念的可能性也會增加，特別是在男性青少年進入成年期後，這個風險會進一步上升（Chang et al., 2021）。令人擔憂的是，青少年一旦有自殺意念，後續進一步產生自殺企圖的風險將提升。甚至已有研究發現睡眠問題與自殺行為有所關連。舉例來說：美國的青少年危害健康行為調查（Youth Risk Behavior Survey）的資料顯示，睡眠時數少於5小時的青少年，其嘗試自殺的可能性為其他每晚睡滿8小時者的將近3倍（Meldrum & Restivo, 2014）。即便目前確切的影響機轉仍尚未有定論，但有可能是因為青少年大腦的控制執行功能及情緒調節能力受到睡眠不足的影響而有所損害，進一步提升後續自殺的風險。因此，我們可以說睡眠問題是判斷青少年心理問題的指標之一，特別是當罹患心理疾病的比率在青少年族群明顯上升之際，睡眠問題更不容忽視。

2. 睡眠與行為問題

睡眠不足亦與許多風險行為（risk-taking behavior），像是物質使用、危險性行為、賭博等有關。青少年由於大腦仍尚在發育階段，相較於成人，原本就有比較高的機會涉及不同的風險行為，若加上睡眠不足，則可能讓事情變的更嚴重。由於睡眠不足會影響大腦中負責認知功能、情緒調節和行為控制的前額葉皮質區（prefrontal cortex），當該區的功能下降，將影響青少年做出正確的決定，而增加風險行為。有學者整合來自不同國家青少年睡眠的相關研究，並進一步分析數據後發現，睡眠不足會提升青少年涉及風險行為的可能性，包括：物質使用（菸、酒與毒品）、危險性行為、道路風險行為，以及暴力行為（Short & Weber, 2018）。筆者分析臺灣青少年反社會行為的發展，同樣發現，相對於睡眠問題較少的同儕，睡眠問題較多的青少年顯示出更多的反社會行為；然而，隨著青少年的年齡增長和大腦發育趨於成熟，這種差異會慢慢減少（Chang et al., 2016）。

四 究竟是「不想睡」還是「睡不著」？

我們會進一步想問：「到底為什麼青少年會睡眠不足？是什麼原因造成的？」透過將睡眠不足的青少年進行分類，也許可以幫助我們理解不同的成因。簡單來說，我們可以先將青少年分成「不想睡」以及「睡不著」兩大類。

（一）「不想睡」的青少年

這群「不想睡」的青少年，基於不同的理由，自願限制自己的睡眠時數。一部分的原因在於受到其他活動的吸引，特別是電子媒體的使用（如：追劇、網路遊戲以及社群媒體使用），而壓縮到夜間睡眠時數（Owens, 2014）。除了因使用電子產品而可能沒注意到上床睡覺的時間外，在使用這些電子產品的過程中，青少年無論在心理或情緒上都處在相對警醒的狀態；因不覺得疲憊睏倦，而延遲上床睡覺的時間（Bartel et al., 2015）。

另外一方面，青少年隨著年級越高，所面臨的課業越繁重，常需要完成作業才能就寢。特別是在臺灣，深受「萬般皆下品，唯有讀書高」的傳統文化影響，升學主義及文憑主義成為主流的意識形態，對學生及家長來說，花時間投入在學習才是最重要的。多數學生除了在學校上課之外，還投入許多課外的時間在補習班，回到家後往往已經精疲力盡，卻又需要複習及完成功課。然而，當青少年真的非常疲憊時，會影響其認知功能的處理速度，而需要更多時間來完成功課，使得睡覺時間進一步被延遲，形成睡眠剝奪（Owens & Weiss, 2017）。

（二）「睡不著」的青少年

「我不是不想睡，而是睡不著。」

的確，有一群青少年是即使想睡覺，卻怎麼也無法入睡，也就是符合失眠的症狀之一「入睡困難」。另外，有別於「不想睡」的青少年，「睡不著」的青少年除了睡不夠之外，他們也很常見有睡眠潛時

（即從開始睡覺至真正入睡的間隔）較長，以及睡眠效率較差的問題。以下是影響這群睡不著青少年的主要原因：

1. 生理機轉

在生理方面，就如同前面的說明，在青少年時期，會有很明顯的晝夜節律往後延遲的情形，使得青少年會偏好「晚睡晚起」的睡眠型態，甚至產生「睡眠相位後移症候群」（delayed sleep phase disorder/syndrome），破壞正常作息時序，嚴重影響生活。除了晝夜節律的影響外，「睡眠趨力」的累積速率，亦在青少年時期發生改變。通常這種想睡覺的感覺會在一天當中慢慢累積，直到我們就寢時達到高峰。然而，在青少年身上，睡眠壓力的累積相較緩慢，因此，當大人覺得筋疲力盡，應該上床睡覺的時候，青少年卻還是生龍活虎，一點想睡的感覺都沒有。

2. 外在刺激的結果

對於「睏世代」的青少年來說，房間不僅僅是用來睡覺；夜晚時，有許多活動可能在床上舉行，像是：寫功課、電動遊戲、網路直播與發文等，破壞了原本大腦中「躺在床上與睡覺」的連結，因此，當青少年躺在床上時，大腦仍是十分清醒的，而有入睡困難的情形。另外，咖啡因的攝取以及吸菸行為，則是兩項常見與睡眠不足連結的行為因素。青少年攝取含咖啡因的各式飲品（如：咖啡、可樂、能量飲料）的原因可能有許多，有些是為了提神，部分可能是為了嘗鮮或好玩，然而不管原因為何，都有一個共同的結果，就是睡眠時數的減少，且一旦飲用過量，將會有戒斷的症狀產生，甚至在物質濫用或涉及其他風險行為的可能性也較高（Bartel et al., 2015; Owens, 2014）。吸菸同樣有提神的效果，因為煙草中的尼古丁是一種會干擾睡眠的刺激性物質，在接近就寢或夜間吸菸，可能會有失眠的症狀產生；在睡眠不足的情況下，若青少年又藉由吸菸來提神，將會產生惡性的循環影響。也就是，睡眠不足與吸菸行為是一個屬於雞生蛋、蛋生雞的雙向關係（Chang et al., 2018）。

3. 心理因素

另一方面，心理相關因素，亦可能對青少年的睡眠造成影響（Seton & Fitzgerald, 2021）。筆者透過研究臺灣北部青少年之憂鬱症狀與其睡眠問題的長期關係即發現，睡眠問題不僅受到個人近期憂鬱症狀的影響，若兒童時期的憂鬱程度較高，其後續產生嚴重睡眠問題的風險也較高（Chang et al., 2017）。焦慮也是良好睡眠的敵人，會使得身體無法放鬆而影響入眠，但睡眠不足卻又會進一步影響大腦情緒的調控，而引起更多的焦慮症狀，最後讓青少年掉進焦慮與睡眠不足的惡性循環中（Chellappa & Aeschbach, 2022）。同樣地，青少年常見的另一個心理問題——孤寂感，亦為影響睡眠問題的因素之一；特別是當缺乏足夠的社交連結時，所產生的社交孤寂，可能會使青少年的不安全感上升、自尊心降低，進而影響睡眠健康。筆者另一項研究則進一步發現，社交孤寂感與睡眠時型（chronotype）有關，對於那些社交孤寂感波動程度較大的青少年來說，較有可能有較晚的睡眠時型，也就是有比較高的機率成為夜貓子（Chang et al., 2023）。

五 完美風暴的形成

影響睡眠的成因不僅限於個人相關因素，像是特殊的生理時鐘、螢幕使用、或是咖啡因的攝取。美國研究睡眠的專家學者指出，青少年所處的社會環境所帶來的影響也需重視（El-Sheikh & Sadeh, 2015; Grandner, 2019）。以青少年來看，「家庭」與「學校」即是兩個主要的活動場域，同時影響不想睡，亦或是睡不著的青少年。

（一）家庭環境的影響

一項探討影響青少年睡眠的相關因素研究，在統整分析41項實證資料後發現，家庭環境的混亂、失序與較短的睡眠時數有相關（Bartel et al., 2015）。筆者分析臺灣青少年的資料同樣顯示，家庭功能的發展軌跡與睡眠品質有關；青少年若長期處在家庭失能（如：家庭衝突、父母支持程度低、缺乏共同活動）的情況下，相比於其他生活於正常家庭功能的同儕，其睡眠品質較差（Chang, Wu, Yen, et al.,

2019）。再進一步探究可能的機轉，發現家庭失能會降低青少年的韌性（resilience），也就是降低青少年在面對逆境時的正向調適能力，而進一步影響睡眠品質。

住家環境（如：擁擠程度、住宅品質）同樣也會對青少年的睡眠時數產生影響，可能延後青少年的就寢時間、延長睡眠潛時，並縮短睡眠時數（Bartel et al., 2015）。除此之外，家庭環境對睡眠的影響力，更可從兒童時期就被觀察到。筆者在分析19,440名具臺灣全國代表性兒童在6個月、18個月、3歲、5歲及8歲的家庭環境與睡眠資料後發現，嬰幼兒時期的家庭環境，能顯著預測學齡期的睡眠時數。具體來說，兒童在嬰幼兒時期，若家庭環境越擁擠、住宅品質越低，以及家庭功能越低時，其在學齡時期的睡眠時數較短（Chang & Chiang, 2022）。

然而，若父母能夠針對睡眠有適切的家庭規則與安排，則可能減少的睡眠問題。一項針對6～17歲兒少所進行的研究發現，當家庭中若父母能針對睡眠建立規範，像是限制咖啡因攝取量、規律的就寢時間、睡前3C產品的使用等，其子女的睡眠品質及睡眠量都能夠有所改善（Buxton et al., 2015）。另一項針對國高中生的研究顯示，與父母將就寢時間設定在晚上10點的青少年相比，那些將就寢時間設定在午夜或更晚的青少年，更容易出現憂鬱和自殺意念的情況（Gangwisch et al., 2010）。由此可見父母在青少年睡眠健康中所扮演之重要角色。

（二）同儕影響

隨著青少年的自主性增加，與同儕相處的時間變多，許多健康行為與作息都受到同儕的影響。好的同儕關係有助於青少年身心健康的發展；相反地，青少年若在同儕關係中被拒絕、不友善對待，甚至被霸凌，將對青少年的健康造成危害，而其中一個影響的層面即是睡眠狀況。一項統合分析研究即顯示，遭受霸凌的兒少，相較無此經驗者，有較高的風險產生睡眠問題（van Geel et al., 2016）。受害經驗所產生的恐懼與情緒反芻（rumination）會使得身體無法放鬆，而處在高壓及緊繃下，影響睡眠。另外，霸凌受害對睡眠的影響，更可能有年齡與性別差異（Chang, Wu, Lin, et al., 2019）：隨著年齡的增長，青少年越能理解與體會霸凌的意義，因而產生更多的睡眠問題。另外，男生與女生對於同儕關係的不同解讀與重視，也可能使得女性相較於男性青少年，在霸凌受害下產生更多負面的健康危害。更值得注意的是，負面同儕經驗（包括：霸凌與社交問題）與睡眠問題之間的關係，可能不僅是單向而是一種雙向、長期的影響（De Lise et al., 2023）；睡眠不足的青少年，其大腦情緒管理功能將受到影響，使其在面對壓力及衝突下，更不知道如何正確的解讀與因應（Ben Simon et al., 2020），而產生更多的負面同儕經驗。

（三）過早的學校上課時間

我們已經知道，種種的原因使得青少年就寢時間不斷地往後延；然而，次日早晨，青少年仍需要早起準時上學，造成睡眠不足。為了解是否延遲上課時間有助於青少年的睡眠，專家學者開始透過實驗研究，分析介入組（即開始上課的時間較晚）與對照組（正常上課時間）的學生，在不同的睡眠指標上有沒有差異。研究證實，較晚開始上課的學生，不僅較晚起床且睡眠時數亦較長（Minges & Redeker, 2016）。令人驚訝的是，青少年的就寢時間並沒有因此延後；無論學校開始上課時間的延遲與否，青少年們都在差不多的時間入睡，因此可以有比較充足的睡眠。近期的研究則進一步建議，若能將上課時間延遲至上午8點30分至9點，將會是更好的作法（Yip et al., 2022）。

（四）睡眠不足的完美風暴

總結來說，青少年時期，不僅經歷生理機轉的改變（包括：睡眠相位後移、睡眠趨力的緩慢累積），也面臨社會心理壓力（包括：學業、人際、心理與螢幕使用的壓力等）。除此之外，青少年也必須適應來自社會體制的壓力（如：過早的開始上課時間）。

這些來自不同面向的因素，亦可能彼此互相影響，而加遽青少年的睡眠問題，形成睡眠不足的完美風暴。舉例來說，睡眠生物機轉的改變，使得青少年在夜間缺乏睡意，加上生理時鐘後移，而在晚上精神抖擻，開始與朋友在線上聊天、打電動、滑手機，可以說是越夜越未眠（即生理因素影響社會心理因素）。然而，在這些社交活動和明亮燈光的刺激下，反而更影響青少年體內褪黑激素的分泌，並可能使他們難以放鬆而入睡（即社會心理因素對生理機制的回饋）。

六 結語

現代的青少年，正面臨了一場完美的風暴——由生物調節壓力、社會心理壓力，以及社會的壓力共同組成，讓青少年不僅是「不想睡」，甚至可能是「想睡，卻睡不著」。在長期睡眠剝奪下，不僅危害身心健康，並影響著行為表現。我們政府已於2022年跨出了政策改變的第一步，然而，要在這場風暴下生存並非僅靠單方的努力就可成功，仍須仰賴青少年、父母、學校及政府的共同作為。唯有透過多方的重視與介入，青少年們才得以找回自己的睡眠健康。

問題與討論

1. 影響青少年睡眠問題的原因有很多，你覺得主要的成因為何？為什麼？
2. 父母、學校及政府應如何行動來改善青少年的睡眠問題？
3. 在帶領青少年平安度過這場完美風暴的過程中，可能會遇到一些阻礙與挑戰。請說明可能面臨的困難，以及可行的因應策略。

參考文獻

兒福聯盟（2019）。台灣學生睡眠及使用提神飲料調查報告。https://www.children.org.tw/publication_research/research_report/381

林立寧、張妍怡、何曉旭、李蘭（2012）。青少年之睡眠問題。台灣醫學，16（1），72-83。

衛生福利部國民健康署（2021）。110年度「青少年健康行為調查報告」。

Bartel, K. A., Gradisar, M., & Williamson, P. (2015). Protective and risk factors for adolescent sleep: a meta-analytic review. *Sleep Med Rev, 21*, 72-85.

Ben Simon, E., Vallat, R., Barnes, C. M., & Walker, M. P. (2020). Sleep Loss and the Socio-Emotional Brain. *Trends Cogn Sci, 24*(6), 435-450.

Brautsch, L. A., Lund, L., Andersen, M. M., Jennum, P. J., Folker, A. P., & Andersen, S. (2023). Digital media use and sleep in late adolescence and young adulthood: A systematic review. *Sleep Med Rev, 68*, 101742.

Buxton, O. M., Chang, A. M., Spilsbury, J. C., Bos, T., Emsellem, H., & Knutson, K. L. (2015). Sleep in the modern family: protective family routines for child and adolescent sleep. *Sleep Health, 1*(1), 15-27.

Chan, N. Y., Wu, W. J., Chan, J. W. Y., Chan, K. C. C., Li, A. M., Chan, S. S. M., Hau, K. T., & Wing, Y. K. (2023). Sleep and academic performance among students in Hong Kong: Curvilinear relationship suggesting an optimal amount of sleep. *Sleep Med, 106*, 97-105.

Chang, C. S., Wu, C. C., Chang, L. Y., & Chang, H. Y. (2023). Associations between social loneliness trajectories and chronotype among adolescents. *Eur Child Adolesc Psychiatry, 33*, 179-191.

Chang, L. Y., & Chiang, T. L. (2022). Family environment characteristics and sleep duration in children: Maternal mental health as a mediator. *Soc Sci Med, 314*, 115450.

Chang, L. Y., Chang, H. Y., Lin, L. N., Wu, C. C., & Yen, L. L. (2017). Disentangling the effects of depression on trajectories of sleep problems from adolescence through young adulthood. *J Affect Disord, 217*, 48-54.

Chang, L. Y., Chang, H. Y., Wu, W. C., Lin, L. N., Wu, C. C., & Yen, L. L. (2018). Dual Trajectories of Sleep Duration and Cigarette Smoking during Adolescence: Relation to Subsequent Internalizing Problems. *J Abnorm Child Psychol, 46*(8), 1651-1663.

Chang, L. Y., Chang, Y. H., Wu, C. C., Chang, J. J., Yen, L. L., & Chang, H. Y. (2021). Resilience buffers the effects of sleep problems on the trajectory of suicidal ideation from adolescence through young adulthood. *Soc Sci Med, 279*, 114020.

Chang, L. Y., Wu, C. C., Lin, L. N., Chang, H. Y., & Yen, L. L. (2019). Age and sex differences in the effects of peer victimization on depressive symptoms: Exploring sleep problems as a mediator. *J Affect Disord, 245*, 553-560.

Chang, L. Y., Wu, C. C., Lin, L. N., Yen, L. L., & Chang, H. Y. (2016). The Effects of Sleep Problems on the Trajectory of Antisocial Behavior from Adolescence through Early Adulthood in Taiwan: Family Functioning as a Moderator. *Sleep, 39*(7), 1441-1449.

Chang, L. Y., Wu, C. C., Yen, L. L., & Chang, H. Y. (2019). The effects of family dysfunction trajectories during childhood and early adolescence on sleep quality during late adolescence: Resilience as a mediator. *Soc Sci Med, 222*, 162-170.

Chellappa, S. L., & Aeschbach, D. (2022). Sleep and anxiety: From mechanisms to interventions. *Sleep Med Rev, 61*, 101583.

Chen, D. R., Truong, K. D., & Tsai, M. J. (2013). Prevalence of poor sleep quality and its relationship with body mass index among teenagers: evidence from Taiwan. *J Sch Health, 83*(8), 582-588.

Chen, J.-H., & Chen, W.-L. (2021). Sleep trajectories from early adolescence to emerging adulthood: Evidence from a nine-year population-based study. *Journal of Adolescence, 92*, 177-188.

Chen, T., Wu, Z., Shen, Z., Zhang, J., Shen, X., & Li, S. (2014). Sleep duration in Chinese adolescents: biological, environmental, and behavioral predictors. *Sleep medicine, 15*(11), 1345-1353.

Crowley, S. J., Wolfson, A. R., Tarokh, L., & Carskadon, M. A. (2018). An update on adolescent sleep: New evidence informing the perfect storm model. *Journal of Adolescence, 67*, 55-65.

De Lise, F., Bacaro, V., & Crocetti, E. (2023). The Social Side of Sleep: A Systematic Review of the Longitudinal Associations between Peer Relationships and Sleep Quality. *Int J Environ Res Public Health, 20*(3).

El-Sheikh, M., & Sadeh, A. (2015). I. Sleep and development: introduction to the monograph. *Monogr Soc Res Child Dev, 80*(1), 1-14.

Gangwisch, J. E., Babiss, L. A., Malaspina, D., Turner, J. B., Zammit, G. K., & Posner, K. (2010). Earlier parental set bedtimes as a protective factor against depression and suicidal ideation. *Sleep, 33*(1), 97-106.

Gariepy, G., Danna, S., Gobiņa, I., Rasmussen, M., Gaspar de Matos, M., Tynjälä, J., Janssen, I. P., Kalman, M. P., Villeruša, A., Husarova, D., Brooks, F., Elgar, F. J., Klavina-Makrecka, S. M., Šmigelskas, K., Gaspar, T., & Schnohr, C. (2020). How Are Adolescents Sleeping? Adolescent Sleep Patterns and Sociodemographic Differences in 24 European and North American Countries. *J Adolesc Health, 66*(6s), S81-s88.

Grandner, M. A. (2019). Social-ecological model of sleep health. In Sleep and health (pp. 45-53). Elsevier.

Hirshkowitz, M., Whiton, K., Albert, S. M., Alessi, C., Bruni, O., DonCarlos, L., Hazen, N., Herman, J., Adams Hillard, P. J., Katz, E. S., Kheirandish-Gozal, L., Neubauer, D. N., O'Donnell, A. E., Ohayon, M., Peever, J., Rawding, R., Sachdeva, R. C., Setters, B., Vitiello, M. V., & Ware, J. C. (2015). National Sleep Foundation's updated sleep duration recommendations: final report. *Sleep Health, 1*(4), 233-243.

Huang, Y. S., Wang, C. H., & Guilleminault, C. (2010). An epidemiologic study of sleep problems among adolescents in North Taiwan. *Sleep Med, 11*(10), 1035-1042.

Jang, Y., Jun, J. S., & Jung, K.-Y. (2023). Trends in sleep duration in Korea: The Korean time use survey. *Sleep medicine, 103*, 24-28.

Kuula, L., Gradisar, M., Martinmäki, K., Richardson, C., Bonnar, D., Bartel, K., Lang, C., Leinonen, L., & Pesonen, A. (2019). Using big data to explore worldwide trends in objective sleep in the transition to adulthood. *Sleep medicine, 62*, 69-76.

Meldrum, R. C., & Restivo, E. (2014). The behavioral and health consequences of sleep deprivation among U.S. high school students: relative deprivation matters. *Prev Med, 63*, 24-28.

Minges, K. E., & Redeker, N. S. (2016). Delayed school start times and adolescent sleep: A systematic review of the experimental evidence. *Sleep Med Rev, 28*, 86-95.

Ohida, T., Osaki, Y., Doi, Y., Tanihata, T., Minowa, M., Suzuki, K., Wada, K., Suzuki, K., & Kaneita, Y. (2004). An epidemiologic study of self-reported sleep problems among Japanese adolescents. *Sleep, 27*(5), 978-985.

Ong, J. L., Tandi, J., Patanaik, A., Lo, J. C., & Chee, M. W. (2019). Large-scale data from wearables reveal regional disparities in sleep patterns that persist across age and sex. *Scientific reports, 9*(1), 3415.

Otsuka, Y., Kaneita, Y., Spira, A. P., Mojtabai, R., Itani, O., Jike, M., Higuchi, S., Kanda, H., Kuwabara, Y., & Kinjo, A. (2021). Trends in sleep problems and patterns among Japanese adolescents: 2004 to 2017. *The Lancet Regional Health-Western Pacific, 9*, 100107.

Owens, J. (2014). Insufficient sleep in adolescents and young adults: an update on causes and consequences. *Pediatrics, 134*(3), e921-932.

Owens, J. A., & Weiss, M. R. (2017). Insufficient sleep in adolescents: causes and consequences. *Minerva Pediatr, 69*(4), 326-336.

Paruthi, S., Brooks, L. J., D'Ambrosio, C., Hall, W. A., Kotagal, S., Lloyd, R. M., Malow, B. A., Maski, K., Nichols, C., Quan, S. F., Rosen, C. L., Troester, M. M., & Wise, M. S. (2016). Recommended Amount of Sleep for Pediatric Populations: A Consensus Statement of the American Academy of Sleep Medicine. *J Clin Sleep Med, 12*(6), 785-786.

Scott, J., Kallestad, H., Vedaa, O., Sivertsen, B., & Etain, B. (2021). Sleep disturbances and first onset of major mental disorders in adolescence and early adulthood: A systematic review and meta-analysis. *Sleep Med Rev, 57*, 101429.

Seton, C., & Fitzgerald, D. A. (2021). Chronic sleep deprivation in teenagers: Practical ways to help. *Paediatr Respir Rev, 40*, 73-79.

Short, M. A., & Weber, N. (2018). Sleep duration and risk-taking in adolescents: A systematic review and meta-analysis. *Sleep Med Rev, 41*, 185-196.

Tarokh, L., Short, M., Crowley, S. J., Fontanellaz-Castiglione, C. E., & Carskadon, M. A. (2019). Sleep and circadian rhythms in adolescence. *Current sleep medicine reports, 5*, 181-192.

van Geel, M., Goemans, A., & Vedder, P. H. (2016). The relation between peer victimization and sleeping problems: A meta-analysis. *Sleep Med Rev, 27*, 89-95.

Vandendriessche, A., Dierckens, M., Delaruelle, K., & Deforche, B. (2021). How Are Adolescents Sleeping? Conservative Estimates of Sleep Duration Underestimate the Problem. *J Adolesc Health, 68*(4), 830.

Yip, T., Wang, Y., Xie, M., Ip, P. S., Fowle, J., & Buckhalt, J. (2022). School Start Times, Sleep, and Youth Outcomes: A Meta-analysis. *Pediatrics, 149*(6).

04

臺灣社會有「肥胖懲罰」嗎？

陳端容

一 過重與肥胖的問題（The issue of overweight/obesity）

2020年臺灣的十大死因中有8項被認為與肥胖相關，包括癌症、心臟疾病、腦血管疾病、糖尿病、高血壓性疾病、慢性下呼吸道疾病、腎炎、腎病症候群及腎病變、慢性肝病及肝硬化等（衛生福利部國民健康署，2016；衛生福利部統計處，2021）。研究亦顯示肥胖會增加罹患新冠肺炎時的住院和重症風險，住院率是正常體重者的三倍，且肥胖住院者較健康體位住院者多出二倍的死亡率（World Obesity Federation, 2022）。臺灣學者利用健保資料確認臺灣肥胖民眾的健康風險包括高血壓、糖尿病、高膽固醇血症、高甘油三酯血症、II型糖尿病、高尿酸血症、肺功能損害、脂肪肝、骨關節炎等（Tsai et al., 2004）。

然而，各國肥胖的定義與標準不同，例如英美過重標準為身體質量指標（BMI）超過25，肥胖則為超過30。臺灣與英美國家的標準不同，過重的標準為BMI 24、肥胖是BMI 27。根據醫界分析（C.-J. Chang et al., 2003; W. Y. Lin et al., 2002; Misra, 2003; Pan et al., 2004; Wen et al., 2009），臺灣民眾以BMI 24為過重標準，BMI 27為肥胖標準，與英美BMI超過25時的過重與超過30的肥胖之健康風險相似，基於預防的觀點，臺灣衛生福利部以BMI超過24和27為過重及肥胖的切點。2017-2020年國民營養健康狀況變遷調查中，我們可以看到（圖4-1），臺灣19歲以上成人的過重／肥胖率達50.7%，表示兩人當中，即有一人體重過重或肥胖（潘文涵，2022）。若以臺灣定義的中重度肥胖來推估，即是符合國外一般的肥胖定義（BMI＞30），男性大概有11.9%，女性8.7%，換算成人口數，男性大概140萬人，女性103萬人正在承受肥胖的問題。從圖4-1中可以看到女性的過重／肥胖率雖低於男性，約42.6%（相對於男性的58.4%），但女性在65歲之後則高於男性，接近60.2%（相較於男性的58.4%），女性的過重／肥胖率大約在45～54歲開始上升，男性則是在35～44歲這個年齡層開始上升，到65歲左右後下降。在35～44歲這個年齡層，過重／肥胖率竟可達到70%（潘文涵，2022；衛生福利部國民健康署，2022）。

進一步檢視臺灣青少年的過重／肥胖趨勢。衛生福利部國民健康署依據陳偉德醫師及張美惠醫師在2010年發表的研究（W. Chen &

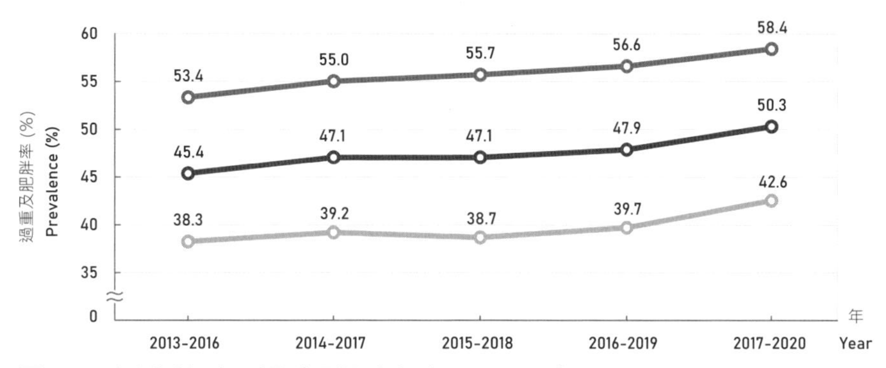

圖4-1　臺灣近年人口過重及肥胖率（2013-2020）

備註：1. 百分比經加權調整。2. 過重係指24≤BMI<27，肥胖係指BMI≥27。
資料來源：109年健康促進統計年報（國民健康署國民營養健康狀況變遷調查）。

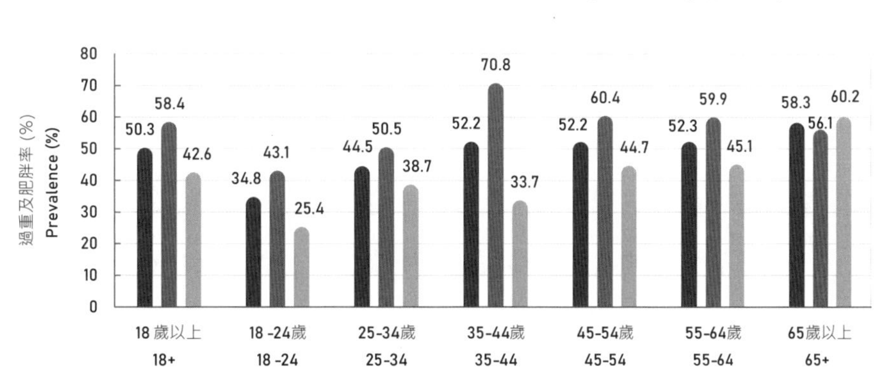

圖4-2　臺灣成人各年齡層過重及肥胖（2017-2020）

備註：1. 百分比經加權調整。2. 過重係指24≤BMI<27，肥胖係指BMI≥27。
資料來源：109年健康促進統計年報（國民健康署國民營養健康狀況變遷調查）。

Chang, 2010），並連結WHO的生長標準與健康體適能，考慮到不同族群的差異性及長期趨勢（WHO, 2013）。依此建議的標準來看，在2017～2020年，約三成左右的國中生有過重與肥胖的問題，一樣男性高於女性（見圖4-3），而小學生的過重與肥胖率在男生為27%，也比女生來得高（25%）（見圖4-4）（衛生福利部國民健康署，2022）。

二 排斥與責備（Exclusion and Blame）

肥胖的成因相當多元。多數研究指出過度的飲食、吃與消耗的不成比例、女性月經後肥胖、身體疾病因素、用藥、運動、家庭史、致胖環境，或是肥胖基因都與體重有關（American Gastroenterological Association, 2023）。研究發現約27個與肥胖有關的肥胖基因標示，然而在歐洲只有5%的肥胖是跟這些多重肥胖基因有關（W.-Y. Lin et al., 2019），而臺灣肥胖與肥胖基因的關連性則大約小於2%（W.-Y. Lin et al., 2019）。

對一般人而言，肥胖的存在多半是透過身體意象的視覺，知覺到一個體型超過平常的狀態。從視覺角度來看到肥胖，又以英國BBC電視公司拍攝肥胖者死後解剖屍體的影片*Autopsy On An Obese Woman: Obesity Post-Mortem*最為震撼，將肥胖與大量的黃色脂肪連結在一起（BBC Three, 2018）。同時，肥胖又常與情緒性字語有關聯，包括像「好吃懶做」、「暴飲暴食」、「孤僻」、「可憐」或是「可悲的」（王鶴

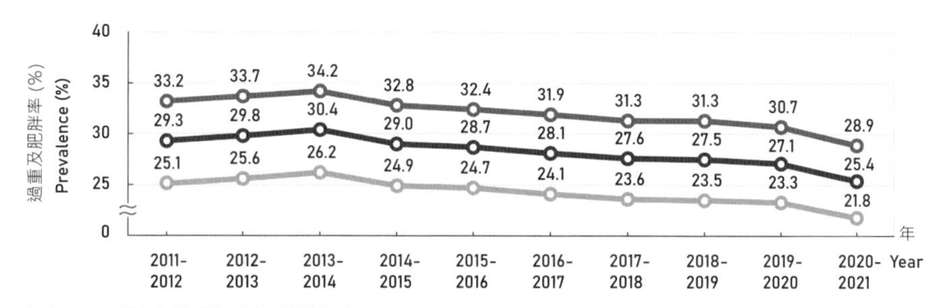

圖4-3　國中生過重及肥胖率

備註：BMI標準係依據2013年衛生福利部公布之「兒童及青少年生長身體質量指數（BMI）建議值」。

資料來源：109年健康促進統計年報（教育部國民及學前教育署）。

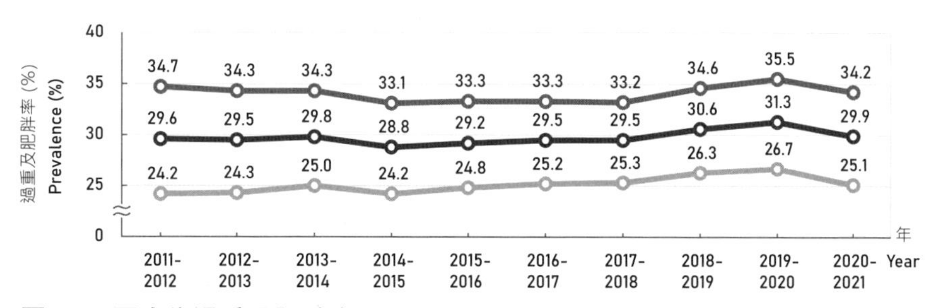

圖4-4　國小生過重及肥胖率

備註：BMI標準係依據2013年衛生福利部公布之「兒童及青少年生長身體質量指數（BMI）建議值」。

資料來源：109年健康促進統計年報（教育部國民及學前教育署）。

偉，2017)，顯示肥胖不單純是一個關乎人口健康的醫學問題，肥胖者更因此經歷許多負面的社會心理經驗。

歐美國家已累積大量的研究，指出社會對肥胖者具有明顯的「肥胖歧視」(R. M. Puhl & Heuer, 2009, 2010)，肥胖者在職場薪資與升遷、人際關係、醫療使用及婚姻機會上，都承受不公平的待遇。肥胖會造成疏離的人際關係、較低的薪資、較低的學業表現及學習動機、較低自尊、較多的飲食失序與憂鬱情緒困擾等現象(R. M. Puhl & Heuer, 2009, 2010)，一般泛稱「體重偏見」、「體重汙名化」或「肥胖歧視」。而「肥胖懲罰」」(obesity penalty)一詞則多為經濟學者所使用，指稱社會對於肥胖者所施予社會性及經濟性懲罰的結果，如雇主的工資歧視。「肥胖懲罰」強調社會因為不考慮前述許多肥胖的可能潛在原因，如基因、環境影響、心理壓力、經濟狀況等，而將肥胖者所承受的不公平待遇歸因於其自我選擇的不當生活方式所導致，因此個人必須擔負被社會懲罰的結果。在本文中使用「肥胖懲罰」一詞泛指因為肥胖所產生的前述負面的社會與經濟處境，例如生活中的社交歧視或親密關係的匱乏、或是職場薪資不公平、或是更廣泛的社會歧視，如肥胖者受到言語或行為的騷擾。

（一）「肥胖懲罰」的不同觀點

歐美累積大量的研究文獻探討過重及肥胖者遭受體重相關的汙名化、偏見、歧視、嘲弄、霸凌或攻擊等負面生活處境。無論是成人、青少年甚至是兒童，在工作場域及學校都受到各種程度與不同面向的歧視，整個社會也對於肥胖者存在負面的刻板印象（R. Puhl & Brownell, 2001; R. M. Puhl & Heuer, 2009; R. M. Puhl & King, 2013; R. M. Puhl & Latner, 2007）。美國十年來對於肥胖者歧視的比例明顯增加（Andreyeva et al., 2008），直至2008年，肥胖歧視已高於種族歧視（R. M. Puhl et al., 2008）。

整體而言，文獻中針對「肥胖懲罰」的成因，大致上有四種不同的理論觀點，以下分項說明：

1. 肥胖歧視論（Obesity Stigma）

肥胖歧視論是最常用來解釋肥胖者遭受不公平待遇的理論。簡單來說，「肥胖歧視」就是社會純粹是因為體重的過重而形成對肥胖者的負面態度，包括欺負（R. M. Puhl & Latner, 2007）、童年的戲弄和霸凌（Vaidya, 2006）、他人的迴避（Brownell, 2005）、歧視性的聘僱（Stuber et al., 2008）和不友善的幽默（Brownell, 2005）。肥胖歧視可說是受文化、歷史和情境因素所形成的社會建構（Dovidio et al., 2000）。肥胖者常被視為具負面的人格缺陷，像是認為肥胖的人較為懶惰、意志薄弱、不成功、不聰明、缺乏自律、意志力差、不遵守減肥治療等（Brownell et al., 2005; MacLean et al., 2009; R. M. Puhl & Heuer, 2009, 2010），認為他們是有汙點的或可恥的（Goffman, 1963），而這種刻板印象也導致一般人輕視肥胖者，進一步使肥胖者更害怕外出、害怕運動時被嘲笑，導致憂鬱症或是情緒化的飲食失序等惡性循環，進一步讓肥胖惡化（Schwartz & Brownell, 2007）。

2. 身體規範論（Body Norm）

身體規範論指的是社會對何種體型是正常的、好的、健康的，有一個認知常模，當個人不符合這個健康體態，即會被視為危險的、不健康的、需要改變的（R. M. Puhl & Heuer, 2009）。學者常引用法國學者Foucault對於權力與身體的論述，說明社會或國家透過對於身體知識的掌握，形成對人民的監控，而達成社會規訓的目的（Foucault, 2019; Pylypa, 1998）。因此，透過對於肥胖的科學論述，而形成肥胖是必須要受到監控與管理的對象，從而形成「肥胖」是不好的、是必須要控制的異常現象。

其次，在許多高度發展的西方國家中，身體是自我認同的最主要來源（Becker, 1995; Degher & Hughes, 1999; N. Rubin et al., 1993），體型和身體意象往往深刻地反映出社會地位和隱含的社會規範（Bordo, 2004; P. J. Brown & Konner, 1987; P. J. Brown & Sweeney, 2009; Douglas,

1970）。因此，身體苗條則與健康、美麗、智力、年輕、財富、吸引力、優雅、自律和善良有關（Caputi & Nance, 1983; Moreno & Thelen, 1993）；相比之下，肥胖與醜陋、無性吸引力和不受歡迎有關，也與特定的道德缺陷有關，例如缺乏自控力、對社會不負責任、無能和懶惰（Becker, 1995; De Garine & Pollock, 1995; de Vries, 2007; DeJong, 1993; Grogan & Richards, 2002）。這些道德判斷中隱含的汙名化是塑造社會肥胖歧視的關鍵（Goffman, 1963）。

3. 社會孤立論（Isolation/ withdrawal）

肥胖者因為覺得自己不屬於社會或群體（Schumaker et al., 1985），或是因為社會的肥胖歧視或不符社會規範的體型論述，承受較高的羞恥感和內疚感（Hajek & Koenig, 2018, 2019; Papadopoulos & Brennan, 2015; Spahlholz et al., 2016），因此也易有較高的孤獨感（Lauder et al., 2006），並易於表現出焦慮型依戀人格（Wilkinson et al., 2010）。因此，肥胖者對人缺乏信任，從而表現出高度的疏離感（Rotenberg et al., 2017）。換言之，肥胖者易於退縮到自己的世界，以至於不願與外界有所聯繫，因為他只要走入人群進入社會，他就會感受到異樣的眼光，這時候他會自我退縮，自我退縮之後產生孤立的處境，回到了自己的圈子裡面，因此也沒辦法得到更多的訊息能夠來改善狀況（R. M. Puhl & King, 2013），進一步形成惡性循環。

4. 體重偏見內化論（Weight Bias Internalization）

偏見或刻版印象的內在化被廣泛地定義為 (1) 意識到關於一個人的社會身分的負面刻板印象；(2) 同意這些刻板印象；(3) 將這些刻板印象應用到自己身上；(4) 接受此負面的社會身分而自我貶低（Corrigan et al., 2006）。而內化偏見的特徵即是一個人對負面社會刻板印象的認識和認同，以及將這些刻板印象應用到自己身上（Corrigan et al., 2009）。換句話說，內化是指一個人意識到自己的身分在社會上被貶低和汙名化，並開始相信這些負面的社會假設適用於他／她自己的程度（Corrigan et al., 2006; Drapalski et al., 2013）。

換言之，體重偏見內在化根植於對肥胖者的負面刻板印象，包括認為肥胖者懶惰、無能和缺乏意志力的觀點，並可能延伸到生活多個領域的實際歧視，包括醫療保健，以及人際關係和大眾媒體中的歧視（R. Puhl & Brownell, 2001; R. M. Puhl & Heuer, 2009）。因此，肥胖者認同此汙名，從而感到無能、自我憎恨和詆毀自己，這種負面體重刻板印象的內化，所產生的自我貶低，即被稱為「體重偏見內化」（WBI）或「自我導向的體重歧視」（Durso & Latner, 2008）。「體重偏見內化」可能造成肥胖者的負面健康效果（Pearl & Puhl, 2014），包括抑鬱、焦慮、自卑、飲食失序、社會和行為問題以及較低的生活品質（Carels et al., 2010; Durso, Latner, & Hayashi, 2012; Durso, Latner, White, et al., 2012; Durso & Latner, 2008; Lillis et al., 2010; R. M. Puhl et al.,

2007; Roberto et al., 2012）。

簡單來說，我們可以將這此論述稱為「自我了斷說」，也就是說肥胖者認為「我就是這個樣子、我就是應該被歧視、被管束的，因為我的體型就是不健康，但我也沒辦法，我就是活該，就該好好的自我了斷。」這是所謂的內在化，國外也發現很多的肥胖者他們會把歧視等同於社會規範，內化成他自己覺得應該就是這樣的價值觀（Pearl & Puhl, 2018）。

三　不平等的待遇

（一）「肥胖歧視」有多少？

臺灣是否也有所謂的「肥胖歧視」？筆者使用中研院2022年的臺灣社會變遷基本調查資料，其中一個問題是：「你同不同意大多數人會變得非常肥胖／過重是因為他們懶惰」。結果顯示，在1,571名受訪者（平均年齡49.2歲[SD=16.4]）中，有40.7%的人同意及非常同意「多數人變得非常肥胖／過重是因為他們懶惰」。男性有45%同意「多數人變得非常肥胖／過重是因為懶惰」，顯著高於女性的37%（吳齊殷等，2022）。

筆者研究團隊進一步在2022年針對新竹縣收集2,868位的國小五、六年級生，探討他們是否可能有肥胖歧視的現象。研究團隊給受試的小學生一張圖像，其中列出「正常外表、使用拐杖、坐輪椅、身體殘缺、臉部傷害、肥胖者」，請他們列出最想做朋友與最不想做朋友的對象。結果發現，男孩子最不想跟身體有殘缺、坐輪椅的男生做朋友，但卻最不想跟身體有殘缺或肥胖的女生做朋友；女孩子則是一致地最不想與身體殘缺、肥胖的男生或女生做朋友。這個初步的資料可以看到，似乎小學生也對肥胖存有負面感受，可能影響到他們與肥胖者建立友誼關係（周安國，2021）。

（二）「肥胖懲罰」不同樣貌

筆者所帶領的研究團隊觀察青少年到成年的生命歷程，藉由多變量統計模型以及多重來源的資料，來驗證「肥胖懲罰」是否存在。以下就五種不同層面，觀察「肥胖懲罰」的不同樣貌，即1. 友誼關係、2. 親密關係、3. 薪資差異、4. 學業動機與成績表現，以及5. 飲食失序行為等，並討論肥胖懲罰是否存在及其形式。

1. 友誼關係

過去文獻指出，超重和肥胖的青少年在同儕群體中的社會接受度較低，也更有可能被孤立（Schaefer & Simpkins, 2014; Valente et al., 2009; Zeller et al., 2008）。Strauss和Pollack（2003）發現超重的青少年在同儕中處於社會邊緣地位。對於青少年來說，被同儕孤立可能導致不良的心理健康，例如孤獨感、消極的自我價值感、焦慮甚至抑鬱，以及學業困難和犯罪（Okamoto et al., 2011; Pakaslahti et al., 2002）。同樣，過重和肥胖的青少年比正常體重的同儕更容易受到體重歧視和社會歧視（Hand et al., 2017; Myers & Rosen, 1999; R. M. Puhl & Heuer, 2009, 2010; Smolak et al., 2001）。臺灣的研究也指出，超重和肥胖的青少年比體重正常的青少年更容易受到同儕的體重歧視和霸凌（Yen et al., 2014），也更容易出現自卑和抑鬱症狀（Ting et al., 2012; Yen et al., 2010）。

目前相關研究雖指出青少年過重和肥胖容易導致其社會孤立（Eisenberg et al., 2006; Strauss & Pollack, 2003; Zeller et al., 2008）。然而，這些關聯是否會隨著時間而消失或進一步惡化仍不清楚。因此，本研究團隊使用臺灣青少年成長歷程資料庫來回答此一問題。此資料庫追蹤新北市跟宜蘭的2,528位國一到國三學生的成長歷程資料，我們分析國二升國三學生的體重變化模式（2001～2002年）與學生在班級內受同儕歡迎之相關性（用社會網絡的「in-degree centrality」作為指標），詳細的資料來源與樣本說明請參考Lu和Chen（2020）的研究。研究發現，與那些保持正常體重的青少年相比，體重狀態從非肥胖變為肥胖，或是持續保持肥胖體位的青少年，有較少的社會接受度和更多的孤立。我們可以清楚看到，當一個青少年體重變化模式是持續肥胖或是變胖，他受同儕歡迎程度明顯變低。其次，從這些國中生所處班級的友誼網絡來看，則會發現在不同肥胖率的班級中，肥胖的青少年都處於核心友誼網絡的邊緣（Lu & Chen, 2020）。其中，有一個班級比較特殊（見圖4-5右下角的圖），是一個肥胖率非常高的班級，可以看到肥胖的男生會聚集成一個小團體。

這個研究證實，臺灣肥胖青少年的同儕接受度會低於體重正常的青少年，與國際文獻結果是一致（Farhat, 2015; Strauss & Pollack, 2003; Zeller et al., 2008），也與Apolloni等人（2011）所指出的肥胖青少年較為孤立的論點相符。另一個值得注意的發現是，在臺灣多數國中裡，七年級到九年級的學生多半是一起參加所有的活動和課程，學生每天與同學在一起的時間超過8小時以上，同學們有很多的機會了解彼此，因此，肥胖的學生應該能夠可以與同學建立實質的社會關係，近而消除肥胖會帶來的汙名化。然而，這項研究卻指出，肥胖青少年仍持續被邊緣化。我們推測可能是由於以下三種可能原因：首先身體意象是人際關係形成的關鍵因素，尤其是在青春期，變得肥胖的青少年往往被認為身體缺乏吸引力（Ehlert et al., 2015; Zeller et al., 2008）、造成體重的汙名化和肥胖歧視（Hand et al., 2017; R. M. Puhl & Heuer, 2010），或是青少年常會對肥胖者戲弄和欺凌（Ehlert et al., 2015; Janssen et al., 2004），因此，青少年不太願意與肥胖或變得肥胖的同儕交朋友。其次，研究指出肥胖青少年的體力活動會低於體重正常的青少年（Trost et al., 2001），肥胖青少年缺乏身體活動可能會減少他們與其他學生交往的機會並被邊緣化（Smith, 2003）。最後，Gifford-

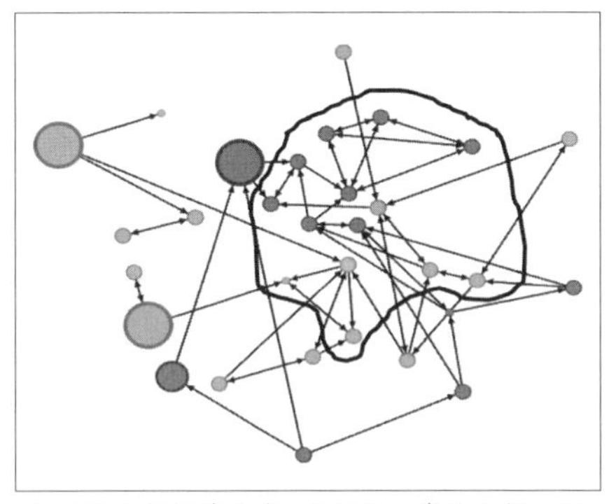

1a超重和肥胖盛行率＝9.68%，學生人數＝31

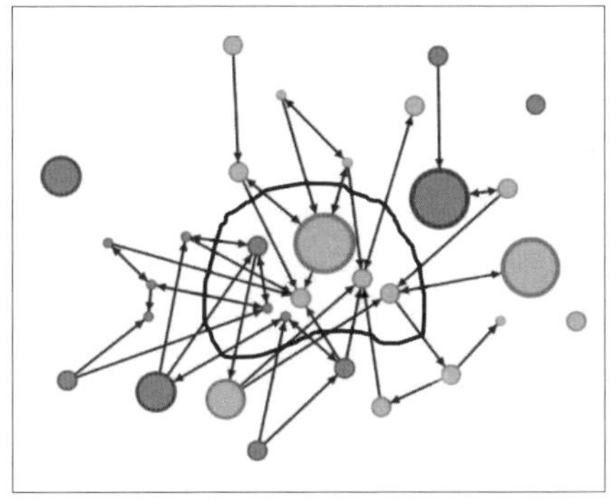

1b超重和肥胖盛行率＝19.35%，學生人數＝31

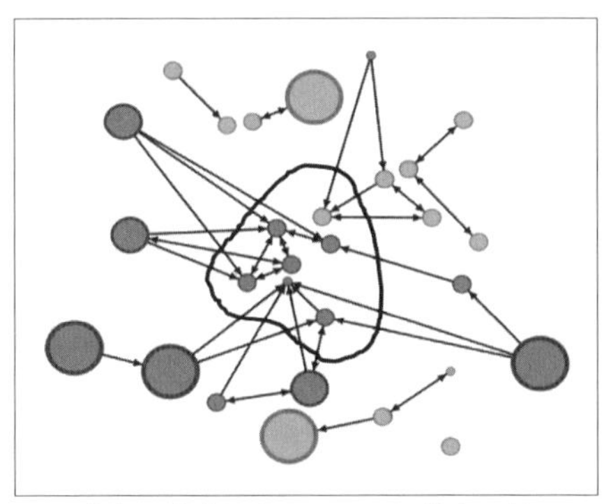

1c過重和肥胖盛行率＝27.59%，學生人數＝29

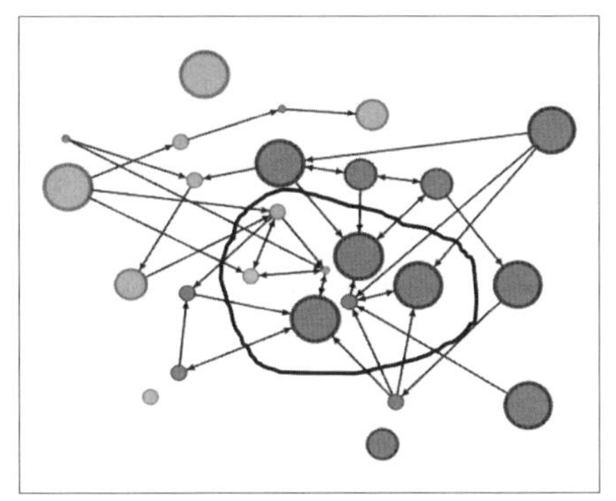

1d超重和肥胖盛行率＝53.85%，學生人數＝26

圖4-5　班級友誼網絡地圖

備註：圓圈顏色：性別（深色＝男孩，淺色＝女孩）；

圓圈大小：身體質量指標（BMI）組別（由小到大依序為：體重不足、體重正常、超重、肥胖組）；黑線內的圓圈代表獲得三位同學以上提名為好朋友的學生。

資料來源：Lu & Chen（2020）。

Smith和Brownell（2003）指出，青少年的同儕接受度與他們的學校適應和成就呈正相關，不被班級接受的肥胖青少年可能呈現較低的社交能力和學業成績，進一步也影響其他同學與肥胖青少年者做朋友的機會。

與同儕保持良好關係對於兒童和青少年在認知、情感和社交方面的發展至關重要（Orben et al., 2020）。大量文獻表明，負面的人際關係對青少年的社會適應和幸福感有重大影響（Ryan, 2017）。儘管肥胖青少年不太可能被同學認定為好朋友（Lu & Chen, 2020），但他們是否沒有意願與同儕建立友誼關係仍不清楚。此外，肥胖青少年在肥胖率高的班級中是否也會因為同溫層效應，比較不會經歷同儕批判，則尚無定論（Datar et al., 2020）。因此，我們研究團隊進一步探討，與沒有肥胖的青少年相比，肥胖的青少年是否比較不主動與同儕建立友誼關係；其次，班級中的高肥胖率是否可能會減輕體重汙名化對肥胖青少年建立友誼關係的不利影響，因為班級可能比較容忍大體型；第三，班級內的社會支持愈高，是否可以緩和體重汙名對肥胖青少年建立友誼關係的不利影響。在此假設下，研究團隊在2019年針對新北市的三所國中進行一個調查，針對不受歡迎的程度與不跟人交往的程度進行多階層迴歸分析，詳細的資料來源與樣本說明請參考（Chen & Lu, 2022），結果發現肥胖的青少年不僅不受歡迎，亦較不主動與同儕進行社交互動，這與其他研究一致（Rotenberg et al., 2017）。這一發現表明，肥胖青少年可能會選擇獨處或被同儕排除在外，因此，這些青少年可能會失去積極調整社會關係和獲得社會認可的機會（K.

H. Rubin et al., 2006）。總而言之，無論是被社會拒絕接受，還是選擇避免與他人建立實質關係，皆會對青少年的社交和心理產生不利影響。

我們進一步發現班級內較高的社會支持仍無法完全緩和肥胖青少年在班級裡面所承受負面社會心理後果，也就是說這個班級如果社會同儕支持很高，肥胖的同學應該就不會承受體重汙名化帶來的歧視，但結果發現其實並不然，社會支持高的班級僅對一般正常體重的青少年有正面效益。總結來說，肥胖學生在課堂環境中較容易不受歡迎（unpopularity）、不善於交際（unsociability）和感受疏離（alienation），班級的社會支持並不會減緩肥胖青少年的孤立情境（Chen & Lu, 2022）。

2. 親密關係延遲

肥胖不僅僅是一種身體狀況，也是影響個人社會心理功能的關鍵因素（de Hollander et al., 2013; Frisco et al., 2013; C.-Y. Huang & Chen, 2019; H. Lee et al., 2016; Lobstein et al., 2004; R. M. Puhl & Heuer, 2009; Warschburger, 2005）。過去研究指出，與體重正常的同儕相比，過重及肥胖的青少年對身體的不滿程度較高，自我價值感也較低（Buttitta et al., 2014; Fitzgibbon et al., 2000; Rinderknecht & Smith, 2002）。因此，過重和肥胖的青少年比體重正常的青少年有更少的機會發展異性友誼

和親密關係（Halpern et al., 1999, 2005; R. M. Puhl et al., 2011; R. M. Puhl & Heuer, 2009）。Halpern等人（1999）研究表明體重增加與約會機會降低有關，BMI每增加一點，建立親密關係的概率就會降低6%，如同Cawley等人（2006）指出，過重及肥胖的女孩比正常體重的女孩，其建立親密關係的機會更低。過重及肥胖的人多被描繪成缺乏吸引力，並且展現較低的自尊心（Harris, 1990）。此外，在電視節目中，過重及肥胖的女性角色多被描繪成不具吸引力，而超重或肥胖的男性角色則被描繪成不太可能處於親密關係中（Greenberg et al., 2003）。這些研究指出，人們認為超重或肥胖的人在戀愛關係中的成功率低於體重正常的同儕（Milbrath et al., 2009; Pagano & Hirsch, 2007）。

僅有少數研究是探討臺灣或其他亞洲青少年的肥胖與親密關係延遲（Chan & Wang, 2013; Chiang et al., 2013）。這些研究結果指出臺灣男性青少年因為肥胖歧視造成自尊和情緒障礙，較難建立親密關係（Chiang et al., 2013），另一項研究則指出過重及肥胖只會影響女孩無法建立親密關係（Su et al., 2014）。

本研究團隊利用臺灣青少年成長歷程資料庫，追蹤2003～2010年1,834名15到22歲的青少年，深入探討體重在親密關係延遲中所扮演的角色，詳細的資料來源與樣本說明請參考Yeh和Chen（2021）的研究。親密關係延遲是指從來都沒有交過男朋友或女朋友。研究結果發現，持續肥胖的人（即從九年級到大學三年級），較易親密關係延遲，而且女性持續肥胖，或是變胖，也較男性更容易有親密關係延遲的現象（Yeh & Chen, 2021）。我們持續利用臺灣教育長期追蹤資料庫進行分析，以受訪者在2007年（年齡為18～19歲）、2014年（25～26歲）及2019年（30～31歲）的追蹤資料（n=2,684）進一步分析，發現變為或持續肥胖的年輕成人，比起正常體重或由肥胖轉為正常體重者，較易在25～26歲前從未有任何親密關係，進一步在30～31歲的適婚年齡時，也沒有任何親密關係（凌叙庭，2022）。

3. 薪資差異

許多研究指出，由於勞動生產力下降或純粹的歧視，肥胖對工作薪資有負面影響，尤其是對女性而言（Cawley, 2004; Conley & Glauber, 2007; Flint et al., 2016）。然而，只有少數研究探討從青少年到成年的體重變化模式與長大成人後的薪資或所得的影響（Clarke et al., 2010; Sargent & Blanchflower, 1994）。一項針對英國12,537名樣本的研究顯示，女性持續肥胖，或在16歲後由肥胖轉為正常體重，其在23歲時的工作所得較低（Sargent & Blanchflower, 1994），然而在亞洲，幾乎沒有研究針對從青少年到成人的體重變化模式是否影響薪資或所得進行深入研究。

薪資或所得受教育程度（Spence, 1973）、心理健康狀況（Cseh, 2008）、家庭（Lam & Schoeni, 1993）、就業狀況和公司與產業特性等因素影響（C. Brown & Medoff, 1989; Rosenbaum et al., 1999; Segal & Sullivan, 1998）。此外，在收入較高的地區和需要更多社會互動的職業中，肥胖與經濟所得之間的負相關較為突顯（Cohen et al., 2013; Han et al., 2011; C.-C. Huang et al., 2016; Shinall, 2015）。我們研究團隊分析臺灣青少年成長歷程資料庫中的3,730位受訪者，其從18到26歲（2001～2014年）的追蹤資料，詳細的資料來源與樣本說明請參考Huang和Chen（2019）的研究，結果發現從青少年晚期到成年早期，相對於持續為正常體重的女性，持續肥胖的女性的薪資較低，較正常體重的女性約少了20%。然而此一現象卻與男性無關（Huang & Chen, 2019）。

4. 學業動機與成績表現

近十年來，不少學者探討兒童及青少年的體重與學業表現的相關性，而最早針對此議題的研究可以追溯至1967年美國一項針對高中生的研究，此研究探討位於波士頓的某所高中肥胖學生的IQ、PSAT與SAT分數是否較體重正常者為低，但最後的結果顯示肥胖者與非肥胖者的學業表現沒有顯著差異（Canning & Mayer, 1967），然而肥胖者卻較不容易被錄取進大學（Canning & Mayer, 1966）。另一方面，研究發現肥胖的女生在7歲、11歲及16歲的數學與閱讀成績也較非肥胖的同學差（Sargent & Blanchflower, 1994）。泰國研究也有類似的結果，指出七至九年級的過重學生「GPA」（Grade point average）平均比體重正常同學低，其中數學和泰語成績不良的風險更高出2倍（Mo-suwan et al., 1999）。Falkner在2001年展開針對一萬名左右七至十一年級的美國青少年的體重相關研究，發現BMI在85個百分等級以上的過重及肥胖女學生，其人際關係、心理狀態不良的風險較體重正常者高，她們的留級風險值更高出1.09倍；在男學生部分則是翹課比率高出1.18倍（Falkner et al., 2001）。Sabia接著在2007年分析美國青少年健康長期追蹤資料（National Longitudinal Study of Adolescent Health），發現14～17歲青少年體重與其學業表現有關（GPA）（Sabia, 2007）。較近期的研究為南韓在2013年利用超過7萬名樣本的資料庫，探討七至十二年級之過重及肥胖現象與學業成績之關聯性，結果顯示過重的男學生相較於體重正常者成績不佳的風險多約10%，肥胖者的成績不良或非常不好的風險甚至高了將近50%；女學生的情況就更加嚴重，過重較正常者成績不佳風險高出約30%，肥胖者的風險高出60%～80%（Kim & So, 2013）。2012年臺灣學者針對臺中某國小一年級學生做了六年的追蹤研究，證實兒童肥胖、體重變化會影響其成績表現（Chen et al., 2012）。

本研究團隊進一步利用臺灣教育長期追蹤資料庫中，在2005年與2007年為高二及高三生的資料進行分析，共計納入17,266人，男生8,650人、女生8,616人，將受訪樣本以不同標準區分為無過重無霸凌經驗、無過重有霸凌經驗、有過重無霸凌經驗及有過重有霸凌經驗等四組，在控制性別、學程類別、人際關係與自殺意念等變項後，發現高二生過重且被霸凌的經驗會影響到其日後在高三時所表現的學科綜合分析能力分數（羅傑恩，2015）。本團隊後續進一步利用相同的資料庫，針對18到22歲共13,213高中生至大學生的長期資料進行分析，也發現不論性別，高中生若是過重／肥胖體位，會減弱其想要持續升大學的成就動機，而此一成就動機，最終影響沒有大學畢業的結果（結果尚未發表）。此結果與本研究團隊在2019年所發表的研究相符，該結果指出，持續肥胖與低薪資有顯著相關（Huang & Chen, 2019）。綜合來看，我們可以推測，高中生持續肥胖的體位可能影響其進一步升學的成就動機，從而在高中生畢業後即進入職場，可能導致較低的薪資，也呼應Han等人（2011）發現青少年肥胖與低薪資關係可能是由受教育程度所間接影響。

5. 飲食失序行為

過重與肥胖的體位與頻繁的飲食限制與暴食有關，造成體重波動，進一步重覆此不良飲食週期，增加飲食失調症（Eating Disorder）的發生風險（National Eating Disorders Collaboration, 2017）。飲食失序（Disordered Eating）定義為不同程度的偏差飲食行為與態度，包括經常性的節食、禁食、對食物的焦慮、進食的內疚感、對身體形象過度關注，或是以過度運動限制飲食等行為。簡單來說，頻繁節食、強迫性飲食習慣和長期體重波動是問題飲食行為的常見特徵，如果不加以治療，可能會發展成飲食失調症（Patton et al., 1990）。

最近研究指出，飲食失序在幾個亞洲國家顯著增加（Pike & Dunne, 2015）。使用EAT-26量表的研究發現，在臺灣青少女的兩個樣本中，飲食失序的比例分別為10.4%和17.1%（Y. J. Chang et al., 2011; Wong et al., 2014），這些百分比與韓國少女的百分比（14.8%）相似（H. J. Lee et al., 2013）。在其他亞洲國家，飲食失序的比例明顯更高，例如，27.8%的馬來西亞青少年（Farah Wahida et al., 2011），26.6%的香港女孩（Mak & Lai, 2011），以及26.7%的印度女孩（Upadhyah et al., 2014），這些研究文獻顯示，亞洲青少年（包括臺灣青少年）的飲食失序與西方國家一樣普遍，甚至更為流行。幾項關於臺灣青少年飲食失序的研究指出，女孩對身體的不滿意與飲食失序行為有關（F. Chang et al., 2013; Y.-W. Lin et al., 2021）。一項針對臺灣國中生的調查發現，青少女的體型焦慮與體重自我汙名化與其情緒飲食行為有關。大多數關於亞洲青少年飲食失序的研究僅涉及女孩，對飲食失序的預測因素的理解通常有限（F. Chang et al., 2013; A. M. Lee & Lee, 1996; Y.-W. Lin et al., 2021）。

現有歐美國家的研究指出，家庭環境在飲食失序中扮演重要角色。例如，與傳統家庭（即有兩個親生父母或養父母的孩子）相比，非傳統家庭（即單親、繼父母或沒有父母）的青少年更容易出現不健康的飲食習慣，例如跳過早餐和午餐，少吃蔬菜，多吃速食（Stewart & Menning, 2009）。家庭中的祖父母有更多的不良餵養方式，例如用食物來調節情緒和限制食物（Farrow, 2014）。一項針對中國城市三代家庭的研究發現，祖父母敦促孩子多吃頓飯，並在每頓飯中鼓勵吃更多的食物，因為祖父母將食物作為一種情感工具（Jingxiong et al., 2007）。父母對體重的關心及教養也會讓青少年堅持瘦身，或對身體不滿（Enten & Golan, 2009），例如，將父親視為權威的青少年往往會表現禁食衝動（Bauer et al., 2013），而父母常與孩子談論體重可能導致孩子過度節食，以及使用不健康的體重控制行為和暴飲暴食（Berge et al., 2013）。

針對臺灣青少年飲食失序行為，本研究團隊在2019年針對新北市三所國中37個班級的729名13至16歲青少年進行調查研究，探討飲食失序態度與行為在性別上的差異以及個人學校及家庭經驗，以及健康相關行為與飲食失序的相關性，詳細的資料來源與樣本說明請參考Chen等人（2022）的研究，結果發現飲食失序的男女比例沒有顯著差異，但在男女在飲食失序的相關因素則大有不同，女孩的人際關係孤立和情緒困擾與飲食失序的關聯較大，而男孩則是對體型的自我認知為過重及肥胖者，與飲食失序行為較為相關（Chen et al., 2022）。有許多研究發現女孩比男孩更容易出現飲食失序（Y. J. Chang et al.,

2011; H. Lee et al., 2016; W.-Y. Lin et al., 2019），然而，本研究卻沒有觀察到顯著的性別差異，這一結果與Hautala等人的研究結果相似（Hautala et al., 2008）。最後，男女在飲食失序的表現模式則有所不同，女生表現出對身體形象的過度焦慮，男生則是著重於斷食或限制飲食（Chen et al., 2022）。

本研究團隊進一步利用相同的資料庫，分析臺灣新住民家庭與一般家庭的青少年在飲食失序行為的差異，詳細的資料來源與樣本說明請參考Chen等人的研究（2023）。結果發現新住民家庭的青少年飲食失序比率明顯高於一般家庭的青少年。對新住民家庭的青少年而言，錯誤的體重高估與飲食失序有直接關係，但在一般家庭青少年身上卻沒有發現。其次，新住民家庭的青少年較有可能因為學校同儕的體重嘲笑，導致情緒困擾，進而造成飲食失序。然而，對臺灣一般家庭的青少年而言，反倒是因為家人的體重嘲笑，導致情緒困擾，進而造成飲食失序（Chen et al., 2023）。

四 結語

隨著全球肥胖盛行率的提升，肥胖已經是全球不容忽視的首要健康問題之一。然而，不管是臺灣或是其他國家，肥胖都是一個涉及醫療、健康行為、心理及社會經濟不平等的問題。超過40%臺灣人認為人會肥胖是因為懶惰造成的。具有「肥胖懲罰」的不友善社會無法解決肥胖所帶來的問題。從研究團隊過去的研究發現，「肥胖懲罰」似乎無所不在，持續地影響著青少年到青年的生命發展歷程，表現在友誼關係不足、親密關係延遲、薪資所得不平等、學業動機弱化，以及錯亂的飲食行為。肥胖懲罰，不是女性的「專利」，也會以不同形式影響男性的生命發展歷程。

除了透過有效地結合醫療專業與多元健康促進模式，傳播健康飲食及身體活動觀念，以培養良好的生活型態外，我們需要正視此隱而不見的「肥胖懲罰」，在學校、職場及社會輿論的多元場域中，終止對肥胖者的汙名化及歧視，同時無論是自己或親友在面對肥胖問題時，以關懷鼓勵取代責備歧視，用正面積極的方式，逐步改善體位，進而擁有健康體位也是很重要的。

問題與討論

1. 對於「肥胖懲罰」您有何看法？身邊是否有過類似的案例？您認為可以如何來改善臺灣「肥胖懲罰」的現象？
2. 您是否生活在「致胖環境」中？「致胖環境」指一個地方使人們較無機會攝取到新鮮健康的食物或運動，也就難以掌管熱量攝取及有效率的消耗熱量，因而導致較高的肥胖風險。對此您覺得有何改善的方式？
3. 肥胖導致的健康危害使得醫療保健領域成本升高，2006年

WHO提出指導方案，鼓勵各國「用稅收政策和其他財政措施」來促進健康膳食。近年臺灣健保財務惡化，有立法委員建議課徵「肥胖稅」作為改善健保財務的方案之一，指出應針對會造成國人疾病的高熱量、高糖分食品課徵肥胖稅，挹注健保財務。對此「肥胖稅」是否能有效降低臺灣國人肥胖率一事您的看法為何？

參考文獻

王鶴偉（2017）。健康照護研究的新視野：運用網路搜尋與社群媒體探索肥胖照護議題。國立臺灣大學健康政策與管理研究所博士論文。

吳齊殷、傅仰止、林如萍、翁慧卿（2022）。臺灣社會變遷基本調查計畫第八期第二次調查計畫執行報告。中央研究院社會學研究所。

周安國（2021）。建構家長與兒童健康識能與兒童期肥胖的因果模型，以新竹縣竹北市國小抽樣調查為例（IRB編號109-145-F）。

凌叙庭（2022）。青少年到青年之肥胖變化模式與成年親密關係延遲：心理及社會機制。國立臺灣大學健康行為與社區科學研究所碩士論文。

潘文涵（2022）。國民營養健康狀況變遷調查成果報告2017-2020年。衛生福利部國民健康署。

衛生福利部國民健康署（2022）。109年健康促進統計年報。

衛生福利部國民健康署。（2022 年 3 月 2 日）。肥胖是一種慢性病　維持健康體位全民動起來。衛生福利部國民健康署。 https://www.hpa.gov.tw/Pages/Detail.aspx?nodeid=4576&pid=15055

衛生福利部統計處（2021年6月18日）。109年國人死因統計結果。衛生福利部。https://www.mohw.gov.tw/cp-5017-61533-1.html

羅傑恩（2015）。臺灣青少年過重與霸凌對學業成就的影響：多層次分析。國立臺灣大學健康政策與管理研究所碩士論文。

American Gastroenterological Association. (2023). *Obesity Archives*. AGA GI Patient Center. https://patient.gastro.org/tag/obesity/

Andreyeva, T., Puhl, R. M., & Brownell, K. D. (2008). Changes in perceived weight discrimination among Americans, 1995-1996 through 2004-2006. *Obesity, 16*(5), 1129-1134.

Apolloni, A., Marathe, A., & Pan, Z. (2011). A longitudinal view of the relationship between social marginalization and obesity. *Social Computing, Behavioral-Cultural Modeling and Prediction: 4th International Conference, SBP 2011, College Park, MD, USA, March 29-31, 2011. Proceedings 4*, 61-68.

Bauer, K. W., Bucchianeri, M. M., & Neumark-Sztainer, D. (2013). Mother-reported parental weight talk and adolescent girls' emotional health, weight control attempts, and disordered eating behaviors. *Journal of Eating Disorders, 1*(1), 45.

BBC Three (Director). (2018, April 23). *Autopsy On An Obese Woman: Obesity Post-Mortem*. https://www.youtube.com/watch?v=ZagG-rXrgPA

Becker, A. E. (1995). *Body, self, and society: The view from Fiji*. University of Pennsylvania Press.

Berge, J. M., MacLehose, R., Loth, K. A., Eisenberg, M., Bucchianeri, M. M., & Neumark-Sztainer, D. (2013). Parent Conversations About Healthful Eating and Weight: Associations With Adolescent Disordered Eating Behaviors. *JAMA Pediatrics, 167*(8), 746-753.

Bordo, S. (2004). *Unbearable weight: Feminism, Western culture, and the body*. Univ of California Press.

Brown, C., & Medoff, J. (1989). The employer size-wage effect. *Journal of Political Economy, 97*(5), 1027-1059.

Brown, P. J., & Konner, M. (1987). An Anthropological Perspective on Obesity. *Annals of the New York Academy of Sciences, 499*(1), 29-46.

Brown, P. J., & Sweeney, J. (2009). *The anthropology of overweight, obesity and the body*.

Brownell, K. D. (2005). The Chronicling of Obesity: Growing Awareness of Its Social, Economic,and Political Contexts. *Journal of Health Politics, Policy and Law, 30*(5), 955-964.

Brownell, K. D., Puhl, R. M., Schwartz, M. B., & Rudd, L. E. (2005). *Weight bias: Nature, consequences, and remedies*. Guilford Publications.

Buttitta, M., Iliescu, C., Rousseau, A., & Guerrien, A. (2014). Quality of life in overweight and obese children and adolescents: A literature review. *Quality of Life Research, 23*(4), Article 4.

Canning, H., & Mayer, J. (1966). Obesity—Its possible effect on college acceptance. *New England Journal of Medicine, 275*(21), 1172-1174.

Canning, H., & Mayer, J. (1967). Obesity: An influence on high school performance? *The American Journal of Clinical Nutrition, 20*(4), 352-354.

Caputi, J., & Nance, S. (1983). *One size does not fit all: Being beautiful, thin and female in America*. na.

Carels, R. A., Wott, C. B., Young, K. M., Gumble, A., Koball, A., & Oehlhof, M. W. (2010). Implicit, explicit, and internalized weight bias and psychosocial maladjustment among treatment-seeking adults. *Eating Behaviors, 11*(3), 180-185.

Cawley, J. (2004). The impact of obesity on wages. *Journal of Human Resources, 39*(2), 451-474.

Cawley, J., Joyner, K., & Sobal, J. (2006). Size matters: The influence of adolescents' weight and height on dating and sex. *Rationality and Society, 18*(1), Article 1.

Chan, C. M. S., & Wang, W.-C. (2013). Quality of life in overweight and obese young Chinese children: A mixed-method study. *Health and Quality of Life Outcomes, 11*(1), 1-11.

Chang, C.-J., Wu, C. H., Chang, C. S., Yao, W. J., Yang, Y. C., Wu, J. S., & Lu, F. H. (2003). Low body mass index but high percent body fat in Taiwanese subjects: Implications of obesity cutoffs. *International Journal of Obesity, 27*(2), 253-259.

Chang, F., Lee, C., Chen, P., Chiu, C., Pan, Y., & Huang, T. (2013). Association of thin-ideal media exposure, body dissatisfaction and disordered eating behaviors among adolescents in Taiwan. *Eating Behaviors, 14*(3), 382-385.

Chang, Y. J., Lin, W., & Wong, Y. (2011). Survey on eating disorder–related thoughts, behaviors, and their relationship with food intake and nutritional status in female high school students in Taiwan. *Journal of the American College of Nutrition, 30*(1), 39-48.

Chen, D.-R., & Lu, H.-H. (2022). Social alienation of adolescents with obesity in classrooms: A multilevel approach. *Journal of Adolescence, 94*(1), Article 1.

Chen, D.-R., Lin, L.-Y., & Levin, B. (2023). Differential pathways to disordered eating for immigrant and native adolescents in Taiwan. *Journal of Eating Disorders, 11*(1), 1-14.

Chen, D.-R., Sun, G., & Levin, B. (2022). Gender-specific responses to multifaceted factors associated with disordered eating among adolescents of 7th to 9th grade. *Journal of Eating Disorders, 10*(1), 1-15.

Chen, L.-J., Fox, K. R., Ku, P.-W., & Wang, C.-H. (2012). A longitudinal study of childhood obesity, weight status change, and subsequent academic performance in Taiwanese children. *Journal of School Health, 82*(9), 424-431.

Chen, W., & Chang, M.-H. (2010). New growth charts for Taiwanese children and adolescents based on World Health Organization standards and health-related physical fitness. *Pediatrics & Neonatology, 51*(2), 69-79.

Chiang, P.-H., Huang, L.-Y., Lo, Y.-T., Lee, M.-S., & Wahlqvist, M. L. (2013). Bidirectionality and gender differences in emotional disturbance associations with obesity among Taiwanese schoolchildren. *Research in Developmental Disabilities, 34*(10), 3504-3516.

Clarke, P. J., O'Malley, P. M., Schulenberg, J. E., & Johnston, L. D. (2010). Midlife health and socioeconomic consequences of persistent overweight across early adulthood: Findings from a national survey of American adults (1986-2008). *American Journal of Epidemiology, 172*(5), 540-548.

Cohen, A. K., Rai, M., Rehkopf, D. H., & Abrams, B. (2013). Educational attainment and obesity: A systematic review. *Obesity Reviews, 14*(12), 989-1005.

Conley, D., & Glauber, R. (2007). Gender, body mass, and socioeconomic status: New evidence from the PSID. *Advances in Health Economics and Health Services Research, 17*, 253-275.

Corrigan, P. W., Larson, J. E., & Rüsch, N. (2009). Self-stigma and the "why try" effect: Impact on life goals and evidence-based practices. *World Psychiatry, 8*(2), 75-81. Scopus.

Corrigan, P. W., Watson, A. C., & Barr, L. (2006). The self-stigma of mental illness: Implications for self-esteem and self-efficacy. *JOURNAL OF SOCIAL AND CLINICAL PSYCHOLOGY, 25*(8), 875-884.

Cseh, A. (2008). The effects of depressive symptoms on earnings. *Southern Economic Journal, 75*(2), 383-409.

Datar, A., Mahler, A., & Nicosia, N. (2020). Association of exposure to communities with high obesity with body type norms and obesity risk among teenagers. *JAMA Network Open, 3*(3), e200846-e200846.

De Garine, I., & Pollock, N. J. (1995). *Social aspects of obesity.*

de Hollander, E. L., Picavet, H. S. J., Milder, I. E., Verschuren, W. M., Bemelmans, W. J., & de Groot, L. C. (2013). The impact of long-term body mass index patterns on health-related quality of life: The Doetinchem Cohort Study. *American Journal of Epidemiology, 178*(5), Article 5.

de Vries, J. (2007). The obesity epidemic: Medical and ethical considerations. *Science and Engineering Ethics, 13*(1), 55-67.

Degher, D., & Hughes, G. (1999). The adoption and management of a "fat" identity. *Interpreting Weight: The Social Management of Fatness and Thinness*, 11-27.

DeJong, W. (1993). Obesity as a Characterological Stigma: The Issue of Responsibility and Judgments of Task Performance1. *Psychological Reports, 73*(3_part_1), 963-970.

Douglas, M. (1970). 1 973. Natural Symbols. *Explorations in Cosmology. New York: Pantheon.*

Dovidio, J. F., Gaertner, S. L., & Kafati, G. (2000). Group identity and intergroup relations The common in-group identity model. *Advances in Group Processes, 17*, 1-35. Scopus.

Drapalski, A. L., Lucksted, A., Perrin, P. B., Aakre, J. M., Brown, C. H., DeForge, B. R., & Boyd, J. E. (2013). A model of internalized stigma and its effects on people with mental illness. *Psychiatric Services, 64*(3), 264-269. Scopus.

Durso, L. E., & Latner, J. D. (2008). Understanding Self-directed Stigma: Development of the Weight Bias Internalization Scale. *Obesity, 16*(S2), Article S2.

Durso, L. E., Latner, J. D., & Hayashi, K. (2012). Perceived Discrimination Is Associated with Binge Eating in a Community Sample of Non-Overweight, Overweight, and Obese Adults. *Obesity Facts, 5*(6), Article 6.

Durso, L. E., Latner, J. D., White, M. A., Masheb, R. M., Blomquist, K. K., Morgan, P. T., & Grilo, C. M. (2012). Internalized weight bias in obese patients with binge eating disorder: Associations with eating disturbances and psychological functioning. *The International Journal of Eating Disorders, 45*(3), 423-427.

Ehlert, C., Marston, R., Fontana, F., & Waldron, J. (2015). Weight bias in schools and how physical educators can assist in its demise. *Physical Educator, 72*(3), 403.

Eisenberg, M. E., Neumark-Sztainer, D., Haines, J., & Wall, M. (2006). Weight-teasing and emotional well-being in adolescents: Longitudinal findings from Project EAT. *Journal of Adolescent Health, 38*(6), 675-683.

Enten, R. S., & Golan, M. (2009). Parenting styles and eating disorder pathology. *Appetite, 52*(3), 784-787.

Falkner, N. H., Neumark-Sztainer, D., Story, M., Jeffery, R. W., Beuhring, T., & Resnick, M. D. (2001). Social, educational, and psychological correlates of weight status in adolescents. *Obesity Research, 9*(1), 32-42.

Farah Wahida, Z., Mohd Nasir, M. T., & Hazizi, A. S. (2011). Physical activity, eating behaviour and body image perception among young adolescents in Kuantan, Pahang, Malaysia. *Malaysian Journal of Nutrition, 17*(3).

Farhat, T. (2015). Stigma, Obesity and Adolescent Risk Behaviors: Current Research and Future Directions. *Current Opinion in Psychology, 5*, 56-66.

Farrow, C. (2014). A comparison between the feeding practices of parents and grandparents. *Eating Behaviors, 15*(3), 339-342.

Fitzgibbon, M. L., Blackman, L. R., & Avellone, M. E. (2000). The relationship between body image discrepancy and body mass index across ethnic groups. *Obesity Research, 8*(8), Article 8.

Flint, S. W., Čadek, M., Codreanu, S. C., Ivić, V., Zomer, C., & Gomoiu, A. (2016). Obesity discrimination in the recruitment process:"You're not hired!" *Frontiers in Psychology*, *7*, 647.

Foucault, M. (2019). *Power: The essential works of Michel Foucault 1954-1984*. Penguin UK.

Frisco, M. L., Houle, J. N., & Lippert, A. M. (2013). Weight Change and Depression Among US Young Women During the Transition to Adulthood. *American Journal of Epidemiology*, *178*(1), Article 1.

Gifford-Smith, M. E., & Brownell, C. A. (2003). Childhood peer relationships: Social acceptance, friendships, and peer networks. *Journal of School Psychology*, *41*, 235-284.

Goffman, E. (1963). Stigma Notes on the Management of Spoiled Identity Simon and Schuster. *New York*, *3*.

Greenberg, B. S., Eastin, M., Hofschire, L., Lachlan, K., & Brownell, K. D. (2003). Portrayals of overweight and obese individuals on commercial television. *American Journal of Public Health*, *93*(8), Article 8.

Grogan, S., & Richards, H. (2002). Body image: Focus groups with boys and men. *Men and Masculinities*, *4*(3), 219-232.

Hajek, A., & Koenig, H.-H. (2018). Are changes in body-mass-index associated with changes in depressive symptoms? Findings of a population-based longitudinal study among older Germans. *BMC PSYCHIATRY*, *18*, 182.

Hajek, A., & Koenig, H.-H. (2019). Obesity and loneliness. Findings from a longitudinal population-based study in the second half of life in Germany. *PSYCHOGERIATRICS*, *19*(2), 135-140.

Halpern, C. T., King, R. B., Oslak, S. G., & Udry, J. R. (2005). Body mass index, dieting, romance, and sexual activity in adolescent girls: Relationships over time. *Journal of Research on Adolescence*, *15*(4), Article 4.

Halpern, C. T., Udry, J. R., Campbell, B., & Suchindran, C. (1999). Effects of body fat on weight concerns, dating, and sexual activity: A longitudinal analysis of Black and White adolescent girls. *Developmental Psychology*, *35*(3), Article 3.

Han, E., Norton, E. C., & Powell, L. M. (2011). Direct and indirect effects of body weight on adult wages. *Economics & Human Biology*, *9*(4), 381-392.

Hand, W. B., Robinson, J. C., Stewart, M. W., Zhang, L., & Hand, S. C. (2017). The identity threat of weight stigma in adolescents. *Western Journal of Nursing Research*, *39*(8), 991-1007.

Harris, M. B. (1990). Is Love Seen as Different for the Obese? *Journal of Applied Social Psychology*, *20*(15), Article 15.

Hautala, L. A., Junnila, J., Helenius, H., Väänänen, A.-M., Liuksila, P.-R., Räihä, H.,

Välimäki, M., & Saarijärvi, S. (2008). Towards understanding gender differences in disordered eating among adolescents. *Journal of Clinical Nursing, 17*(13), 1803-1813.

Huang, C.-C., Yabiku, S. T., Ayers, S. L., & Kronenfeld, J. J. (2016). The obesity pay gap: Gender, body size, and wage inequalities—a longitudinal study of Chinese adults, 1991-2011. *Journal of Population Research, 33*, 221-242.

Huang, C.-Y., & Chen, D.-R. (2019). Association of weight change patterns in late adolescence with young adult wage differentials: A multilevel longitudinal study. *PLOS ONE, 14*(7), Article 7.

Janssen, I., Craig, W. M., Boyce, W. F., & Pickett, W. (2004). Associations Between Overweight and Obesity With Bullying Behaviors in School-Aged Children. *Pediatrics, 113*(5), Article 5.

Jingxiong, J., Rosenqvist, U., Huishan, W., Greiner, T., Guangli, L., & Sarkadi, A. (2007). Influence of grandparents on eating behaviors of young children in Chinese three-generation families. *Appetite, 48*(3), 377-383.

Kim, J.-H., & So, W.-Y. (2013). Association between overweight/obesity and academic performance in South Korean adolescents. *Central European Journal of Public Health, 21*(4), 179.

Lam, D., & Schoeni, R. F. (1993). Effects of family background on earnings and returns to schooling: Evidence from Brazil. *Journal of Political Economy, 101*(4), 710-740.

Lauder, W., Mummery, K., Jones, M., & Caperchione, C. (2006). A comparison of health behaviours in lonely and non-lonely populations. *Psychology, Health and Medicine, 11*(2), 233-245. Scopus.

Lee, A. M., & Lee, S. (1996). Disordered eating and its psychosocial correlates among Chinese adolescent females in Hong Kong. *International Journal of Eating Disorders, 20*(2).

Lee, H. J., Park, S., Kim, C. I., Choi, D. W., Lee, J. S., Oh, S. M., & Oh, S. W. (2013). The association between disturbed eating behavior and socioeconomic status: The Online Korean Adolescent Panel Survey (OnKAPS. *PloS One, 8*(3), 57880.

Lee, H., Pantazis, A., Cheng, P., Dennisuk, L., Clarke, P. J., & Lee, J. M. (2016). The Association Between Adolescent Obesity and Disability Incidence in Young Adulthood. *Journal of Adolescent Health, 59*(4), Article 4.

Lillis, J., Luoma, J. B., Levin, M. E., & Hayes, S. C. (2010). Measuring weight self-stigma: The weight self-stigma questionnaire. *Obesity (Silver Spring, Md.), 18*(5), 971-976. https://doi.org/10.1038/oby.2009.353

Lin, W. Y., Lee, L. T., Chen, C. Y., Lo, H., Hsia, H. H., Liu, I. L., Lin, R. S., Shau, W. Y., & Huang, K. C. (2002). Optimal cut-off values for obesity: Using simple anthropometric indices to predict cardiovascular risk factors in Taiwan. *International Journal of Obesity, 26*(9), 1232-1238.

Lin, W.-Y., Chan, C.-C., Liu, Y.-L., Yang, A. C., Tsai, S.-J., & Kuo, P.-H. (2019). Performing different kinds of physical exercise differentially attenuates the genetic effects on obesity measures: Evidence from 18,424 Taiwan Biobank participants. *PLoS Genetics, 15*(8), e1008277.

Lin, Y.-W., Lin, C.-Y., Strong, C., Liu, C.-H., Hsieh, Y.-P., Lin, Y.-C., & Tsai, M.-C. (2021). Psychological correlates of eating behavior in overweight/obese adolescents in Taiwan: Psychometric and correlation analysis of the Three-Factor Eating Questionnaire (TFEQ)-R21. *Pediatrics & Neonatology, 62*(1), 41-48.

Lobstein, T., Baur, L., & Uauy, R. (2004). Obesity in children and young people: A crisis in public health. *Obesity Reviews, 5*, 4-85.

Lu, H.-H., & Chen, D.-R. (2020). Association of Weight With Sociometric Status in Classrooms of Taiwanese Adolescents. *The Journal of Early Adolescence, 40*(6), 789-803.

MacLean, L., Edwards, N., Garrard, M., Sims-Jones, N., Clinton, K., & Ashley, L. (2009). Obesity, stigma and public health planning. *Health Promotion International, 24*(1), 88-93.

Mak, K. K., & Lai, C. M. (2011). The risks of disordered eating in Hong Kong adolescents. *Eating and Weight Disorders, 16*(4), 289-292.

Milbrath, C., Ohlson, B., & Eyre, S. L. (2009). Analyzing cultural models in adolescent accounts of romantic relationships. *Journal of Research on Adolescence, 19*(2), 313-351.

Misra, A. (2003). Revisions of cutoffs of body mass index to define overweight and obesity are needed for the Asian-ethnic groups. *International Journal of Obesity, 27*(11), 1294-1296.

Moreno, A. B., & Thelen, M. H. (1993). A preliminary prevention program for eating disorders in a junior high school population. *Journal of Youth and Adolescence, 22*(2), 109-124.

Mo-suwan, L., Lebel, L., Puetpaiboon, A., & Junjana, C. (1999). School performance and weight status of children and young adolescents in a transitional society in Thailand. *International Journal of Obesity, 23*(3), 272-277.

Myers, A., & Rosen, J. C. (1999). Obesity stigmatization and coping: Relation to mental health symptoms, body image, and self-esteem. *International Journal of Obesity, 23*(3), 221-230.

Okamoto, J., Johnson, C. A., Leventhal, A., Milam, J., Pentz, M. A., Schwartz, D., & Valente, T. W. (2011). Social network status and depression among adolescents: An examination of social network influences and depressive symptoms in a Chinese sample. *Research in Human Development, 8*(1), 67-88.

Orben, A., Tomova, L., & Blakemore, S.-J. (2020). The effects of social deprivation on adolescent development and mental health. *The Lancet Child & Adolescent Health, 4*(8), 634-640.

Pagano, M. E., & Hirsch, B. J. (2007). Friendships and romantic relationships of black and white adolescents. *Journal of Child and Family Studies, 16*, 347-357.

Pakaslahti, L., Karjalainen, A., & Keltikangas-Järvinen, L. (2002). Relationships between adolescent prosocial problem-solving strategies, prosocial behaviour, and social acceptance. *International Journal of Behavioral Development, 26*(2), 137-144.

Pan, W.-H., Flegal, K. M., Chang, H.-Y., Yeh, W.-T., Yeh, C.-J., & Lee, W.-C. (2004). Body mass index and obesity-related metabolic disorders in Taiwanese and US whites and blacks: Implications for definitions of overweight and obesity for Asians. *The American Journal of Clinical Nutrition, 79*(1), 31-39.

Papadopoulos, S., & Brennan, L. (2015). Correlates of weight stigma in adults with overweight and obesity: A systematic literature review. *Obesity, 23*(9), 1743-1760. Scopus.

Patton, G. C., Johnson-Sabine, E., Wood, K., Mann, A. H., & Wakeling, A. (1990). Abnormal eating attitudes in London schoolgirls—A prospective epidemiological study: Outcome at twelve month follow-up. *Psychological Medicine, 20*(2), 383-394.

Pearl, R. L., & Puhl, R. M. (2014). Measuring internalized weight attitudes across body weight categories: Validation of the Modified Weight Bias Internalization Scale. *Body Image, 11*(1), 89-92.

Pearl, R. L., & Puhl, R. M. (2018). Weight bias internalization and health: A systematic review. *Obesity Reviews, 19*(8), Article 8.

Pike, K. M., & Dunne, P. E. (2015). The rise of eating disorders in Asia: A review. *Journal of Eating Disorders, 3*(1), 1-14.

Puhl, R. M., & Heuer, C. A. (2009). The stigma of obesity: A review and update. *Obesity, 17*(5), Article 5.

Puhl, R. M., & Heuer, C. A. (2010). Obesity Stigma: Important Considerations for Public Health. *American Journal of Public Health, 100*(6), 1019-1028.

Puhl, R. M., & King, K. M. (2013). Weight discrimination and bullying. *Best Practice & Research Clinical Endocrinology & Metabolism, 27*(2), Article 2.

Puhl, R. M., & Latner, J. D. (2007). Stigma, obesity, and the health of the nation's children. *Psychological Bulletin, 133*(4), 557.

Puhl, R. M., Andreyeva, T., & Brownell, K. D. (2008). Perceptions of weight discrimination: Prevalence and comparison to race and gender discrimination in America. *International Journal of Obesity, 32*(6), 992-1000.

Puhl, R. M., Luedicke, J., & Heuer, C. (2011). Weight-Based Victimization Toward

Overweight Adolescents: Observations and Reactions of Peers. *Journal of School Health, 81*(11), Article 11.

Puhl, R. M., Moss-Racusin, C. A., & Schwartz, M. B. (2007). Internalization of weight bias: Implications for binge eating and emotional well-being. *Obesity (Silver Spring, Md.), 15*(1), 19-23.

Puhl, R., & Brownell, K. D. (2001). Bias, discrimination, and obesity. *Obesity Research, 9*(12), Article 12.

Pylypa, J. (1998). *Power and bodily practice: Applying the work of Foucault to an anthropology of the body.*

Rinderknecht, K., & Smith, C. (2002). Body-image perceptions among urban native American Youth. *Obesity Research, 10*(5), Article 5.

Roberto, C. A., Sysko, R., Bush, J., Pearl, R., Puhl, R. M., Schvey, N. A., & Dovidio, J. F. (2012). Clinical correlates of the weight bias internalization scale in a sample of obese adolescents seeking bariatric surgery. *Obesity (Silver Spring, Md.), 20*(3), 533-539.

Rosenbaum, J. E., DeLuca, S., Miller, S. R., & Roy, K. (1999). Pathways into work: Short-and long-term effects of personal and institutional ties. *Sociology of Education*, 179-196.

Rotenberg, K. J., Bharathi, C., Davies, H., & Finch, T. (2017). Obesity and the Social Withdrawal Syndrome. *Eating Behaviors, 26*, 167-170.

Rubin, K. H., Wojslawowicz, J. C., Rose-Krasnor, L., Booth-LaForce, C., & Burgess, K. B. (2006). The best friendships of shy/withdrawn children: Prevalence, stability, and relationship quality. *Journal of Abnormal Child Psychology, 34*, 139-153.

Rubin, N., Shmilovitz, C., & Weiss, M. (1993). From Fat to Thin: Informal Rites Affirming Identity Change. *Symbolic Interaction, 16*(1), 1-17.

Ryan, R. M. (2017). *Self-Determination Theory: Basic Psychological Needs in Motivation, Development, and Wellness.* The Guilford Press A Division of Guilford Publications, Inc. New York.

Sabia, J. J. (2007). The effect of body weight on adolescent academic performance. *Southern Economic Journal, 73*(4), 871-900.

Sargent, J. D., & Blanchflower, D. G. (1994). Obesity and stature in adolescence and earnings in young adulthood: Analysis of a British birth cohort. *Archives of Pediatrics & Adolescent Medicine, 148*(7), 681-687.

Schaefer, D. R., & Simpkins, S. D. (2014). Using social network analysis to clarify the role of obesity in selection of adolescent friends. *American Journal of Public Health, 104*(7), 1223-1229.

Schumaker, J. F., Krejci, R. C., Small, L., & Sargent, R. G. (1985). Experience of loneliness by

obese individuals. *Psychological Reports, 57*(3 Pt 2), 1147-1154.
Schwartz, M. B., & Brownell, K. D. (2007). Actions Necessary to Prevent Childhood Obesity: Creating the Climate for Change. *Journal of Law, Medicine & Ethics, 35*(1), 78-89.
Segal, L. M., & Sullivan, D. G. (1998). Wage differentials for temporary services work: Evidence from administrative data. *Working Paper Series*, Article WP-98-23. https://ideas.repec.org//p/fip/fedhwp/wp-98-23.html
Shinall, J. B. (2015). Occupational characteristics and the obesity wage penalty. *Vanderbilt Law and Economics Research Paper, 16-12*, 16-23.
Smith, A. L. (2003). Peer relationships in physical activity contexts: A road less traveled in youth sport and exercise psychology research. *Psychology of Sport and Exercise, 4*(1), 25-39.
Smolak, L., Levine, M. P., & Thompson, J. K. (2001). The use of the Sociocultural Attitudes Towards Appearance Questionnaire with middle school boys and girls. *International Journal of Eating Disorders, 29*(2), 216-223.
Spahlholz, J., Baer, N., Koenig, H.-H., Riedel-Heller, S. G., & Luck-Sikorski, C. (2016). Obesity and discrimination—A systematic review and meta-analysis of observational studies. *OBESITY REVIEWS, 17*(1), 43-55.
Spence, M. (1973). Job Market Signaling. *The Quarterly Journal of Economics, 87*(3), 355-374.
Stewart, S. D., & Menning, C. L. (2009). Family Structure, Nonresident Father Involvement, and Adolescent Eating Patterns. *Journal of Adolescent Health, 45*(2), 193-201.
Strauss, R. S., & Pollack, H. A. (2003). Social Marginalization of Overweight Children. *Archives of Pediatrics & Adolescent Medicine, 157*(8), Article 8.
Stuber, J., Meyer, I., & Link, B. (2008). Stigma, prejudice, discrimination and health. *Social Science & Medicine, 67*(3), 351-357.
Su, M.-C., Jou, H.-J., & Tsao, L.-I. (2014). The struggle against fat: Weight loss experiences of overweight adolescent girls in Taiwan. *Journal of Nursing Research, 22*(1), Article 1.
Ting, W.-H., Huang, C.-Y., Tu, Y.-K., & Chien, K.-L. (2012). Association between weight status and depressive symptoms in adolescents: Role of weight perception, weight concern, and dietary restraint. *European Journal of Pediatrics, 171*, 1247-1255.
Trost, S. G., Kerr, L. M., Ward, D. S., & Pate, R. R. (2001). Physical activity and determinants of physical activity in obese and non-obese children. *International Journal of Obesity, 25*(6), 822-829.
Tsai, W.-L., Yang, C.-Y., Lin, S.-F., & Fang, F.-M. (2004). Impact of obesity on medical problems and quality of life in Taiwan. *American Journal of Epidemiology, 160*(6), 557-565.

Upadhyah, A. A., Misra, R., Parchwani, D. N., & Maheria, P. B. (2014). Prevalence and risk factors for eating disorders in indian adolescent females. *National Journal of Physiology, Pharmacy and Pharmacology*, *4*(2), 153-157.

Vaidya, V. (2006). Psychosocial aspects of obesity. *Advances in Psychosomatic Medicine*, *27*, 73-85.

Valente, T. W., Fujimoto, K., Chou, C.-P., & Spruijt-Metz, D. (2009). Adolescent Affiliations and Adiposity: A Social Network Analysis of Friendships and Obesity. *Journal of Adolescent Health*, *45*(2), Article 2.

Warschburger, P. (2005). The unhappy obese child. *International Journal of Obesity*, *29*(2), Article 2.

Wen, C. P., Cheng, T. Y. D., Tsai, S. P., Chan, H. T., Hsu, H. L., Hsu, C. C., & Eriksen, M. P. (2009). Are Asians at greater mortality risks for being overweight than Caucasians? Redefining obesity for Asians. *Public Health Nutrition*, *12*(4), 497-506.

WHO. (2013). *Childhood overweight and obesity.*

WHO. (2020). *Annual Review and Report 2020.* https://www.worldobesity.org/resources/resource-library/annual-report-2020

Wilkinson, L. L., Rowe, A. C., Bishop, R. J., & Brunstrom, J. M. (2010). Attachment anxiety, disinhibited eating, and body mass index in adulthood. *International Journal of Obesity*, *34*(9), 1442-1445. Scopus.

Wong, Y., Lin, J. S., & Chang, Y. J. (2014). Body satisfaction, emotional intelligence, and the development of disturbed eating: A survey of Taiwanese students. *Asia Pacific Journal of Clinical Nutrition*, *23*(4), 651.

Yeh, J.-C., & Chen, D.-R. (2021). Delayed romantic experience: Association of romantic relationship and weight change patterns over 7 years among Taiwanese adolescents. *Youth & Society*, 0044118X211023517.

Yen, C.-F., Hsiao, R. C., Ko, C.-H., Yen, J.-Y., Huang, C.-F., Liu, S.-C., & Wang, S.-Y. (2010). The relationships between body mass index and television viewing, internet use and cellular phone use: The moderating effects of socio-demographic characteristics and exercise. *International Journal of Eating Disorders*, *43*(6), 565-571.

Yen, C.-F., Liu, T.-L., Ko, C.-H., Wu, Y.-Y., & Cheng, C.-P. (2014). Mediating effects of bullying involvement on the relationship of body mass index with social phobia, depression, suicidality, and self-esteem and sex differences in adolescents in Taiwan. *Child Abuse & Neglect*, *38*(3), 517-526.

Zeller, M. H., Reiter-Purtill, J., & Ramey, C. (2008). Negative peer perceptions of obese children in the classroom environment. *Obesity*, *16*(4), 755-762.

05

「你不了解我的明白」：國家健康與照顧體系對臺灣原住民族的結構性壓迫

Umin・Itei（日宏煜）

一　引言

2023年5月26日立法院三讀通過《原住民族健康法》（簡稱《原健法》）使臺灣在原住民族健康權的保障上邁向新的里程碑。依據衛生福利部（簡稱衛福部）所發布的新聞稿強調《原健法》的通過使原住民族健康權的保障由計畫層次提升至法律位階，綜觀《原健法》的立法重點包括：（一）指定專責單位辦理原住民族健康事務；（二）明定召開原住民族健康政策會及其任務；（三）定期調查與研究原住民族健康狀況及需求，建置健康資料庫；（四）寬列預算辦理原住民族健康事務；（五）鼓勵大專校院融入原住民族健康事務之文化安全課程；（六）研究與推廣原住民族傳統醫療保健知識。[1]換言之，臺灣政府企圖透過《原健法》的立法改善原住民族健康照護的「權利」、「經費」及「人力」的質與量，希望藉此解決原住民族長期所面對的健康不均等問題。

值得注意的是，衛福部新聞稿指出其自2017年起著手《原健法》的立法籌備工作，但事實上，2009年行政院衛生署（簡稱衛生署）[2]即委託慈濟大學公共衛生學系高靜懿助理教授及臺灣原住民醫學學會規劃《原健法草案》，並於2010年完成規劃送交衛生署，然而政府單位在2017年前卻未積極推動立法工作，即使衛福部曾於2016年發布*Health Inequalities in Taiwan*[3]並指出原住民族正面臨嚴重健康不均等的問題，但《原健法》的立法仍蝸行牛步，直至蔡英文當選總統後，為落實競選政見，衛福部才重啟《原健法》的立法籌備工作，但於2020年前衛福部皆未提出任何《原健法草案》送至立法院進行審查，其主要理由為政府已投入大量資源針對原住民族健康不均等進行各項改善計畫，尤其是自2018年起推動「原鄉健康不平等改善策略行動計畫」[4]

1 請參考衛福部網頁：https://www.mohw.gov.tw/cp-16-74769-1.html（查閱日期：2023年6月19日）。

2 2013年升格改制為衛福部。

3 衛福部委由倫敦大學學院（University College London）流行病及公共衛生專家Michael Marmot教授負責撰寫。

4 包含十項行動計畫：公費生培育計畫、部落健康營造計畫、偏鄉離島醫療資源提升計畫、原鄉論人計酬試辦計畫、高風險孕產婦健康管理試辦計畫、菸酒檳已初具成效，因此即使2020年11月5日原住民族立法委員陳瑩試圖於立法院社會福利及衛生環境委員會排審《原健法》，但在缺乏行政院版《原健法草案》而僅有立法委員所提出七個草案版本的情況下，行政與立法部門並沒有取得立法共識，導致《原健法》第一次的立法終以失敗收場。

儘管政府宣稱已投入大量的資源解決原住民族所面臨的健康不均等的問題，但原住民族健康狀況仍與全國全體有顯著性的差距，而此現象反應政府在執行原住民族健康政策效率及效能不彰的事實，而為探究此問題，本文將以原住民族長期照顧（簡稱長照）政策為例，分析政府長照政策對原住民族失能者所造成的結構性壓迫，導致原住族失能者出現社會受苦（social suffering）[5]的現象。

二　原住民族健康不均等的社會決定性因子

依據聯合國統計目前原住民族分布於世界90個國家，人口約3億人，分析其中23個家的28個原住民族健康統計資料，Anderson等人

鄉防制試辦計畫、原鄉事故傷害防制試辦計畫、原鄉三高防治試辦計畫、原鄉消化系癌症防治試辦計畫、山地原鄉結核病主動發現計畫。

5　社會受苦意指國家或機構不當的政治、經濟與制度設計對其國民或服務使用者所造成的身、心、靈傷害。Kleinman, A., & Kleinman, J. (1994). How bodies remember: Social memory and bodily experience of criticism, resistance, and delegitimation following China's Cultural Revolution. *New Literary History*, *25*(3), 707-723。

（2016）發現雖然各國原住民族所呈現健康不均等程度並不相同，但原住民族與非原住民族間確實普遍存在健康不均等的問題，而原住民族常見的健康問題主要包括平均壽命短、新生兒死亡率高、兒童營養不良、兒童及成人肥胖率高等，此外研究人員亦發現造成健康不均等的原因與原住民族的低教育參與率及貧窮有顯著性的關聯性。

原住民族健康不均等的問題不僅是個體層次所出現的生物性異常，亦體現原住民族在社會及文化層次所面臨的劣勢。由於受到外來殖民主義的影響，世界許多原住民族遭受到來自殖民者政治、經濟及制度的剝削，尤其是土地的流失及生態環境的汙染使原住民族生活條件在短時間遭受劇烈的改變，其中食物主權的喪失導致原住民族飲食文化的變化速度快於生物演化適應的機制，代謝性症候群的發病率與死亡率隨之快速上升（Stephens et al., 2006）。事實上，由歷史來看，殖民者對殖民地的剝削就宛如一個巨型寄生蟲（macroparasite）不斷啃蝕殖民地的各類資源，破壞殖民地的生態系統平衡及韌性，增加被殖民者暴露於各類微型寄生蟲（microparasite）[6]的機率、感病性及死亡率（McNeill, 1976），而這種巨型與微型寄生蟲所形成的致病結構亦出現在許多遭受殖民的原住民族社會中。例如透過分析澳洲、紐西蘭和太平洋地區原住民族健康相關資料，Anderson等人（2006）發

6 意指造成人類疾病的細菌、病毒、真菌及寄生蟲等。

現，受到來自西方殖民者統治的影響，原住民族在平均壽命、新生兒死亡率、低出生體重、失業率及收入等表現皆不如該地區全體的平均值，換言之，這些國家或地區的原住民族健康不均等的問題反應了殖民地政策對原住民族群體健康已產生顯著性的衝擊（表5-1）。

受到殖民主義的影響，目前世界各國的原住民族健康政策亦充斥著民族中心主義（ethnocentrism） 的思維，視原住民族為落後、不潔

表5-1　澳洲、紐西蘭及太平洋地區原住民族健康及社會指標

	澳洲	紐西蘭	夏威夷	密克羅尼西亞聯邦	馬紹爾群島共和國
平均壽命（年）					
男性	59.4（76.6）	66.3（75.7）	71.48（75.9）	68（75）	60（75）
女性	64.8（82.0）	71.0（80.8）	77.2（82.06）	71.00（80）	63（80）
新生兒死亡率（‰）	15（5）	8.6（4）	7.0（7.0）	21.0（7.0）	37（7.0）
低出生體重（%）	12.9（6.1）	7.9（6.1）	8.0（8.1）	N/A	12.39（7.8）
失業率（%）	20.3（5.8）	9.1（3.4）	9.8（6.3）	22（5.1）	30（5.1）
個人所得	AUD$394/週（$665）	NZD$14,800/年（$18 500）	US$14,199/年（$21,525）	US$1,990/年（$41,400）	US$2,370/年（$41,400）

備註：括弧內為該國家或地區全體之數值。
資料來源：Anderson等人（2006）。

與缺乏知識的社會邊緣群體，在國家健康政策推動中常以主流觀點先汙名化原住民族社會與文化，藉此合法化國家對原住民族的行為矯正介入，甚至進行隔離措施。例如在研究1992至1993年間在委內瑞拉所暴發的霍亂疫情，Briggs和Mantini-Briggs（2003）發現因醫療資源的缺乏，原住民族死亡率明顯高於非原住民族，而隨著疫情在原住民族社區的擴大，政府將原因歸咎於原住民族缺乏衛生知識以致於生活環境不佳導致霍亂弧菌在社區中快速傳播，然而為避免霍亂疫情影響整體國家經濟發展，尤其是觀光業，委內瑞拉政府未提供泛美衛生組織完整且正確的疫情訊息，且為圍堵疫情的擴散，委內瑞拉政府強制將原住民族遷移至政府所設置的隔離區，並限制原住民族的移動，然而這樣的防疫措施卻造成更多的原住民族人死於霍亂，最後經媒體披露疫情訊息與非政府組織的介入，原住民族社區的霍亂疫情才得以獲得控制。委內瑞拉霍亂的例案突顯了當代國家對原住民族普遍存在的種族主義與偏見，亦突顯在種族主義下當原住民族社會面臨疾病及災難威脅時的脆弱性。

臺灣原住民族與國際其他地區的原住民族一樣面臨健康與社會不均等的問題。依據原住民族委員會（簡稱原民會）所出版的「109年原住民族人口及健康統計年報」，原住民族男性及女性的平均壽命分別為69.2與78.1歲，相較臺灣全體則分別短少8.9與6.7歲；原住民族新生兒死亡率為7.5‰，而臺灣全體為2.5‰，換言之，原住民族新生兒死亡率為臺灣全體的3倍；原住民族主要死因[7]之標準化死亡率皆高於臺灣全體，其中又以慢性肝病及肝硬化差距最大（原住民族委員會，2023a）。在原住民族就業與所得的方面，雖然原住民族與臺灣全體在失業率上並無顯著性的差異，但在個人所得上，以2021年為例，原住民族人平均月薪為31,195元，相較臺灣全體則短少10,276元，換言之，原住民族個人所得僅為臺灣全體的75%（原住民族委員會，2022）。而在家庭收入方面，2021年原住民族家庭年收入為861,854元，臺灣全體家庭年收入為1,378,390元，故原住民族家庭年收入僅為臺灣全體家庭年收入的63%；在低收入戶的比例上，原住民族低入戶佔戶數比為6.78%，臺灣全體家庭為1.63%，因此原住民族家庭的貧窮率明顯高於臺灣全體家庭（原住民族委員會，2023b）。

臺灣原住民族健康與社會不均等反應了自19世紀中葉以來外來殖民者改變原住民族原有社會生態系統的結果。在日治時期（1895～1945年），日本殖民者為管理原住民族，[8]開始進行集團移住、水田定耕及森林計畫事業，並將原住民族依居住行政區及治理目的分類為「生蕃」與「熟蕃」[9]；1945年後，來自中國的國家主義者依其山地行

---

7 原住民族主要死因包括：(1) 惡性腫瘤、(2) 心臟疾病（高血壓性疾病除外）、(3) 腦血管疾病、(4) 慢性肝病及肝硬化、(5) 事故傷害、(6) 肺炎、(7) 糖尿病、(8) 高血壓性疾病、(9) 慢性下呼吸道疾病、(10) 腎炎、腎病症候群及腎病變。

8 日本殖民者稱之為「理蕃」。

9 1945年後，「生蕃」與「熟蕃」分別被國家主義者改稱為「山地山胞」與「平

政及政策，在同化原住民族的目的下，積極推動「山地人民生活改進運動辦法」、「獎勵山地實施定耕農業辦法」及「獎勵山地育苗及造林實施辦法」等山地平地化政策，而這些來自於日本殖民者與中國國家主義者的治理措施確實大幅度地改變原住民族的生活條件。事實上，部分殖民政策的推動對原住民族健康表現的改善具有正面的影響，例如1946至1963年間，原住民族的粗出生率由27.1%增加至44.6%，粗死亡率則由31.7%下降至14.1%（藤井志津枝，2001）。

然而以殖民者民族中心主義所推動的治理政策及強制將原住民族納入國家治理的版圖所帶來的負面影響卻遠高於其正面影響，例如在研究石門水庫的興建對上游集水區泰雅族健康的影響，日宏煜（2017）發現水庫的興建改變上游集水區泰雅族的社會生態系統，人地關係的改變增加泰雅族人對感冒、肌肉骨骼疾病、心血管疾病及糖尿病的生態感病性（ecological susceptibility），加上政府集水區治理對泰雅族形成結構性的暴力（structural violence） 迫使泰雅族人改變飲食文化（foodway）[10]，以及水庫集水區的醫療資源缺乏可近性、可利用性、可接受性及品質等問題，增加泰雅族人對前述四種疾病的罹病率與疾病管理的困難度，造成石門水庫上游集水區的泰雅族人出現集

地山胞」，1994年國民大會通過修憲案後則改稱為「山地原住民」與「平地原住民」。

10 意指食物的生產與消費方式。

體社會受苦的現象。由石門水庫集水區泰雅族人健康研究結果可知，原住民族健康不均等不能被簡化為個人生物因子的影響，「國家治理—疾病—生態變化」形成一個疾病糾結（symdemic）的結構，換言之，疾病的發生是生物文化所建構的現象，如僅以生物醫學所慣用的疾病自然史（natural history of disease）[11] 觀點詮釋原住民族所面臨的健康不均等問題將無法形成整全的介入政策翻轉原住民族在健康上所面的劣勢。

因受到西方學術實證主義的影響，臺灣政府對原住民族的健康政策常將原住民族的健康問題歸因於個人的生活的型態（lifestyle）與個人行為（individual behavior），並視原住民族的知識、觀念、習慣等為造成疾病的危險因子，由於缺乏對造成原住民族健康不均等全貌性的理解，導致在策訂及推動原住民族健康政策過程中充滿對原住民族的歧視與刻板印象（陳美霞，2014）。以行政院衛生署於2009年所出版的《2020健康國民白皮書》為例，將影響原住民族健康主要因子歸因於個人不良生活方式，故在政策上採取「從減少健康知識不平等做起，並從性別衛生統計及需求評估，發展具性別敏感與族群敏感的衛生教育策略，以發展及強化個人技巧；同時從個人層次考量原住民的

---

11 此觀點將疾病的發生分為：易感受期、臨床前期、臨床期、復原期（亦可能為殘障期與死亡）。Trostle, J. A. (2005). *Epidemiology and Culture*. Cambridge University Press。

自決、增能與文化影響」（衛生署，2009）。

然而原住族的自決、增能與文化影響是結構性的議題，而非個人層次可決定，因此分析白皮書對於解決原住族健康不平等的目標、策略與行動上可發現仍多以促成個人在健康認知與行為的改變為目的，並視部落等同個人的集合體，而忽略國家政治、經濟與制度所形成的結構性暴力對原住民族群體的壓迫，因此未能真正提出調整原住民族與國家權利不對等結構的建設性作法；此外，在政策推動的過程中，因缺乏結構的調整，政府單位因本位主義而各自為政，造成政策執行疊床架屋，以致於效率及效能不如預期，此結果亦導致截至2020年原住民族與全國全體在健康表現上仍呈現顯著性的差異。換言之，將原住民族所面臨的健康問題個人化而忽略生活條件（life conditions）才是真正決定原住民族健康狀況的決定性因子，並無法真正解決原住民族健康不均等的問題。

三　原住住民族長期照顧體系的發展與演變

21世紀的臺灣原住民族社會與主流社會同樣面臨高齡照顧的議題，甚至在部分原住民族地區因年輕人外流情形嚴重已出現超高齡的社區（日宏煜等，2016）。為全貌性了解自1990年代末以來原住民族長期照顧體系的發展歷程，並探討原住民族長期照顧體系在發展過程中所面臨的國家的結構性壓迫，本文將先爬梳與原住民族長期照顧相關制度的演變。

在法制面上，在《長期照顧服務法》（簡稱長照法）公告實施前，政府對原住民族長期照顧並無具體法律規範，僅在《憲法增修條文》第12條及《原住民族基本法》第24有載明宣示性的內容，[12]直至2015年《長照法》公告實施後才透過法律保障原住民族發展長期照顧的權利，相關的權利保障項目明列在該法的第1、6、7、14、18、24及40條，希望藉此確保原住民族長期照顧服務的可近性（accessibility）、可使用性（availability）、可接受性（acceptability）及品質（quality）（表5-2）。

在服務發展面上，自1990年代開始分別由衛福部中央健康保險署（簡稱健保署）、護理及健康照護司（簡稱照護司）、長期照顧司（簡稱長照司）[13]及原民會分別擬定與執行計畫。由長期照顧服務資

12 《憲法增修條文》第12條：「國家應依民族意願，保障原住民族之地位及政治參與，並對其教育文化、交通水利、衛生醫療、經濟土地及社會福利事業予以保障扶助並促其發展，其辦法另以法律定之」。《原住民族基法》第24條：「1.政府應依原住民族特性，策訂原住民族公共衛生及醫療政策，將原住民族地區納入全國醫療網，辦理原住民族健康照顧，建立完善之長期照護、緊急救護及後送體系，保障原住民健康及生命安全。2.政府應尊重原住民族傳統醫藥和保健方法，並進行研究與推廣。3.政府應寬列預算，補助距離最近醫療或社福機構一定距離以上之原住民就醫、緊急醫療救護及後送，長期照護等醫療或社會福利資源使用之交通費用，其補助辦法，由中央目的事業主管機關定之。」

13 衛福部為統籌推動長期照顧相關業務，由照護司與社會及家庭署移撥相關業務及人力於2017年12月1日成立長期照顧司籌備辦公室，2018年9月5日正式成立長照司，並分為四科推動長期照顧業務，而照護司在長照司成立後則不再負責長期照顧的相關業務。

表5-2　《長照法》中與原住民族權利保障相關之條文

條次	條文內容
1	長期照顧服務之提供不得因服務對象之性別、性傾向、性別認同、婚姻、年齡、身心障礙、疾病、階級、種族、宗教信仰、國籍與居住地域有差別待遇之歧視行為。
6	原住民族事務主管機關：原住民族長照相關事項之協調、聯繫，並協助規劃及推動等相關事項。
7	1. 主管機關應以首長為召集人，邀集長期照顧相關學者專家、民間相關機構、團體代表、服務使用者代表及各目的事業主管機關代表，協調、研究、審議及諮詢長照服務、本國長照人力資源之開發、收退費、人員薪資、監督考核等長期照顧相關事宜。 2. 前項代表中，相關學者專家與民間相關機構、團體代表及服務使用者代表，不得少於三分之二；服務使用者與單一性別代表不得少於三分之一；並應有原住民之代表或熟諳原住民文化之專家學者至少一人。
14	中央主管機關應定期辦理長照有關資源及需要之調查，並考慮多元文化特色，與離島偏鄉地區特殊處境，據以訂定長照服務發展計畫及採取必要之獎助措施。 原住民族地區長照服務計畫、長照服務網區與人力發展之規劃及推動，中央主管機關應會同中央原住民族主管機關定之。
18	長照人員之訓練、繼續教育、在職訓練課程內容，應考量不同地區、族群、性別、特定疾病及照顧經驗之差異性。
24	原住民族地區長照機構之設立及人員配置，中央主管機關應會同中央原住民族主管機關定之。
40	主管機關應依下列原則訂定長照服務品質基準： 一、以服務使用者為中心，並提供適切服務。 二、訊息公開透明。 三、家庭照顧者代表參與。 四、考量多元文化。 五、確保照顧與生活品質。

源布建的歷程來看，原民會自1998年開始推動的「原住民族老人暨兒童六年照顧實施計畫」是最早提供原住民族地區長者長期照顧服務的方案，為實現「社區照顧」及「在地老化」的目標，原民會結合民間團體與教會，針對原住民婦女進行居家照顧訓練，並開始提供居家及送餐服務（龍紀萱，2011）。2000年原民會續推「原住民族部落多元福利四年第一期計畫」，提供部落長者居家送餐與關懷等服務，但由於此方案服務內容與2002年行政院所推動「照顧服務產業發展方案」[14]重疊，故行政院要求原民會將服務轉移至內政部社會司。為持續推動原住民族地區長者照顧服務，原民會於2006年8月8日公告「推展原住民部落老人日間關懷站實施計畫」，並核定設立40處關懷站，提供關懷訪視、電話問安、生活諮詢、照顧服務、轉介、餐飲服務及健康促進等活動（陳俐如、詹宜璋，2015），2015年原民會「將部落老人日間關懷站」更名為「部落文化健康站」（簡稱文健站），並於2016年將文健站納入原住民族長照體系，自2017年起由長照基金補助文健站設置與營運所需費用，同時將文健站設站點由55個原住民族地區[15]擴大至都會區。2019年起為強化文健站服務功能，原民會增加原

14 此方案自2003年10月之後更名為「照顧福利及產業發展方案」，2007年擴展為「長期照顧十年計畫：大溫暖社會福利套案之旗艦計畫」（陳燕禎，2020）。

15 目前臺灣在行政區域的劃分上計有30個山地原住民族地區及25個平地原住民族地區。山地原住民族地區包括新北市烏來區、桃園市復興鄉區、新竹縣尖石鄉、新竹縣五峰鄉、苗栗縣泰安鄉、臺中市和平區、南投縣信義鄉、南投縣仁

有對文健站的補助經費，開始辦理「量能提升服務」，提供輕度失能（失能等級2～3級）、身心障礙中度以下及獨居長者類家托服務、簡易居家服務、陪同外出或就醫等服務（原住民族委員會，2019），截至2023年，全臺灣共設503間文健站，服務原住民族長者15,935人，成為原住民族地區穿透性最高的長期照顧服務提供單位（原住民族委員會，2023c）。

健保署自1999年開始所推動的「全民健康保險山地離島地區醫療給付效益提昇計畫」（Integrated Delivery System，簡稱IDS計畫）稍晚於原民會在原住民族地區提供長期照顧服務之計畫，主要服務項目包括鼻胃管、尿管及氣切管等管路照護，截至2022年為止共計30個山地原住民族地區及1個平地原住民族地區（花蓮縣豐濱鄉）具有IDS的服務。但隨著原住民失能者對於長期照顧服務需求的增加，因此自政府開始推動「長期照顧十年計畫」（簡稱長照1.0）後，IDS 在

愛鄉、嘉義縣阿里山鄉、高雄市桃源區、高雄市那瑪夏區、高雄市茂林區、屏東縣三地門鄉、屏東縣瑪家鄉、屏東縣霧臺鄉、屏東縣牡丹鄉、屏東縣來義鄉、屏東縣泰武鄉、屏東縣春日鄉、屏東縣獅子鄉、臺東縣達仁鄉、臺東縣金峰鄉、臺東縣延平鄉、臺東縣海端鄉、臺東縣蘭嶼鄉、花蓮縣卓溪鄉、花蓮縣秀林鄉、花蓮縣萬榮鄉、宜蘭縣大同鄉、宜蘭縣南澳鄉。平地原住民族地區包括新竹縣關西鎮、苗栗縣南庄鄉、苗栗縣獅潭鄉、南投縣魚池鄉、屏東縣滿州鄉、花蓮縣花蓮市、花蓮縣光復鄉、花蓮縣瑞穗鄉、花蓮縣豐濱鄉、花蓮縣吉安鄉、花蓮縣壽豐鄉、花蓮縣鳳林鎮、花蓮縣玉里鎮、花蓮縣新城鄉、花蓮縣富里鄉、臺東縣臺東市、臺東縣成功鎮、臺東縣關山鎮、臺東縣大武鄉、臺東縣太麻里鄉、臺東縣卑南鄉、臺東縣東河鄉、臺東縣長濱鄉、臺東縣鹿野鄉、臺東縣池上鄉。

三管照護的角色也逐漸被居家服務單位所取代。

為配合長照1.0的推動，照護司自2007年開始積極在全臺灣布建各項長期照顧資源，希望可以「**建構一個符合多元化、社區化（普及化）、優質化、可負擔及兼顧性別、城鄉、族群、文化、職業、經濟、健康條件差異之長期照顧制度**」（衛生福利部，2007：1）。而為協助居住在原住民族地區的族人申請長期照顧服務，照護司開始於原住民族地區設置長期照顧管理分站（簡稱照管分站）（王增勇，2013），並於2010年開始推動「偏遠地區（含山地離島）設置在地且社區化長期照護服務據點計畫」，獎勵原住民族地區設置長期照顧服務據點，藉此提升長照服務在原住民族地區的可近性與可使用性，並促進社區型長期照護服務之發展、鼓勵創新型長期照護服務之開發、培訓在地專業人力、提升在地長照量能、儲備長照專業人力資源等。該計畫在2014年曾最多補助17個山地原住民族鄉地區與5個平地原住民族地區設置長期照顧服務據點，分析其推動成效可發現在地服務提供單位家數、在地照顧服務員之培訓及實際從業人數、在地志工人數，以及投入服務的志工人數，皆有顯著的增加，且在居家服務、家庭托顧、長者營養餐飲、社區及居家復健、日間照顧、輔具購租及居家無障礙環境改善等服務使用率皆優於全國平均（吳肖琪等，2016）。2017年「長期照顧十年計畫2.0（105～115年）」（簡稱長照2.0）開始實施後，所有的據點轉型為原住民族地區的照顧管理分站

（簡稱照管分站），並使用長期照顧基金作為照管分站營運經費，每個照管分站依服務人數配有數名照顧管理專員進行失能等級評估及長期照顧服務品質的監控，截至2022年12月止，55個原住民族地區皆設有照管分站，隨著普設原住民族地區的長照分站，原住民族失能者使用長期照顧服務的比例已達推估失能人口數的70%（日宏煜，2022）。

2018年長照司成立後，為布建長照2.0所列17項服務中「原住民族地區社區整合式服務」及達到原住民族地區「一國中學區一日照」的目標，開始推動「原住民族地區長期照顧整合型服務試辦計畫（107-108年度）」，以成立微型日間照顧中心為目標，提供原住民族地區失能者長照服務，2018年核定設置微型日間照顧中心地區有宜蘭縣南澳鄉、桃園市復興區、臺中市和平區、嘉義縣阿里山鄉及屏東縣來義鄉（衛生福利部，2018）。由於原住民族地區不易取得合法土地與空間設立日間照顧中心，故除屏東縣來義鄉日間照顧中心於2019年順利開始營運外，其餘四個地區日間照顧中心皆無法於此計畫原預定期程內完成設置，為解決此問題，長照司於2020年續推「109年度原住民族地區長期照顧服務試辦計畫」，該計畫共分成三項分類計畫，其中子分類計畫三提供延續性補助，協助前述四個地區完成日間照顧中心設置，因計畫經費持續的挹注，所有的日間照顧中心已於2021年5月完成設置並開始提供服務。分類計畫一為延續2018年計畫，繼續於原住民族地區設置社區式或綜合式長照服務機構，經評選後，有新北市烏來區、新竹縣尖石鄉、高雄市茂林區、屏東縣獅子鄉、花蓮縣秀林鄉及宜蘭縣大同鄉通過計畫審查，但新竹縣尖石鄉因鄉公所將原預定設置日間照顧中心之空間移撥其他用途，故不得不放棄計畫的執行。分類計畫二為創新原鄉長照服務模式及服務提供，申請此分類計畫的單位需運用包括族人互助、部落互助或其他方式，提出符合原鄉之創新長照服務模式，並針對無法到文健站且有長照需求之失能長輩，載明具體執行方法、預計服務人數及具體成果指標。但不可與原民員會之文化健康站及長照2.0所列整合型計畫等現有機構型態與運作模式重疊，且申請單位需研議可逐步自負盈虧之永續經營模式，經評選後，有桃園市復興區及屏東縣霧臺鄉通過計畫審查（衛生福利部，2020）。建立在2018及2020年的計畫執行基礎上，2023年衛福部公告「山地原住民及離島地區多元照顧服務模式發展計畫」，計畫執行期程為2023至2025年，計畫項目與2020年計畫類似，因考量山地原住民族地區夜間照顧的需求，故增加日間照顧中心增設夜間臨時住宿服務（衛生福利部，2023）。[16]

16 由於本文撰寫期間該計畫正在進行審查中，故尚不知核定通過的單位及數目。

四　「你不了解我的明白」：原住民族長期照顧體系發展的困境與挑戰

相較於原民會自1998年開始推動的「原住民族老人暨兒童六年照顧實施計畫」時，目前原住民族地區的長期照顧資源已有大幅的成長，然而回顧過二十六年的歷程卻是舉步維艱，而造成此現象的原因主要在於政府對原住民族的長期照顧政策充滿了來自於殖民者的民族中心主義（ethnocentrism）[17]與國家對原住民族事務治理的政治意識形態，而《長照法》的通過正好可視為這兩者的分水嶺，因此本文接下來將分述《長照法》通過前後政府在推動長期照顧政策對原住民族所產生的結構性壓迫與社會不正義。

（一）《長照法》施行前

《長照法》公告實施前，政府對原住民族的長期照顧政策皆以主流社會需求及意識形態為依規，未針對原住民族長期照顧體系有因應社會文化特殊性的設計，甚至在原民會推動「原住民族部落多元福利四年第一期計畫」，欲建置具原住民族社會文化特色的部落長者居家送餐與關懷服務時，要求原民會將服務轉移至內政部社會司。王增勇與楊佩榮（2017）在研究這個轉移過程發現，內政部社會司以專業化

17 以自身的文化觀點與標準詮釋及批判他者的文化，且傾向認定自身文化的優越性（郭禎麟等，2010）。

為由一般化原住民族地區的居家服務，然而這樣的政策方向不但降低原住民族人對居家服務的接受度，甚至造成服務使用、服務提供者（多為原住族人）與機構督導間的衝突與矛盾，換言之，不以原住民族知識及習慣規範為基礎設計長期照顧的內涵與輸送模式不僅無法滿足原住民族人對生活照顧的需求與期待，同時將主流社會的長期照顧服務引入原住民族部落，並強迫原住民族接受不具文化適切性的照顧服務，不啻再現長久以來殖民主義者對原住民族身體政治的霸權與結構性暴力，而使用主流社會的長期照顧服務亦等同再次讓原住民族長者經歷1960年代國家主義者所推動的「山地人民生活改進運動辦法」，是一種「慢性同化」原住民族的手段（許俊才，2011），無可避免也增加原住民族長者社會受苦的經驗。

隨著長照1.0的推動，國家對於原住民族不正義的身體政治益發明顯，尤其是針對平地原住民族出現嚴重的制度性剝奪。長照1.0規定平地原住民族人申請長照服務的年齡與非原住民族相同，皆為65歲，而山地原住民族人則為55歲。照護司主觀認為平地原住民族已長期生活於平地，相較山地原住民族，可獲得更多的照護資源，因此健康狀況較佳，且失能率與非原住民族相近，故在申請長照服務年齡的規定上爰用非原住民族的標準，但檢視2004至2011年間山地與平地原住民族的0歲平均餘命，雖然兩者差距約4至5歲，但與全國全體相較，山地鄉原住民族短少約11歲，平地鄉原住民族則短少6至7歲

（表5-3），換言之，政府長照1.0對山地與平地原住民族申請年齡的規定並不符合科學統計的結果。事實上，目前政府對於原住民族的分類仍沿用日治時期的「理蕃」政策，僅將日治時期的「生蕃」與「熟蕃」分別更名為「山地原住民族」與「平地原住民族」，而「生蕃」與「熟蕃」的分類建構主要基於殖民者對原住民族的想像及統治的目的，並不符合原住民族的社會生態系統特性（藤井志津枝，2001），但是政府在規劃長照1.0時仍採用20世紀初期日本殖民者對原住民族的想像及統治思維，忽略當代臺灣社會發展對原住民族生活條件的影響，這

表5-3　2004至2011年山地鄉原住民族、平地鄉原住民族與全國全體0歲平均餘命

單位：歲

	山地鄉原住民族(A)	平地鄉原住民族(B)	全國全體(C)	差異		
				(B)-(A)	(C)-(A)	(C)-(B)
2004	65.7	71.0	77.5	5.3	11.8	6.5
2005	66.0	70.6	77.4	4.6	11.4	6.8
2006	66.1	71.2	77.9	5.1	11.8	6.7
2007	66.8	71.6	78.4	4.8	11.6	6.8
2008	67.5	71.9	78.5	4.4	11.0	6,6
2009	68.0	72.4	79.0	4.4	11.0	6.6
2010	68.4	72.4	79.1	4.0	10.7	6.7
2011	68.7	72.7	79.1	4.0	10.4	6.4

資料來源：原住民族委員會（2014）。

樣的政策規劃及推動的思維，不僅不符合科學的原則與醫學的實證，同時也嚴重侵害平地原住民族失能者的健康權與違反社會正義的原則。

為布建長照資源，長照1.0時期政府依全臺灣各縣市人口、需求與交通距離等因子，將長照服務網區劃分為22大區、63次區及368小區，然而這樣資源布建策略在原住民族地區卻滯礙難行。依據2015年的調查，55個原住民族地區僅有衛生所設有居家護理所提供長照服務，[18]但如前述，衛生所的服務僅限於三管的照護，其餘的長照服務皆仰賴大區和次區的服務提供者進行輸送，然而因考量大部分的原住民族地區地處偏遠，高額的服務輸送成本與不具經濟規模的服務標的人口數，造成許多位於大區與次區的服務提供單位不願意提供服務，因此在長照1.0時期在原住民族地區的長照服務的可近性及可利用性十分低（日宏煜等，2016）。

分析原住民族地區長照服務可近性及可利用性低的原因，主要在於缺乏合法的土地設置居家式、社區式及機構式服務提供單位。由於原住民族地區的土地目前多屬於原住民族保留地，依《原住民族保留地開發管理辦法》的規定，原住民族保留地屬農牧用地、養殖用地與林業用地，由於這些地目在所有權、財產權、規劃權、治理權、進用

18 新北市烏來區、屏東縣來義鄉、屏東縣春日鄉、屏東縣滿州鄉及臺東縣池上鄉的衛生所沒有設置居家護理所。

權及他項權利分屬不同的行政機關與法規系統，複雜的原住民族土地管理制度導致原住民族土地所有權無法回歸真實土地所有人、使用習慣受國家土地治理制度排除與治理權限遭行政機關架空等問題（林嘉南，2018）。換言之，原住民族保留地要申請變更為社會福利用地設置各類長照機構行政程續繁瑣，同時政府機關對原住民族保留地地目變更的態度與認知並不一致，造成變更流程曠日廢時且不確定性高，徒增原住民族地區設置長照機構的困難度，即使原住民族期待長照服務可以在部落與社區落地生根，但受到國家的結構性暴力影響，原住民族保留地實在無法依政府規定設置「合法」的長照機構提供服務。

有鑑於原住民族在長照發展上面臨諸多的困境，關心此議題的原住民族長照實務工作者、社會工作人員、律師、專家學者及學生於2014年10月組成原住民族長期照顧修法聯盟（簡稱原照盟），[19]倡議《長照法》需納入保障原住民族權利（益）條款，同時與立法委員合作，監督政策制定符合原住民族需求與期待的長照政策。為倡議落實原住民族文化照顧的理念與作法，原照盟亦與提供原住民族失能者長照服務的在地協會與組織合作，研究原住民族各類型的照顧認知與行為，聯盟成員除將研究成果提供在地組織與政府單位作為提升服務品質的參考外，同時將研究成果發表於專業學術期刊，藉此向主流社會

19 原照盟於2019年1月向內政部登記成立臺灣原住民族長期照顧聯盟協會。

說明原住民族對長照倡議的論述。整理原照盟在長照1.0銜接長照2.0的過程中的倡議成果如表5-4。

表5-4　原照盟倡議成果

倡議面向	成果
法律面	1. 中央政府涉及原住民族長期照顧事項，衛福部應會同原民會辦理。
	2. 中央與縣市政府長期照顧推動委員會納入原住民族代表。
	3. 《長期照顧服務機構設立許可及管理辦法》與《長期照顧服務機構設立標準》納入放寬原住民族地區設置社區式長期照顧機構條款。
政策面	1. 長照2.0納入原住民族專章。
	2. 長照2.0服務對象增加55～64歲平地原住民族。
	3. 長照2.0服務項目增加原住民族地區社區整合式服務。
	4. 55個原住民族地區需設置長期照顧管理分站，負責照顧與個案管理工作，同時所有分站需組成鄉級長期照顧推動委員負責推動原住民族地區長期照顧服務資源的布建及人員的訓練等事項。
	5. 長期照顧專業人員及照顧服務員職前與在職前訓練納入原住民族文化安全課程。

資料來源：日宏煜（2022）。

（二）《長照法》施行後

《長照法》施行後，雖然在法律層次保障發展原住民族長照體系的權利（表5-2），但在落實法律規定時卻成為政治議題，相關的議題包括行政院長期照顧推動小組（簡稱長推小組）原住民族代表的參與、文健站經費來源、原住民族地區長照機構之設立及人員配置等。

2016年5月31日行政院依《長照法》第7條公告《行政院長期照顧推動小組設置要點》，同年7月15日召開第一次委員會，儘管《長照法》第7條已明訂長推小組「應有原住民之代表或熟諳原住民文化之專家學者至少一人」，但第一次委員會除了原民會外，並無任何原住民或熟諳原住民族文化之專家學者受聘為委員參加會議，姑且不論衛福部此舉是刻意或無心之過，此事件反應國家衛生政策長久以來由上而下的推動模式，且在面對原住民族健康照護議題時，習慣以「山地平地化」或「一般化」的思維尋求解方（日宏煜，2012）。因此即使《長照法》第1條揭櫫「多元」及「不歧視」精神，但對於衛福部多數非原住民族技術官僚與公務人員而言，因缺乏對原住民族的文化識能與文化敏感度，導致原住民族代表「被缺席」原本應納含多元文化精神的長推小組。2016年底，原民會與衛福部因受到原住民族長期照顧倡議團體及立法委員的壓力，始遴聘原照盟成員為行政院長推小組委員，解決原住民代表「被缺席」長推小組的不正義問題，而原住民族代表亦自2017年1月開始定期參加長推小組委員會至今。

為提供原住民族長者具文化適切性的照顧服務，原民會自2015年起以「一部落一文健站」為目標，開始大量設置文健站，且蔡英文總統於2017年4月18日裁示將文健站預算由公益彩券回饋金移列長照基金支應，但矛盾的是長推小組在2017年9月12日第4次會議時仍決議文健站的建置所需之經費不宜使用長照基金，應回歸相關預算，但原住民族長期照顧倡議團體、立法委員與原民會主張因原住民族在照顧文化與需求不同於主流社會，為建置真正符合原住民族文化與照顧需求的長期照顧服務，衛福部應支持以長照基金支應布建文健站所需之經費，衛福部在原住民族民意及政治壓力下，不得不於2018年開始將文健站納入長照基金支應對象，但衛福部對於文健站是否應由長照基金支應其建置與營運所需經費的質疑卻從未間斷過。儘管《中華民國憲法增修條文》第10條已明確規範「國家應依民族意願，保障原住民族之地位及政治參與，並對其教育文化、交通水利、衛生醫療、經濟土地及社會福利事業予以保障扶助並促其發展，其辦法另以法律定之」，但行政機關在推動原住民族長照政策時，顯然未依《憲法》精神，在尊重「民族意願」的前提下建立原住民族長期照顧體系。

原住民族地區長照機構之設立及人員配置的規定雖然已明載於《長照法》第24條，但由於行政部門缺乏對原住民族的文化識能、文化敏感度與文化能力的決策者，因此在推動政策時常出現不尊重「民族意願」的情形。例如衛福部於2016年開始於桃園市復興區、花蓮縣卓溪鄉／玉里鎮、臺東縣金峰鄉試辦長照2.0計畫，於部落中設置B級服務提供單位及C級巷弄站，然而當試辦單位結合教會信徒至C級巷弄站擔任志工照顧長者，希望可以達到「自己人照顧自己人」的目標，但社家署以教會信徒沒有領有政府所核發的志工證為由，拒絕由教會信徒擔任部落C級巷弄站的志工。由於社家署缺乏對原住民族的文化識能與文化敏感度，無法理解教會是當代原住民族部落十分重要的社會組織，不僅在信仰生活上，教會亦投入部落公共事務的推動上，包括長者的照顧（黃炤愷、陳怡伃，2019），因此排除教會成員投入擔任部落C級巷弄站反應出政府部門長久以來對原住民族健康照護缺乏文化能力的專業主義霸權，亦突顯長久以來國家對原住民族身體政治的不正義現象（日宏煜，2018）。

五 結語

健康不均等是世界原住民族所面臨的共同議題，然而健康問題不僅受生物因子的影響，亦是社會文化建構的現象，而解決原住民族健康不均等的問題需由健康權（the right to health）的角度，關注原住民族在健康照護與生活照顧二個面向所遭受到的不正義。以臺灣在發展原住民族長期顧體系的過程為例，可以發現國家結構性壓迫如影隨形，即使《長照法》通過後，亦不能保證在政策層次具有良好的文化適切性，尤其是不具文化能力的政府決策者在推動長照政策時仍以專業主義為優先考量，採用殖民者對原住民族不當的凝視，認為原住民族群體失能，無法以自身的民族文化與知識照顧部落的失能者，因此透過政治手段及政策的壓迫要求原住民族必須接受國家長照服務，而此作法如同20世紀初日本殖民者對原住民族的理蕃政策，只是將政策內容改為長照，對原住民族而言，無異是一種新的壓迫與殖民手段。

為解除國家健康與照顧體系對原住民族所造成的壓迫與社會受苦，除了立法保障原住民族的健康權外，建立具備良善管家職任（the responsibilities of stewardship）的政府是刻不容緩之事，由於善治（good governance）需要誠實、透明公開、注重審議決策、有效執行及具有問責制的政府來達成（翟宏麗等，2017），因此強化政府決策者對原住民族健康與照顧政策的文化敏感度及文化能力則在形塑良善管家職任上扮演十分重要的角色，透過具備良善管家職任的決策者與原住民族合作，共同建構具文化謙遜（cultural humility）健康與照顧環境，才能避免國家健康照護與生活照顧政策對原住民族造成文化傷害（cultural harm），以及形成新殖民主義增加原住民族的社會受苦。

問題與討論

1. 請說明什麼是健康的社會決定性因子，以及其如何影響原住民族的健康。
2. 請說明國家結構性的壓迫對原住民族發展具文化適切性長期照顧體系的影響，以及如何避免國家照顧政策對原住民族形成新殖民與文化傷害。

參考文獻

Lassiter, L. E.（2010）。歡迎光臨人類學（郭禎麟、吳意琳、黃宛瑜、金家琦等譯）。群學。（原著出版於2009年）

Gostin, L. O.（2017）。全球衛生法（翟宏麗、張立新、張和軍、歐小琪、雷敏譯）。元照。（原著出版於2014年）

Kui Kasirsir（許俊才）（2011）。誰配合誰? 部落生活觀點與長期照護服務法草案。台灣社會研究季刊，85，387-395。

Umin・Itei（日宏煜）（2012）。當代臺灣原住民族健康政策在實踐上所面臨之挑戰。臺灣原住民族研究學報，2（2），149-167。

Umin・Itei（日宏煜）（2017）。水庫興建與疾病糾結（Syndemics）：以新竹縣尖石鄉玉峰村泰雅族為例。台灣原住民族研究，10（1），21-69。

Umin・Itei（日宏煜）（2018）。臺灣原住民族長期照顧政策中的文化安全議題。台灣社會研究季刊，109，199-214。

日宏煜（2022）。原住民族長期照顧政策的發展與演變。載於王仕圖、Kui Kasirisir（許俊才）（主編），原住民族長期照顧與第三部門（頁13-52）。巨流圖書。

日宏煜、王增勇、吳雅雯、楊程宇、黃姿瑜（2016）。長期照顧服務法公布後原鄉照顧服務因應措施。原住民族委員會。

王增勇（2013）。長期照顧在原鄉實施的檢討。社區發展季刊，141，284-2945。

王增勇、楊佩榮（2017）。夾在國家政策與原住民族文化之間的原鄉居家服務。中華心理衛生學刊，30（1），7-36。

行政院衛生署（2009）。2020健康國民白皮書（頁242）。

吳肖琪、周麗華、周佳怡、沈佳蓉（2016）。我國山地離島偏遠地區社區化長照服務據點計畫之回顧與展望。長期照護雜誌，20（3），203-211。

林嘉南（2018）。原住民族長照機構面臨的建物與土地問題根源：以蘭嶼居家護理所為例。台灣社會研究季刊，109，215-232。

原住民族委員會（2014）。100年原住民族及人口健康統計年報。

原住民族委員會（2019）。108年度推展原住民族長期照顧—文化健康站實施計畫。

原住民族委員會（2022）。110年原住民族就業狀況調查。

原住民族委員會（2023a）。109年原住民族人口及健康統計年報。

原住民族委員會（2023b）。110年臺灣原住民族經濟狀況調查。

原住民族委員會（2023c）。113年度推展原住民族長期照顧—文化健康站實施計畫。

陳俐如、詹宜璋（2015）。在地組織參與南投原鄉地區「部落老人日間關懷站計畫」（部落文化健康站） 執行模式之探討。臺灣原住民族研究季刊，8（1），43-76。

陳美霞（2014）。世界及台灣原住民族健康問題：歷史及政治經濟學的視野。台灣社會研究季刊，97，209-246。

陳燕禎（2020）。長期照顧理論與實務：整合觀點。雙葉書廊。

黃炤愷、陳怡伃（2019）。泰雅族傳統與基督信仰交織下的日常照顧：臺中市和平區大安溪沿線的初探。中華心理衛生學刊，32（2），183-208。

衛生福利部（2007）。我國長期照顧十年計畫摘要本（核定本）。

衛生福利部（2018）。原住民族地區長期照顧整合型服務試辦計畫（107-108年度）。

衛生福利部（2020）。109年度原住民族地區長期照顧服務試辦計畫。

衛生福利部（2023）。衛生福利部112年至114年山地原住民及離島地區多元照顧服務模式發展計畫。

龍紀萱（2011）。原住民長期照顧服務模式之探討。社區發展季刊，136，264-277。

藤井志津枝（2001）。臺灣原住民史：政策篇（三）。臺灣省文獻委員會。

Anderson, I., Crengle, S., Kamaka, M. L., Chen, T.-H., Palafox, N., & Jackson-Pulver, L. (2006). Indigenous health in Australia, New Zealand, and the Pacific. *Lancet*, *367*, 1775-1785.

Anderson, I., Robson, B., Connolly, M., Al-Yaman, F., Bjertness, E., & King, A. (2016). Indigenous and tribal peoples' health (The Lancet-Lowitja Institute Global Collaboration): a population study. *Lancet*, *388*, 131-157.

Briggs, C. L., & Mantini-Briggs, C. (2003). *Story in the Time of Cholera: Racial Profiling a Medical Nightmare*. University of California Press.

Kleinman, A., & Kleinman, J. (1994). How bodies remember: Social memory and bodily experience of criticism, resistance, and delegitimation following China's Cultural Revolution. *New Literary History*, *25*(3), 707-723.

McNeill, W. H. (1976). *Plagues and Peoples*. Anchor Books.

Stephens, C., Porter, J., Nettleton, C., & Willis, R. (2006). Disappearing, displaced, and undervalued: a call to action for Indigenous health worldwide *Lancet*, *367*, 2019-2028.

Trostle, J. A. (2005). *Epidemiology and Culture*. Cambridge University Press.

第二篇

舊身體、新科技

06

共享經濟或零工經濟？平臺工作者的工作與健康

鄭雅文

一　前言

資通訊科技的發展一日千里，大幅改變人與人之間的互動模式，也對職場組織與勞動關係帶來巨大衝擊。「平臺經濟」（platform economy）是資通訊革命下的產物，指的是透過網路、手機應用程式（APP）、社群媒體等媒介，連結生產者與消費者的經濟活動。數位平臺的類型很多，有商業平臺、作業平臺、資訊平臺、影音平臺等。其中的「勞務平臺」（labor platforms），指的是媒介「按需性」（on-demand）勞務的數位平臺。此類平臺在2008年金融風暴之後快速成長，帶來彈性化的勞動力運用，吸引許多工作者投入，成為當代重要的職場新趨勢（ILO, 2021）。

「平臺工作」（platform work）的類型五花八門，但共同特質是透過數位平臺媒介勞務，並透過大數據與演算法進行媒合、配對、勞務定價、付費等服務。由於勞務平臺發派的工作大多屬零散任務，因此又被稱為「零工」（gig work）。

對勞務需求端而言，數位勞務平臺有利於業務外包，可減少正職員工、降低人員培訓成本，並能機動調整人力以因應業務浮動；使用數位勞務平臺招募人力，也比透過仲介或人力派遣公司更為方便而即時，也能節省仲介或派遣業者居中抽取的服務費。對於勞務提供端而言，平臺工作也可能帶來好處，例如工作自由、時間彈性、可兼顧家庭、進入門檻低、可供選擇的工作類型多元。對整體勞動市場而言，平臺經濟也可能促進就業、降低失業率。

然而這類高度彈性化的勞務模式，對勞動市場帶來負面衝擊。平臺工作通常零碎片段、工作者時常處於流動且僱用關係不明確的處境，往往也因此被排除在勞動保護制度與社會安全網之外。此外，平臺往往掌握勞務供需與配置的重要資訊，部分平臺更藉由大數據與演算法進行實質的勞動控制，扮演指揮監督者角色，但卻得以假承攬之名而逃脫雇主責任。游離於僱用關係之外的平臺工作者如何確保勞動權益與社會安全保障？日益彈性化的勞動力運用模式如何衝擊未來的勞動市場？這些，是許多國家高度關注的政策議題（李健鴻，2018；張玉燕等，2020）。

本文介紹平臺工作的類型、平臺工作者的人數與社會人口特質，並就既有文獻，討論平臺工作者的勞動處境與職業安全健康風險。

二 平臺工作的類型

數位勞務平臺大致可被分為「到點服務」（location-based platforms）與「線上服務」（web-based platforms）兩大類。兩類皆透過網路平臺媒介勞務，但到點服務工作者在接受勞務指派後需至指定地點提供勞務，而線上服務工作者在接受勞務指派之後可在任何地點完成工作，再透過網際網路傳遞勞務。進一步依據平臺工作所需的技術層級、任務的範圍（屬微型或專案型工作）、任務配對方式（由平臺配對或採競標等其他方式配對）、以及任務選取的方式（是由平臺指派或由勞務需求者或工作者選擇），又可分類為不同類型（Berg et al., 2018; Eurofound, 2018; ILO, 2021）。

圖6-1顯示主要平臺工作類型。在各種組合中，任務所需技術層級較高，且任務及執行時間較能由工作者自由選擇的工作，被認為是對工作者較為友善的平臺工作類型，通常工作者的專業與社會地位較高。反之，任務屬低技術且由平臺選派的平臺工作，工作者通常原本就較為弱勢，在進入平臺工作之後較容易受到平臺控制，也較容易出現勞動與社會保護不足的問題，因此也成為勞動政策關注的族群。

近年來最受到關注的到點服務平臺工作，應屬近十幾年來快速發展的載客、物流與美食外送工作。這類臨時性的載客與運輸物流工作

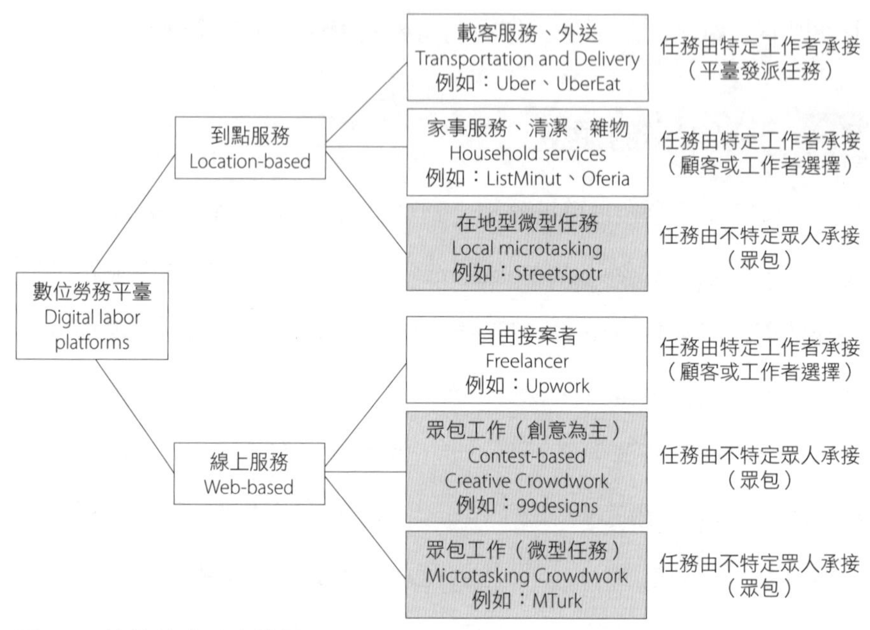

圖6-1　數位勞務平臺的類型

原本就存在，過去以電話叫車叫貨方式進行。在智慧型手機普及之後，轉而在手機上，透過APP進行媒合。

最早出現的載客平臺，應屬2009年創立於美國舊金山的優步（Uber）。Uber屬到點服務型態的平臺，在創設之初以「共享經濟」為理念，強調閒置資源的活化與共享互惠精神，但很快轉變為營利性平臺。Uber以預約行程APP媒合駕駛人與乘客，提供即時的配對、預估費用、導航、評價及付款等服務，並向工作者抽取服務費。由於便利好用，Uber很快席捲全球各大城市，但在拓展商業版圖的過程中也衍生許多政策爭議。

在東南亞國家使用率相當高的Grab平臺創立於2012年，科技公司總部位於新加坡，與Uber類似，亦以汽車載客服務為主要業務，但同時提供價格低廉的機車作為服務選項，並結合外送與金融等多元服務，在公共運輸體系不發達東南亞區域，Grab成為重要代步工具，也吸引許多工作者投入。

平臺也媒介許多線上工作，例如文案撰寫、美術編輯、網頁設計、程式設計、翻譯、教學、心理諮商、法律服務、調查、行銷等等。另外，隨著平臺經濟的興起，許多原本不存在的按需性到點工作也應運而生，例如美食外送、代駕、代購、代排隊、代跑腿、代遛狗、臨時照顧、臨時代班等。

數位平臺還創造出「眾包工作」（crowd work），如圖6-1所標示，指的是由不特定且眾多工作者共同完成，而每人只負責其中一小部分勞務的工作，例如到特定地點拍照、回答問卷、協力修改文案、協力進行即時翻譯等。由於網路科技產業發達，須即時處理的「微型眾包工作」（micro-tasking crowdwork）大量出現，其任務內容包括辨識或分類圖片、標註產品或圖片、校正勘誤或審核文字、標記推文、進行即時翻譯、優化搜尋引擎、測試APP、核對與驗證、資料探勘、蒐集人工智慧與機器學習指定素材等等。設置「眾包平臺」的公司大多來自高收入國家，勞務需求者將低技術性的簡單任務發布於平臺，再由分散於全球不同區域的非特定大眾共同完成。例如美國亞馬遜公司於2005年開發的「機械土耳其人」（Amazon Mechanical Turk，簡稱AMT）、德國資訊公司於2005年開發的Clickworker等，即屬規模龐大的眾包平臺（Berg et al., 2018; Gray & Suri, 2019; Keith et al., 2020）。

在臺灣，平臺經濟在2010年之後快速發展。在載客服務方面有2013年進入臺灣市場的Uber，但由於衝擊本土計程車業者而遭遇阻力。交通部在2014年以Uber司機不具職業駕駛執照、Uber登記為資訊服務業但實際經營載客服務違反小客車租賃業規定等事由，對Uber開罰，並於2015年裁定停業處分。之後經歷多次折衝，Uber先改為小客車租賃業，再於2019年轉型為多元化計程車。Uber在臺灣引發爭議，主要源自於新興工作模式對原有計程車司機生計造成的巨大衝擊，但國內計程車業者也快速發展出各種網路叫車平臺。載客司機是否因進入數位平臺而有勞動權益受損問題，在國外有許多爭議，但在臺灣較缺乏討論（羅紹文，2021）。

除了載客服務之外，在臺灣具高度能見性的平臺工作是美食外送，其中兩大外送平臺分別為2012年及2016年開始在臺營運Food Panda及Uber Eats。外送員騎著機車送餐，成為近年來臺灣都市的新樣貌。其他到點服務平臺則有GOGOX、Lalamove等；清潔類平臺如「潔客幫」；照顧服務平臺如「優照護」、「家天使」、「Care724」等；寵物照護平臺如「貓托邦」、「毛小愛」；雜務平臺則有「跑跑腿」、

「打工趣」、「小雞上工」等。其中，成立於2018年的「小雞上工」據稱在2022年提供200萬筆打工機會，為臺灣最大的打工平臺。[1]各平臺的經營方式不一，有些平臺會向會員提供教育訓練、進行勞動管理並收取服務費，而部分平臺則僅提供就業訊息。

線上服務平臺或眾包平臺方面，臺灣應也擁有不少從業人口。然而學界與社會大眾對於美食外送以外的平臺工作樣態與工作者處境，尚無深入討論與探究。

三　平臺工作者的人數與分布

歐盟於2017年在14個國家進行調查，發現所有成年人口中有10%曾利用平臺提供勞務，以平臺為主要工作的人口（定義為每月收入有50%或以上來自平臺，或每週投入平臺工作超過20小時）則有2%；此調查也發現歐盟國家平臺工作者比例有顯著的國際差異，以英國最高（O'Farrell & Montagnier, 2019）。ILO回顧2015年至2019年出版的研究報告，主要來自北美洲及歐洲國家，發現平臺工作者佔成年人口比例在0.3%到22%之間（ILO, 2021）。不過由於平臺工作類型多元且各調查對於平臺工作的界定方式不一，因此國際比較數據仍需謹慎詮釋。

1　小雞上工網頁：「2022小雞數據大揭密」（2022/12/28；搜尋日期：2023/08/03）https://www.chickpt.com.tw/social/announcement/jJo59Ma75zwZ

在地域分布上，歐美國家的調查顯示，到點服務類型的平臺工作者與任務發包者大多身處於同樣區域，並以都會區居多。反之，提供線上服務的平臺工作者則因任務的執行不受場域限制，較容易散居各地，但前提是居住區域需有良好的網路通訊基礎建設，且工作者須具備數位設備設施，以及進入平臺工作的語言與數位能力。以全球規模最龐大的微型任務眾包平臺「亞馬遜機械土耳其人」為例，其工作者的主要分布在美國及印度（Gray & Suri, 2019; Posch et al., 2018）。

有關東亞國家平臺工作者規模與分布，正式調查仍有限。但根據Wang等人的研究，中國兩大外包平臺ZBJ與Epwk在2020年各擁有1,900萬名活躍的工作者（Wang et al., 2020）；根據南韓的媒體報導，南韓在2020年底有179萬名平臺工作者，佔所有工作人口的7.4%，其中有高達77%屬「到點服務」類型。

在臺灣，根據勞動部勞動及職業安全衛生研究所於2022年針對本國籍勞保被保險人為母體所進行的調查，在調查前一週曾透過網路平臺（包含手機APP、臉書社團、其他社群媒體）作為媒介接受工作的比例有6.5%；若以勞保投保人口約一千萬人作推估，平臺工作者可能高達65萬人（李貞嫻等，2023）。另根據政府部門的非正式推估，臺灣外送平臺工作者人數從2019年的4.5萬人上升至2022年已達

14.5萬人，[2]亦即，單就美食外送業從業人口就可能佔臺灣所有就業人口的1.27%左右，然而正確的統計數據仍付之闕如。

四 平臺工作者的從業動機與社會人口屬性

回顧國際文獻，可發現投入平臺工作的動機可分為推力因素（Push Factors）跟拉力因素（Pull Factors）。推力因素指的是將工作者推入平臺工作的負面因素，例如就業機會不足、薪資待遇過低、缺乏合適工作機會、工作者身體狀況不佳、需負擔家庭照顧責任、因移民或特定身分受到排擠而無法找到正式工作，因此被迫進入平臺工作。拉力因素指的是平臺工作本身具有誘因，吸引工作者投入，包括平臺工作自由性高、時間彈性、工作機會多、工作內容多元、進入門檻低。尤其在就業機會少、薪資水準較低落的地區，平臺工作具多樣性且收入可能相對較高，成為拉力因素（Bajwa, Knorr, et al., 2018; Berg et al., 2018; Eurofound, 2018; Keith et al., 2020）。

在國家或區域層級，在地的勞動條件、網路通訊設施、平臺經濟的產業發展等因素均會影響平臺工作的推拉因素，進而影響工作者的社會人口組成。歐美國家的調查報告指出，相較於類似類型的工作，

2 中央社報導：「全台外送員逾14.5萬人，民眾黨團促推專法保障勞權」（2023/05/08；搜尋日期：2023/08/03）https://www.cna.com.tw/news/ahel/202305080075.aspx

平臺工作者以白人、男性、年輕者、單身、高教育程度以及居住於都會區者居多；但投入微型任務的眾包工作者則以女性及低收入者居多（Bajwa, Knorr, et al., 2018; Eurofound, 2018; Gray & Suri, 2019; Pesole et al., 2018; Piasna & Drahokoupil, 2019）。然而在中低收入國家，投入微型任務眾包工作的工作者則以年輕者、男性、高教育程度者居多（Posch et al., 2018）。

在個人層級，依據工作所需的技術與工作屬性，不同的平臺會吸引不同類型的工作者。美國全國性調查指出，到點服務類型的平臺工作者較為弱勢，而線上服務類型的平臺工作者通常社會經濟地位較高（Hoang et al., 2020）。平臺工作者也可區分為是否為了維持生計而工作，或者是為了賺取零用錢、或只是打發時間而工作。國際勞工組織與美國研究者針對平臺工作者進行調查，發現工作者進入平臺工作的最主要動機為賺取收入，其次為工作自主、時間自主；但對於女性而言，賺取收入以維持經濟獨立性，同時為兼顧家庭照顧責任，是投入平臺工作的重要動機（Berg et al., 2018; Gray & Suri, 2019）。

在臺灣，勞動部勞動及職業安全衛生研究所張玉燕等人透過文獻分析與深度訪談，指出工作者投入平臺工作的主因為時間彈性、工作彈性、工作門檻低（張玉燕等，2020）。學者劉念琪等人於2018年針對各類平臺工作者進行網路問卷調查，有效樣本277人，指出平臺工作者的特性為年輕、高學歷，並以兼職者居多（劉念琪等，2020）。

陳桂儀則針對23位Food Panda及52位Uber Eats外送員進行問卷調查，發現受訪者大多為30歲以下的大學生打工族（陳桂儀，2020）。另根據勞動部勞動及職業安全衛生研究所於2022年針對勞保被保險人進行的抽樣調查，亦發現年輕族群、高教育者投入平臺工作的比例較高（李貞嫻等，2023）。

成長於網路、智慧手機與社群媒體無所不在的年輕世代，或許比年長世代更重視工作自主性，不希望受到組織或制度拘束，可能也更重視工作多樣性，嚮往多樣化的工作生活。然而，在無遠弗屆的網路世界中，平臺經濟下的新形態勞動模式，是否真的讓工作者獨立自主，還是受制於看不見的數位管理，亦需要更多深入研究。

五　平臺工作帶來的職業安全健康風險

有關平臺工作的勞動處境與職業安全健康風險，可進一步區辨是否與該工作屬性有關，或者與平臺工作型態有關。前者指的是工作本身帶來的風險，是傳統職業安全健康領域關注的主題。例如，物流業運送員原本就可能有搬運重物、長時間開車、熱危害、交通事故風險等職業危害。許多低技術性工作，原本就有高體力或其他職業危害。平臺工作者若非專職於單一工作，而是隨興地在平臺上選取不同工作，也很容易因缺乏相關訓練、防護不足、不熟悉工作環境與作業程序，而有較高的職業傷病風險。

本節聚焦於平臺工作型態帶來的職業安全健康風險，亦即，勞務透過數位平臺媒介而產生的額外風險。大多數研究關注於低技術性的到點服務工作，尤其是外送員，但平臺工作伴隨的就業不安定性、平臺控制與工作負荷，也存在於其他平臺工作。

（一）就業不安定（employment precariousness）

勞務平臺提供的工作大多屬替代性高、按件或按時計酬、短期甚至為一次性服務的零工。此類工作伴隨的就業不安定，主要呈現在以下面向，包括：工作與就業本身缺乏保障、缺乏勞動權益與社會安全網保護、經濟收入不穩定、缺乏勞工集體力量因而難以對抗管理壓力（Bajwa, Gastaldo, et al., 2018; Keith et al., 2020; Muntaner, 2018; Tran & Sokas, 2017）。

在工作與就業保障方面，屬零工性質的平臺工作者並無任何就業與薪資保障，而勞務平臺也自認僅扮演媒合角色，主張與工作者簽訂的契約為承攬契約，亦即僅約定工作完成後給予報酬。即便勞務平臺可能透過數位管理，實質上指揮監督工作者，卻得以規避雇主責任，並在以勞雇關係為基礎的社會安全體系中隱形，造成弱勢勞動者失去保障，這是平臺工作最受關注的問題。

在經濟收入方面，平臺工作大多為按件計酬的臨時性工作，屬高度商品化勞務，而給薪額度由市場機制決定，大多未受勞動法規規範。尤其全球性的線上平臺工作，由於各國薪資差異很大，平臺對於勞務的訂價因此更具主導權。國際勞工組織對75個國家的眾包工作者進行的調查，便發現高收入國家的線上平臺工作者之薪資酬勞大多低於當地最低工資，有往下競爭的現象（Berg et al., 2018）。此外，平臺工作者如同自營者或承攬者，必須自行負擔工作成本，包括教育訓練、網路設備、工作工具，而在此同時，許多平臺工作者還需另外支付費用給平臺，包括開通費、手續費、抽成費用等，造成平臺獨大而工作者難以抗衡的不平等處境。

在勞工集體力量方面，由於平臺工作者大多屬獨立作業者，因此較難以在工作中建立社會關係與社群感。平臺工作者若在各種兼職性工作中流動，則不僅難以建立職場社會關係、難以建立身分認同，更難形成勞工集體力量（Bajwa, Gastaldo, et al., 2018; Garben, 2019; Muntaner, 2018）。

低技術性且工作任務由平臺選派的工作者，更容易面臨經濟收入不穩定、資訊及權力不對等、缺乏勞動與社會安全保護機制的問題。在劉念琪等人的調查，就發現有將近一半的受訪者認為平臺工作缺乏工作安全與勞動條件的保障，近八成的受訪者指出平臺未提供任何有關職災或意外的相關協助（劉念琪等，2020）。

此外，平臺工作的零工型態不利於「工作永續」（work sustainability），亦即難以讓工作者持續從事該工作直至退休年齡，也無助工作者的「就業力」（employability），亦即難以透過工作強化職場競爭力。

（二）平臺控制（platform control）

希望擁有工作自主性，是許多工作者投入平臺工作的主因，然而平臺工作可能有單一且零碎化的屬性。平臺工作者的工作規範大都由平臺單方面規範，工作者難有溝通或商議的空間，而工作相關的資訊與決策，也大都有平臺掌控，工作者難以置喙。此外，平臺也可透過大數據與演算法進行實質的勞動控制，進而限制工作者的自主性。國際間已有數篇近期研究，探討數位平臺的勞動控制機制，包括操控工作任務的配對方式、管理並控制工作者服務量、對勞務作定價、監測工作績效、設置顧客評分機制、對違反規定者停權等（Griesbach et al., 2019; Wu et al., 2019）。數位管理造成工作者的自主性降低，而數位監控本身也可能是身心壓力來源；尤其是低技術性且工作任務由平臺選派的平臺工作者，更容易受到平臺的勞動控制，而使平臺與工作者之間的權力不對等問題更加顯著（Altenried, 2020; Bajwa, Knorr, et al., 2018; Taylor et al., 2023; Wood et al., 2019）。

（三）工作負荷

平臺工作者雖可自行決定工作時間、工作時段與工作量，但自行在網路平臺搜尋並篩選工作的時間卻屬無薪勞動，因此相較於同樣類型但屬傳統僱用的工作者，實際工時可能較長。按需性工作講求時效，在缺乏就業保障且工作收入以按件計酬方式計算的狀況之下，平臺工作者也更容易為了搶單、爭取時間而產生趕工行為（Berg et al., 2018; Eurofound, 2019; Umair et al., 2019）。過去研究指出，績效薪資與按件計酬制度容易導致工作過度與身心壓力疾病（Davis & Hoyt, 2020; Yeh et al., 2009）。屬按件計酬的平臺工作亦可預期有類似問題。使用平臺需長時間使用手機、隨時注意訊息，也可能帶來資訊負荷、眼睛疲勞及身心壓力問題（Bajwa, Knorr, et al., 2018）。

然而如上述，平臺工作者是多元的，而平臺工作本身也有其自由彈性等優點。文獻指出，當工作者仰賴平臺作為主要收入來源而工作屬性缺乏自主性時，較容易在平臺經濟中處於弱勢地位（Glavin & Schieman, 2022; Schor et al., 2020）。社會大眾對平臺工作所抱持的態度，亦可能影響工作者的勞動處境與政策設計，例如最近一篇來自中國的研究便指出，美食外送員遭受職業汙名，間接影響其身心健康（Liu et al., 2022）。

六 結語

工作是大多數人賺取生計的主要手段，也是維持生活節奏、建立生活目標、獲得社群連結、確認社會角色與確保身分地位的重要機制（Paul & Batinic, 2010）。不論是受僱者或是雇主，不論是有給或志願性勞動，工作型態也是影響一個人自身價值感與身心健康的重要因素。

平臺經濟的發展，讓勞動力的運用變得更為彈性，但對工作者而言，工作則變得更加游離而不穩定。對於勞動市場的優勢者而言，平臺經濟開啟了更寬廣自由的職涯發展機會，但對於許多工作者而言，卻可能帶來就業不穩定、勞動控制、潛在的身心健康風險，以及更加薄弱的勞動與社會安全保障。現有的勞動與職業健康法規大多以典型僱用關係下的受僱者作為保護對象，而平臺工作者在勞動權益上的最主要爭議，即在於勞僱關係的模糊性，造成勞動保護規範難以適用。平臺工作者也可能身兼多職、擁有多重工作身分，而造成法規適用的複雜性。

在許多國家，有關平臺工作的管理模式、工作者的工作狀況、工作動機及社會人口組成、職業安全風險、身心健康影響，乃至於平臺工作是否削弱工作者的勞動與社會安全保護機制，已是當代重要政策議題。有關平臺工作的工作品質與職業安全健康風險，歐美國家也已有不少研究與討論，但在臺灣，公衛與職業安全健康領域學者對此議題的關注仍然有限，如何因應平臺經濟帶來的勞動與社會不平等問題，需要更多關注與討論。

問題與討論

1. 「平臺工作」有哪些特質？這些特質可能對工作者帶來哪些好處？可能帶來哪些安全健康風險？
2. 在平臺經濟趨勢下，哪些工作者獲益？哪些工作者可能更為脆弱？
3. 針對平臺工作可能帶來的問題，政府政策應如何介入？政策推動上會有哪些阻力？

參考文獻

李貞嫻、彭佳玲、林國榮（2023）。勞動環境安全衛生認知調查-2022年。

李健鴻（2018）。「就業機會的新途徑」或是「勞動保護的新挑戰」？「零工經濟」下勞動者的就業風險分析。台灣勞工季刊，53，4-19。

張玉燕、卓奇勳、紀冠宇（2020）。零工經濟發展現況與挑戰。勞動及職業安全衛生研究季刊，28（4），115-133。

陳桂儀（2020）。餐飲外送員app與平台合作關係之影響因素分析。國立臺中科技大學多媒體設計系碩士論文。

劉念琪、林吉偉、項保毓、林嘉慧（2020）。我國平臺經濟工作狀況之探索性分析。勞動及職業安全衛生研究季刊，28（4），41-59。

羅紹文（2021）。數位勞務平台對於工作者就業不安定性與健康之影響：以計程車司機為例〔未出版之碩士論文〕。國立臺灣大學健康政策與管理研究所。

Altenried, M. (2020). The platform as factory: Crowdwork and the hidden labour behind artificial intelligence. *Capital & Class, 44*(2), 145-158.

Bajwa, U., Gastaldo, D., Di Ruggiero, E., & Knorr, L. (2018). The health of workers in the global gig economy. *Globalization and health, 14*(1), 124.

Bajwa, U., Knorr, L., Ruggiero, E. D., Gastaldo, D., & Zendel, A. (2018). *Towards an Understanding of Workers in the Global Gig Economy*. Global Migration and Health Initistive. https://www.glomhi.org/gigsreporthighlights.html

Berg, J., Furrer, M., Harmon, E., Rani, U., & Silberman, M. S. (2018). Digital labour platforms and the future of work: Towards decent work in the online world. *Geneva: International Labour Organization.*

Davis, M., & Hoyt, E. (2020). A longitudinal study of piece rate and health: evidence and implications for workers in the US gig economy. *Public Health, 180*, 1-9.

Eurofound. (2018). *Employment and working conditions of selected types of platform work.* Luxembourg: Publications Office of the European Union. https://www.eurofound.europa.eu/publications/report/2018/employment-and-working-conditions-of-selected-types-of-platform-work

Eurofound. (2019). *Platform work: maximizing the potential while safeguarding standards?* Luxembourg: Publications Office of the European Union.

Garben, S. (2019). The regulatory challenge of occupational safety and health in the online platform economy. *International Social Security Review, 72*(3), 95-112.

Glavin, P., & Schieman, S. (2022). Dependency and hardship in the gig economy: The mental health consequences of platform work. *Socius, 8*, 23780231221082414.

Gray, M. L., & Suri, S. (2019). *Ghost work: how to stop Silicon Valley from building a new global underclass* (你不知道的線上零工經濟). Eamon Dolan Books (臺北：臉譜).

Griesbach, K., Reich, A., Elliott-Negri, L., & Milkman, R. (2019). Algorithmic control in platform food delivery work. *Socius, 5*, 2378023119870041.

Hoang, L., Blank, G., & Quan-Haase, A. (2020). The winners and the losers of the platform economy: who participates? *Information, Communication and Society, 23*(5), 681-700.

ILO. (2021). *World Employment and Social Outlook: The role of digital labour platforms in transforming the world of work.* https://www.ilo.org/global/research/global-reports/weso/2021/lang--en/index.htm

Keith, M. G., Harms, P. D., & Long, A. C. (2020). Worker Health and Well-Being in the Gig Economy: A Proposed Framework and Research Agenda. In *Entrepreneurial and Small Business Stressors, Experienced Stress, and Well-Being*. Emerald Publishing Limited.

Liu, B., Guo, Y., & Fu, Y. (2022). The Impact of Occupational Stigma on Gig Workers' Workplace Well-being: A Cross-sectional Study Based on the Platform-Based Food-Delivery Sector in China. *Journal of Occupational and Environmental Medicine, 64*(9), e527-e534.

Muntaner, C. (2018). Digital Platforms, Gig Economy, Precarious Employment, and the Invisible Hand of Social Class. *Int J Health Serv, 48*(4), 597-600.

O'Farrell, R., & Montagnier, P. (2019). Measuring digital platform-mediated workers. *New Technology, Work and Employment.*

Paul, K. I., & Batinic, B. (2010). The need for work: Jahoda's latent functions of employment in a representative sample of the German population. *Journal of Organizational Behavior, 31*(1), 45-64.

Pesole, A., Urzí Brancati, M. C., Fernández-Macías, E., Biagi, F., & González Vázquez, I. (2018). *Platform Workers in Europe: Evidence from the COLLEEM Survey.*

Piasna, A., & Drahokoupil, J. (2019). Digital labour in central and eastern Europe: evidence from the ETUI Internet and Platform Work Survey. *ETUI Research Paper-Working Paper.*

Posch, L., Bleier, A., Flöck, F., & Strohmaier, M. (2018). Characterizing the global crowd workforce: A cross-country comparison of crowdworker demographics. *arXiv:1812.05948.* https://arxiv.org/abs/1812.05948

Schor, J. B., Attwood-Charles, W., Cansoy, M., Ladegaard, I., & Wengronowitz, R. (2020). Dependence and precarity in the platform economy. *Theory and Society, 49*(5), 833-861. https://doi.org/10.1007/s11186-020-09408-y

Taylor, K., Van Dijk, P., Newnam, S., & Sheppard, D. (2023). Physical and psychological hazards in the gig economy system: A systematic review. *Safety Science, 166*, 106234.

Tran, M., & Sokas, R. K. (2017). The gig economy and contingent work: An occupational health assessment. *Journal of Occupational and Environmental Medicine, 59*(4), e63.

Umair, A., Conboy, K., & Whelan, E. (2019). Understanding the influence of technostress on workers' job satisfaction in gig economy: An exploratory investigation.

Wang, Y., Papangelis, K., Saker, M., Lykourentzou, I., Chamberlain, A., & Khan, V.-J. (2020). *Crowdsourcing in China: Exploring the Work Experiences of Solo Crowdworkers and Crowdfarm Workers* Proceedings of the 2020 CHI Conference on Human Factors in Computing Systems, Honolulu, HI, USA. https://doi.org/10.1145/3313831.3376473

Wood, A. J., Graham, M., Lehdonvirta, V., & Hjorth, I. (2019). Good gig, bad gig: autonomy and algorithmic control in the global gig economy. *Work, Employment and Society, 33*(1), 56-75.

Wu, Q., Zhang, H., Li, Z., & Liu, K. (2019). Labor control in the gig economy: Evidence from Uber in China. *Journal of Industrial Relations, 61*(4), 574-596.

Yeh, W.-Y., Cheng, Y., & Chen, C.-J. (2009). Social patterns of pay systems and their associations with psychosocial job characteristics and burnout among paid employees in Taiwan. *Social Science and Medicine*, *68*(8), 1407-1415.

07

付不／得起的癌症免疫新藥？治療準則、真實世界數據與健保給付的矛盾

王業翰

一　引言：癌症免疫新藥的「精準」給付

免疫療法是21世紀對癌症治療的重大突破，有別於傳統化療不分敵我的通殺機制、以及標靶藥物針對特定癌症基因突變進行打擊封鎖的治療原理，免疫治療藥物透過破解腫瘤細胞應對人體免疫功能的脫逃機制，啟動自體的免疫能力以獵殺癌細胞，在多種癌症的臨床試驗中展現出顯著的療效，並順利取得多個癌種的使用適應症上市，為一些晚期癌症患者帶來了驚人的療效與存活的希望。不論是從腫瘤免疫的學理上、還是治療成效上，都被認為是為癌症治療帶來了新時代的典範轉移，臨床治療準則也逐步納入免疫新藥成為標準療法之一。隨著這樣的發展，要求健保納入免疫新藥給付的倡儀也開始日漸高漲。

然而免疫新藥的藥價高昂，單月的治療費用可高達二、三十萬，又不像標靶藥物通常只有單一癌種的適應症，適用患者數目較有限。若按照藥品仿單一次給付多種癌症，龐大的病患數量乘上高價的藥費，將對健保財務帶來重大的衝擊。因此需適當且合理地訂定給付條件，挑選最適於用藥的病患族群，方能控制預算，提高政策的成本效益（cost-effectiveness）。在經過醫療科技評估（health technology assessment，簡稱HTA）與藥物共擬會議的討論審查後，癌症免疫新藥的給付政策，最終於民國108年4月1日起上路，以每年八億的預算，涵蓋三個廠牌的免疫藥物，用於八個癌種共十項的治療適應症，預計可涵蓋八百位病患一年的治療藥費。

這項免疫新藥的給付政策在很多方面都開創了健保的先例。首先，此政策每年有預算與名額的限制，若當年度預算用罄即關閉給付申請，年度剩餘的用藥名額與各癌種的申請人數皆會每日更新公布在健保署的「癌症免疫新藥專區」（衛生福利部中央健康保險署，2023），讓民眾易於了解整體預算的耗用速度與分配情形。其次為了提升政策的成本效益、滾動式修正給付方向，健保署也建立了登錄系統，持續收集真實世界的治療成效，並不定時公布相關數據，以作為政策動態調整的依據。最後，則是採用了「伴隨式診斷」（companion diagnostics，簡稱CDx）的概念，依據臨床試驗的設計，針對不同藥廠的免疫藥物使用在特定的癌種與適應症時，限用指定品牌的免疫生物標記表現量（PD-L1染色）檢測作為給付的標準等等（衛生福利部中央健康保險署，2023；李樹人，2019）。

整體而言，此給付政策當中的許多設計與限制都是為了要妥善利用健保資源，希望把錢用在刀口上，以達到極大化成本效益的「精準」給付目標。然而，這樣的給付結果是否真的能達到精準醫學所追求的「因人施藥」，讓健保資源能夠「藥盡其用」的理想？還是在這些給付條件的限制下，犧牲了某些病患族群使用健保藥物的權利？在醫學實證與財務平衡的政策決斷上往往充滿了矛盾與難題。本文將以癌症免疫新藥的給付政策為主題，探討新藥給付所面臨的種種問題。

二　健保該買單嗎？癌症新藥費用與納保審議

近年來，突破性癌症新藥在臨床試驗與上市核准的百花齊放，除了改善病患的治療成果、延長存活時間外，也大幅提高了癌症治療的藥費支出。據統計，從2018年至2022年，全球花在治療癌症的藥費從1,290億美元增加到1,960億美元，成長幅度高達50%，其中高價新藥的總支出就佔了480億美元。以每人每年的藥費來計算，這些新藥有79%的年支出會超過十萬美元，這個數字講起來還略嫌保守，因為此費用在2022年的中位數其實已高達26萬美元了，比十年前約6萬3千美元的金額高出數倍之多（IQVIA Institute, 2023）。在這樣新藥費用大幅增加的趨勢下，對病家來說，若缺乏保險支持（不管是公共還是私人保險），藥物治療的天價支出往往是不可承受之重。

費用越見高昂的癌症新藥並非只衝擊病患個人的財務狀況，對於公共保險的永續經營與資源的分配正義也同樣帶來影響。因此這類癌症新藥的給付決策並不容易，往往需要夠高的政策成本效益才容易說服各方，取得共識。目前藥物的給付政策多採用醫療科技評估（HTA）進行成本效益分析，而使用HTA進行給付決策最有名的國家保險體系非英國的國家醫療服務系統（National Health Service，簡稱NHS）莫屬。NHS的新藥給付與否主要仰賴國家健康與照顧卓越研究院（The National Institute for Health and Care Excellence，簡稱NICE）進行HTA後的評核建議（黃志忠，2014），NICE採用的成本效益指標為QALY（生活品質校正人年，Quality Adjusted Life Year）[1]，大致來說，NICE可接受的成本效益是付出2至3萬歐元後，能夠提升病患一個QALY；需支付太多錢或是增加的QALY不夠，都會被認為可能不符成本效益。最終的政策建議共分為五類，分別是：建議收載、調整適應症後收載、建議使用癌症藥物基金（Cancer Drugs Fund）、僅研究使用、與不建議收載。值得注意的是，NICE作出的建議普遍被認為是獨尊HTA計算「成本效益」後的結果，並不考慮新藥在其他如公

1 QALY是一種計算醫療成本效益的指標，用來估算若使用某種治療時，需付出的醫療費用與病人獲得的治療成果，在計算治療成果時，QALY同時考慮了病患能延長多久的生命、以及那段期間的生活品質。

共衛生或社會公義等價值面向可能帶來的價值。

儘管HTA可能有其侷限，但考量公共保險的財務資源有限，成本效益在決策中佔有關鍵地位有其重要性，因此越來越多國家開始將HTA的評估結果納入給付政策的決策過程。有的國家也會將其他的面向納入考量，如：韓國比較早期的研究發現除了成本效益外，臨床的實用價值、政策的取向與制度設計、以及創新技術的突破等，也顯著地影響了韓國對新藥給付與否的決定（Kim et al., 2017）。有的國家則是有在持續改進HTA的執行方法與標準，希望能更衡平地考量其他因素可能的影響與效應。如：日本在執行了第一個三年期（2016-2019）的HTA前導計畫後，就反思了執行過程中關於訂定成本效益標準的一致性、生技新藥廠的協商機制、決策過程的透明度、與整體評估量能等等問題，期望能打造更為永續經營的公共醫療照護體系（Kamae et al., 2020）。至於臺灣，健保署除了委託醫藥品查驗中心（Center for Drug Evaluation，簡稱CDE）進行HTA外，也於2018年6月公布了高價癌症藥物納保的送審原則，除了要求藥商於提出納入給付的申請時，應明列客觀明確的療效指標與評估方式，並應提供英國、加拿大或澳洲任一國的HTA報告，以及國內的藥物經濟學研究報告，同時也要說明提案的藥品給付協議等（衛生福利部中央健康保險署，2018），期望由此提供實證，讓各方專家能據此進行給付的討論與決策。

然而，就算有了合宜的成本效益評估，財務經費的限制仍然是各國必須面對的實質障礙。因此在多數國家的公共保險體系中，新藥評估納保的審議期往往曠日廢時，多耗費一年以上，甚至長達數年的時間（Shih et al., 2020）。又由於癌症新藥貴用高於整體新藥平均，往往需時更久。以一篇在2021年發表的韓國研究為例，該論文統計了2017至2020年期間共32種抗癌新藥，指出從核准上市至正式納保平均花了36.7個月的審議與等待期（Kim et al., 2021）。至於臺灣，依據媒體在不同年份引用健保署釋出的資料，癌症新藥的平均納保審查時間皆超過750天，比一般新藥的審查時間多出近一倍（沈能元等；鄧桂芬，2023），比英國、澳洲、和加拿大等國都來得久，且新藥的納保率也相對較低（王正旭，2017），也限制了臺灣癌症患者在健保下使用到新藥的機會（Chen, 2018）。然而除了費用的問題之外，新藥療效的不確定性（uncertainty）也是延長審議時間的原因之一。由於臨床試驗是一種經過設計的高度標準化情境，病患須經過嚴謹的篩選才會被收案加入試驗，與上市後實際應用的病患狀況可能有所不同，因此有時新藥在試驗中呈現的結果數據未必能如預期表現在患者實際用藥的反應療效上。此外，考量到癌症患者無法長時間等待新藥上市，美國食品藥物管理署（USFDA）近年來常以加速核准（accelerated approval）的方式，容許新藥以第二期試驗結果作為主要審查上市的科學根據，之後再以第三期確認性試驗的結果進行補正，來決定是否延續或撤銷上市核准的狀態。這樣的審核機制也擴大了上市新藥在療效上的不確定性。因此，儘管已通過藥政單位的審查上市，健保仍須思考各新藥的給付能否為整體醫療體系與病人帶來實質的效益。

針對前述的情況，健保歷年來也試圖就給付審查的程序與制度作出修正與改善。首先，為了加速並增加與藥廠議價的彈性與空間，衛福部在2017年時新增公告了藥品給付協議（Managed Entry Agreement，簡稱MEA）的相關法規，引入多元協商的議價機制，讓健保署能以療效評估與風險分攤等模式與藥廠進行協商，希望一方面可以由此壓抑藥價，另一方面也能分擔新藥療效不確定所帶來的潛在給付損失（衛生福利部中央健康保險署，2018）。2019年時，健保開始給付免疫癌症新藥，同時也啟動了真實世界的治療數據登錄，透過持續地蒐集給付後的治療成果，並據此進行給付適應症與條件的滾動式修正。透過這樣引入真實世界數據的經驗，2023年時，健保署更宣布將仿效英國成立「癌症藥物基金」（Cancer Drugs Fund），希望透過外加財源改善「暫予支付」的機制，一方面可以縮短新藥給付的審議等待期，另一方面則透過真實世界數據的蒐集，更有科學根據地對新藥給付條件進行修正，以達到更為精準給付，把錢在刀口上的政策目標。

三 「天選之人」還是「人選之人」？給付條件的訂定與生物標記檢測

追求擴大政策效益，把錢用在刀口上的「精準給付」概念，源於近年來「精準醫學」發展所帶來的改變。簡而言之，在精準醫學發展之前，追求科學實證的現代醫學立基於人類生物性的各種共同特質上，以假想的「標準病人」概念來思考疾病和研發用藥。不管性別、年齡、種族等各種潛在生物差異，只要生了某種病，標準治療用藥皆相同。這種「一樣藥治百樣人」的通則在精準醫學時代受到挑戰。每個人的個體生物差異被認為有臨床上的意義與價值，所謂的「體質差異」用科學語言概括來講，開始被歸因到各種基因與生理調控的機制上，與之相關的「生物標記」（biomarker）被大量發掘並深入研究。不論是源於種族還是疾病發生時的種種基因變異或蛋白質表現差異，以及在本篇文章中所關注的腫瘤免疫標記等，往往因與藥物的作用機制與療效有關，在經過臨床試驗的分析驗證後，成為決定治療用藥時所必須進行的生物標記檢測，再由此檢測結果來決定後續使用的標準治療藥物。這種「因人施藥」的治療模式最為人所知的就是癌症標靶藥物，已在肺癌與乳癌的標準治療上佔有一席之地，病人會因為生物標記檢測的結果不同，而有不同的首選用藥，目前健保針對多種癌症標靶藥物也已有提供給付，採用的就是依照檢驗結果與臨床病況進行事先審查的給付方式。這種透過生物標記檢測，篩選預期用藥有效病人的方式，被認為能夠提高給付政策的成本效益，也是所謂「精準給付」的核心概念。

然而，在擬定給付條件、限定使用病患族群的時候，並不是所有的條件設定都如同臨床試驗的設計一樣，是全憑科學考量的。除了生物標記的檢驗結果外，往往還涉及了許多隱微的社會價值判斷，以形塑某些狀況的病患可能更值得健保資源的投入，同時能帶來更大的健康效益。比方說是要給付晚期或早期病患、給付有腦轉移還是沒有腦轉移的病人等等。這些兼具科學與社會意義的給付標準將原本罹病的病患族群一條一條地切割、定義出特定的一群患者，賦予他們接受健保支付的合理性。原本命中注定的生物標記或基因表現，不必然就是國家支付藥費的「天選之人」保障；為了符合把錢用在刀口上的政策目標，只有預期療效夠好，且精算後合於健保經費的病患族群，才是真正能得到國家資源浥注的「人選之人」。

這裡使用「天選」與「人選」的比喻，雖然看起來全然對立，但並不是在指責健保署的給付標準不顧科學事實，單憑輿論風向或政治考量就決定公共資源的投注方式。相反地，科學實證與社會面向的價值判準在政策決策時必然是合併思考的，健保署的新藥給付與標準修訂皆經過專家會議的討論與審議，但儘管如此，此決議過程並非是純粹科學的討論與決議，反而常混雜了政策面與財務面的考量。相較於

「天選」暗示了科學上的命中注定，本文以「人選」這個詞來對比政策中的社會面向思考，同時也希望指出此過程對真實世界數據可能帶來的影響與偏誤。

給付條件是在科學基礎上作社會面修正最顯而易見的例子，就是健保的給付標準常與藥物仿單上載明的用藥適應症有所不同。既然藥物仿單上的適應症，都是食藥署依據藥廠提交的臨床試驗結果審核通過的，我們基本上可以視為一個比較科學實證的對照組。以免疫新藥的使用來說，在治療某些癌種時，必須檢測腫瘤免疫生物標記「PD-L1」的染色表現量，需達一定表現才適合用藥，然而，健保的給付標準在部分癌種，都設定了比仿單PD-L1表現量更高的給付門檻（表7-1）。健保署曾在醫學會議上說明這個決定的科學基礎在於臨床試驗顯示：病患的PD-L1表現量越高，越容易對免疫新藥的治療產生效用。因此這個高於仿單的門檻設定，能夠檢驗出較有用藥效益的族群，這也符合健保署期望達到的政策目標。然而有趣的是，健保署並非對所有癌種都採用「給付門檻高於仿單核准」的策略，有的癌種（如腎細胞癌與肝細胞癌）完全接受仿單不需檢驗的適應症規定，雖然這與缺乏臨床試驗的支持佐證有關，但限縮給付條件，確實能縮小適用族群，在控制預算上也會有助益。

雖然免疫新藥通過核准上市的適應癌種眾多，但以全球的統計來看，各癌種的使用分配卻相當不均，2022年免疫新藥的全球總支出高

表7-1　免疫新藥生物標記PD-L1表現量給付規定與仿單適應症對照表

<table>
<tr><th>癌種</th><th>藥物</th><th>健保給付標準</th><th>對應仿單適應症標準</th></tr>
<tr><td rowspan="3">非小細胞肺癌</td><td>吉舒達</td><td>TPS≧50（第1~3線）</td><td>TPS≧50（第1~3線）</td></tr>
<tr><td>保疾伏</td><td>TC≧50%（第2~3線）</td><td>無限定（第2~3線）</td></tr>
<tr><td>癌自禦</td><td>TC≧50%或IC≧10%
（第2~3線）</td><td>無限定（第2~3線）</td></tr>
<tr><td rowspan="3">泌尿上皮癌</td><td>吉舒達</td><td>CPS≧10（第1~2線）</td><td>無限定（第1~2線）</td></tr>
<tr><td>保疾伏</td><td>TC≧5%（第2線）</td><td>無限定（第2線）</td></tr>
<tr><td>癌自禦</td><td>IC≧5%（第1~2線）</td><td>IC≧5%（第1線）
無限定（第2線）</td></tr>
<tr><td rowspan="2">頭頸部鱗狀
細胞癌</td><td>吉舒達</td><td>TPS≧50%</td><td>無限定</td></tr>
<tr><td>保疾伏</td><td>TC≧10%</td><td>無限定</td></tr>
<tr><td rowspan="2">胃癌</td><td>吉舒達</td><td>CPS≧1</td><td>無限定</td></tr>
<tr><td>保疾伏</td><td>無限定</td><td>無限定</td></tr>
<tr><td>晚期腎細胞癌</td><td>保疾伏</td><td>無限定</td><td>無限定</td></tr>
<tr><td>晚期肝細胞癌</td><td>保疾伏</td><td>無限定</td><td>無限定</td></tr>
</table>

達410億，但其中半數是花在肺癌與腎細胞癌上，也使得這兩種癌症的新藥費用呈現大幅成長。因此，若健保署基於預算管控目的與各癌種患者用藥權利的公平性等考量，針對不同癌種的給付標準進行調整限縮也並非不合理，但在這樣以拉高PD-L1門檻，強調精準給付效益的論述下，卻犧牲了PD-L1低表現的患者公費用藥的權利。免疫新藥與標靶治療不同，其生物標記檢驗並非定性，而是定量檢測，因此

PD-L1表現低的病患族群，不是所有人用藥皆會無效，只是有效的比例較低。在一次醫學會議結束後的晚餐中，有位胸腔科醫師就曾經質疑PD-L1作為預測療效的檢驗有效性，表示他已經有兩位病患PD-L1的表現是0，但自費用藥的效果極其顯著。在現行的制度下，若有低表現的患者自費用藥後，發現療效不錯，也沒有任何機制使這群病患得到健保的給付資源，只能繼續長期以自費負擔用藥。多數的病友團隊在爭取免疫新藥更大幅度地納入健保給付時，往往也只著重在適應症與癌種的擴大適用，卻忽略了有一群明明符合健保給付宗旨，卻在現行給付標準下被無視排除的一群病患。

四　新藥是救命還是傷荷包？新藥核准與療效的不確定性

當我們以藥物仿單的核准適應症作為基準，發現一群用藥有效卻無法被健保給付的病患時，我們同樣也需理解藥物仿單的核准適應症並非永遠正確的對照標準。臨床試驗的結果有時也會出錯，再加上癌症藥物在美國FDA的審查程序中，適用加速核准的審查辦法，因此有許多抗癌藥物的使用適應症往往是以替代評估指標（surrogate endpoint）在第二期臨床試驗完成後，即以加速審查的方式獲得許可上市，在上市的同時，也持續進行確認性的第三期試驗，待結果出爐後，食藥署再行決定最終的准駁（Cancer Discovary, 2021）。根據Gyawali等人的統計，在2016至2021年共五年的期間，計有10個抗癌藥物共18個癌種的適應症，出現了加速上市後的確認性臨床試驗失敗的結果（Gyawali et al., 2021）。其中健保所給付的三種免疫新藥就佔了高達10個適應症，最終也都被撤銷上市許可，且多數都是由藥廠主動申請撤回，可見相關臨床試驗的數據結果連藥廠的內部評估都無法過關。由此可知，健保即使比照臨床試驗的設計或是仿單適應症對新藥提供給付，仍然有一定的療效不確定風險，也使得投入給付的金錢被白白浪費掉。

為了避免新藥的療效不確定性風險，健保署在提出這次的免疫新藥給付政策時，也一併建立了真實世界數據的登錄系統，以追蹤臺灣各癌種患者在實際用藥之後的療效反應，並定期公布相關統計數據在健保署的免疫新藥專區裡，也以此作為政策成效評估與修訂的依據。在此給付政策上路的一年後，健保署就援引這些真實世界數據，以實際療效不彰，中止了免疫新藥在胃癌與肝細胞癌兩個癌種的給付（Hsieh et al., 2021）。事實上，免疫新藥用在胃癌與肝細胞癌的適應症都是透過加速核准機制所取得的，健保署在最初核定給付時並非沒有疑慮，也明白其療效尚不明確，但因肝細胞癌在臺灣患者眾多、而晚期胃癌病患已多年沒有新的治療藥物，因此最終仍納入給付。後續再視確認性臨床試驗結果與真實世界的療效數據持續評估政策的合理性。除了臺灣本土的數據無法支持給付之外，這兩個藥物的確認性臨床試驗也以失敗告終，一家廠商主動撤回在美繼續上市的申請，另一家則仍在等待美國食藥署的最終決定，相關國際準則也並不建議在晚期胃癌與肝細胞癌單方使用免疫新藥進行治療，現有的化療與標靶治療的效果仍然略勝一籌。

然而這樣具有科學支持的政策決定仍然引起了一些爭議。健保會的付費者代表委員就曾質疑此決定影響病患權益，提案恢復給付（全民健康保險會，2020）；也有醫師表示因晚期胃癌與肝細胞癌的患者還能嘗試使用的藥物不多，免疫療法對這群病人有其意義與價值。從這些反對論述來看，可知晚期癌症病患的用藥除了追求療效外，也是孤注一擲的最後希望，這些繫於新藥的求生盼望對給付政策造成了額外的政治效應，並影響了醫病關係的互動，某個層面上來講，這也是新藥價值的一部分。最明顯的例證就是有許多上市核准被撤銷的癌症用藥，在國際準則的建議中卻常常被保留，並未隨之取消。然而這種癌症用藥的特殊情況卻無法透過治療效益的數據獲得彰顯，但健保署也不是刻意以科學論述來輕忽這樣的社會與政治效應。事實上，健保署有對藥廠啟動藥價協商，以真實世界數據進行談判，簡單講，若是藥廠能將藥價降低到某個程度，符合「死馬當活馬醫」的經濟效益，健保署並非不能接受繼續進行給付，只是最後藥商並未同意，故只能中止給付。

此外，所謂「真實世界」的數據究竟反應了多少「真實」，也是另一個受到質疑的重點。因為健保一次啟動八個癌種的給付，提案恢復給付的健保會代表委員就質疑「療效不佳」的比較基準點為何？由於有的癌種在比較早期的治療階段即開放給付，且各癌種的標準治療用藥與預後有所不同，若單純以目前給付下的各癌種治療反應數據相比，顯然比較基準並不公平。委員也指出由於胃癌與肝細胞癌皆只有給付最晚期的一部分病人，這會使療效數據受用藥族群篩選的影響而造成偏誤，使得治療數據偏差。理論上真實世界的用藥族群需與臨床試驗完全相同，才能用以驗證臨床試驗的結果是否正確。用簡單一點的概念來講，若是將疾病較早期的病患納入用藥，也許整個療效數據的呈現與詮釋就會有所不同。

綜上所述，真實世界的數據也可能並不如想像中的那樣真實。某個程度上來講，可能更像一場大型的臨床試驗（甚至是社會實驗），由於給付政策在一開始設下的標準，形成如臨床試驗一般獨特的納入與排除標準，故結果的詮釋仍然需要謹慎的分析與解讀，才不致因為片面的真實造成誤判。同時新藥療效的不確定性也成為給付政策需妥善處理的重要社會政治議題，表面上雖然可能只是新藥生存曲線與成本效益的數字遊戲，但本質上卻觸及了公共醫療資源分配、與癌末病患的生命政治等深層的議題。

五　健保為何不買單？健保給付與臨床治療準則的距離

新藥研發與療效的不確定性，使得癌症治療成為一個標準用藥變動相對頻繁的專科。科技與社會學者Keating與Cambrosio就曾討論過當代腫瘤科的臨床實作是以臨床試驗的模式形成其獨特的專業文化風格（Keating & Cambrosio, 2012）。這種高度創新卻又充滿不確定性的專業特性與政策應該力求審慎穩定的風格形成一種鮮明的對比，加上審查時間的等待，也使得健保的給付方式時常與醫師希望提供的標準治療間存在著難以忽視的落差。

以前文提及的肝癌為例，健保雖然在免疫新藥的給付政策初期，提供了晚期病患的後線用藥給付，但此適應症很快地在一年後因療效不彰中止。然而幾乎在同一時期，以免疫新藥搭配標靶用藥的合併療法完成在肝癌的臨床試驗，被認為頗有療效，這個被醫師簡稱為A+B（Atezolizumab+Bevacizumab）的用藥組合也在同年（2020）即取得藥證，可用於晚期肝癌患者的第一線治療。然而健保相較於之前的大方給付，對這次免疫搭配標靶的組合療法卻始終未鬆口納保。主要原因是免疫新藥給付政策在制定之初，為了控制預算並涵蓋更多病患，避免重複給付其他高價的癌症用藥，故將給付鎖定單方使用免疫新藥的適應症，不論是合併其他標靶治療用藥還是治療失敗後，都不予給付。因此這樣A+B的複方用藥組合，先天上就不符合此政策設計。

然而因為A+B合併用藥對肝癌的療效不錯，很快獲得國際治療準則的接受納入（Su et al., 2023），建議可在第一線就用於晚期肝癌的治療。於是健保的遲遲不予給付就讓醫療專家與病友團體不甚滿意

（Chen, 2023; Wang, 2023）。今年（2023）年輕病友協會就召開了一場「癌症免疫治療論壇」，訴求健保對於免疫新藥的給付太過嚴苛，使得治療可近性低，且當部分癌別，如：頭頸癌或肝癌等，都已有前線用藥的適應症獲得核准，甚至被列為國際治療準則後，健保卻仍堅持只給付後線用藥，延後病患使用新藥的機會也對治療不利（台灣好新聞生活中心，2023）。與會的醫界專家也表示臺灣早中期肝癌的治療成果優於國際，但在無法手術或電燒治療，須仰賴藥物的晚期肝癌治療成果就不佳。同樣的情況也出現在胃癌與食道癌等上消化道癌，臺灣病患的五年存活率遠遜於日韓等周邊國家，健保甚至連已是標準治療的化療藥物都未予給付，在這樣藥物可近性受限的情況下，健保醫療的整體水準確實令人擔憂。而這樣的論述也呼應了前文所提專家對於健保真實世界數據可能有所偏誤的質疑，假若整體的治療水準與給付用藥無法達到普遍準則建議的治療水準，健保的給付又只提供最後線、病況最差的一群病患，免疫新藥的療效恐怕也因此有所低估。

健保給付用藥無法跟上國際治療準則並非是僅出現在免疫新藥的特例，而是普遍的現象，一部分原因固然源自財務預算的考量，但也有一大部分與醫藥市場常由藥廠主導的生態有關。新藥由於費用高昂又有專利期的保護，除了自費使用外，健保也是藥廠不會放棄、競相爭取進入的重要市場。對於已獲核准的新藥，藥廠也願意投資更多臨床試驗以擴大用藥適應症，增加其潛在的市場規模。在這樣既有經濟動機亦有科學實證的助力下，藥廠提出的納保申請案一旦符合健保的財務評估，在醫藥專家的認可又符合社會大眾的殷切期盼下，就很有機會通過審查，順利納入給付。然而對於某些已經過專利期的老藥，因為利潤低，即使是國際準則的建議用藥，藥廠也不一定會再投入資源申請納入健保給付，甚至還可能因為藥價過低而主動退出健保市場。這時往往只能仰賴醫療專業組織來發起納入給付的提案，然而在臺灣，多數的醫院與專業醫學會也缺乏相關人力主動準備並提出納保的申請案，假若需要提出相關試驗數據作為佐證時，也不太可能有資源去執行臨床試驗。因此健保的給付標準雖然時常與國際準則的建議有落差，往往卻並非只是單純的財務因素。

由於健保的給付政策對於專業的醫療行為與病患的接受程度具有顯而易見的影響力（Tsai & Hu, 2002），大幅度地決定了多數病患就醫時的診療模式。因此健保給付與國際準則的落差時常造成醫師與病患互動時的困擾。癌症藥物的費用是病患接受治療與否的重要門檻，健保給付能提供病患可近性的保障，然而這個保障若只是反應成本效益的財務平衡，追求「把錢用在刀口上」而已，將使臨床醫師陷入各種倫理與潛在法律的困境。醫師作為醫療照護的提供者，有義務提供患者最適當的治療，已是國際準則建議的標準療法卻無法受到健保的保障，對無力負擔的患者來講形同有藥可治卻袖手旁觀，這不只是對經濟弱勢的病家與醫師在心理與臨床互動上造成煎熬，同時也使醫師背負了潛在未盡醫責的法律風險。而若刻意協助病患取得保險給付（不論私人還是公共保險），同樣也有相關造假背信的法律責任（Chen, 2023; Fogel et al., 2014），也因此健保給付與治療準則間的差異往往是醫師與健保治理間最大的衝突與矛盾所在。而如上所述，這之間的落差雖然有部分源自財務的考量，但也有部分可以依靠官方投入資源，讓健保署與醫學會在縮減給付項目規定與國際治療準則的落差上彼此合作，也主動承擔更大的責任來改善這樣的困境。然而回到免疫新藥，或是更廣泛一點的昂貴醫藥新科技的給付政策上，健保作為全國性的公共保險，我們終究會需要面對的終極探問是：面對晚期癌症，我們到底要花多少錢，治療到什麼程度才算適當呢？

六　結語

癌症新藥費用的大幅增長對於各國的公共保險體系與病家都造成了難以承受的經濟壓力。在精準醫學發展的大旗下，不僅藥物增加，政府也採用了同樣的概念來論述給付政策，試圖強化支出取捨的合理性與有效性。儘管如此，我們從病人篩選技術、藥物的臨床試驗與核准適應症、與整個藥物申請給付的市場機制上，都看到了正面效益與負面效應併存的種種不確定性。一方面可以由此理解醫藥治理本身的複雜與困難，但同時應該也更要體認透過政策或政治論述所強化的種種科學治理不僅有其極限，而且可能遠比我們所認知想像更加有限，必須透過更彈性的法規制度設計，以及承擔更高問責性的專業組織一同介入，才能更有效地「補綴」（tinker）這當中的種種期待落差。

問題與討論

1. 面對癌症病患隨時在流逝的生命，新藥的加速核准雖然能讓病患有機會儘早用藥，卻也有療效與副作用不確定的風險，你認為加速核准的審查把關方式適當嗎？又健保應該給付加速核准的適應症嗎？
2. 病人篩選往往是臨床試驗成功的關鍵，但為了控制給付預算，健保署時常另加額外的限制規定，請問你是否贊同這樣的政策措施？為什麼？在追求最大政策效益，把錢用在刀口上的目標下，若有病患自費用藥後，發現有療效，請問你覺得健保應該提供後續的藥費給付嗎？為什麼？
3. 請問你認同健保給付應該最大幅度的提供同國際準則建議的給付項目嗎？為什麼？若同意這樣做，必須大幅調高健保費，請問你能接受調高到多少（每人多少錢、每戶多少錢、或GDP佔比皆可）？

參考文獻

王正旭（2017年11月11日）。病友團體觀點之癌症用藥的健保給付原則〔論壇演講〕。2017台灣醫學週—台灣聯合醫學會學術演講會暨臺灣醫學會第110屆總會學術演講會：高峰論壇I：癌症用藥的健保給付原則，臺北市，臺灣。http://www.fma.org.tw/2017/I-1-4.html

台灣好新聞生活中心（2023年6月19日）。癌症免疫給付條件嚴苛　病友與專家共同籲與國際接軌。https://www.taiwanhot.net/news/1035652/癌症免疫給付條件嚴苛+病友與專家共同籲與國際接軌

全民健康保險會（2020年6月12日）。健保會委員關切胃腺癌及晚期肝細胞癌病人使用癌症免疫藥品之權益。https://dep.mohw.gov.tw/NHIC/cp-4039-54436-116.html

李樹人（2019年3月15日）。3免疫療法下月納入健保給付 僅800名額。聯合報。http://www.irpma.org.tw/zh TW/education2_content/id/649 (2024 Jan 9)

沈能元、林琮恩、鄒尚謙（2023年7月1日）。新藥納保1／加速新藥審查 平行審查制最快明年元旦上路。聯合報。https://udn.com/news/amp/story/7266/7272069

黃志忠（2014年11月4日）。英國國家健康與照顧卓越研究院（NICE）的發展與沿革。當代醫藥法規月刊，49卷。https://www.cde.org.tw/Content/Files/Knowledge/63cf184f-2c1a-413b-a76d-c1b4c0951286.pdf

衛生福利部中央健康保險署（2018 年9月21日）。健保多元協商議價機制上路 有助加速新藥給付。https://www.mohw.gov.tw/cp-3800-44019-1.html

衛生福利部中央健康保險署（2018年6月4日）。全民健康保險高費用癌症藥品送審原則。http://gtma.org.tw/upload/file/1/15311900430.pdf

衛生福利部中央健康保險署（2023年11月29日）。癌症免疫新藥專區。

鄧桂芬（2023年9月1日）。商保過時、健保丟包，斷癌友生路！健保署明年籌設百億基金可解決問題嗎？康健雜誌。https://www.commonhealth.com.tw/article/88702

Cancer Discovery. (2021). Immunotherapy Withdrawals Put Spotlight on Accelerated Approval. *Cancer Discov, 11*(6), OF9.

Chen, G. (2018). The Limited Accessibility of New Cancer Drugs in Taiwan National Health Insurance. *Value in Health, 21(Supplement 2)*, S22.

Chen, S. C. (2023). Challenges in translating clinical guidelines into real-life practice for management of hepatocellular carcinoma in Taiwan. *Clin Mol Hepatol, 29*(2), 352-354.

Fogel, R. I., Epstein, A. E., Mark Estes, N. A., 3rd, Lindsay, B. D., DiMarco, J. P., Kremers, M. S., ... Russo, A. M. (2014). The disconnect between the guidelines, the appropriate use criteria, and reimbursement coverage decisions: the ultimate dilemma. *J Am Coll Cardiol, 63*(1), 12-14.

Gyawali, B., Rome, B. N., & Kesselheim, A. S. (2021). Regulatory and clinical consequences of negative confirmatory trials of accelerated approval cancer drugs: retrospective observational study. *BMJ, 374*, n1959.

Hsieh, S. T., Ho, H. F., Tai, H. Y., Chien, L. C., Chang, H. R., Chang, H. P., ... & Lee, P. C. (2021). Real-world results of immune checkpoint inhibitors from the Taiwan National Health Insurance Registration System. *European Review for Medical & Pharmacological Sciences, 25*(21).

IQVIA Institute. (2023). *Global Oncology Trends 2023*. https://www.iqvia.com/insights/the-iqvia-institute/reports-and-publications/reports/global-oncology-trends-2023

Kamae, I., Thwaites, R., Hamada, A., & Fernandez, J. L. (2020). Health technology assessment in Japan: a work in progress. *J Med Econ, 23*(4), 317-322.

Keating, P., & Cambrosio, A. (2012). *Cancer on trial: oncology as a new style of practice*. The University of Chicago Press.

Kim, E. S., Kim, J. A., & Lee, E. K. (2017). National reimbursement listing determinants of new cancer drugs: a retrospective analysis of 58 cancer treatment appraisals in 2007-2016 in South Korea. *Expert Rev Pharmacoecon Outcomes Res, 17*(4), 401-409.

Kim, S., Kim, J., Cho, H., Lee, K., Ryu, C., & Lee, J. H. (2021). Trends in the pricing and reimbursement of new anticancer drugs in South Korea: an analysis of listed anticancer drugs during the past three years. *Expert Rev Pharmacoecon Outcomes Res, 21*(3), 479-488.

Shih, Y. R., Liao, K. H., Chen, Y. H., Lin, F. J., & Hsiao, F. Y. (2020). Reimbursement Lag of New Drugs Under Taiwan's National Health Insurance System Compared With United Kingdom, Canada, Australia, Japan, and South Korea. *Clin Transl Sci, 13*(5), 916-922.

Su, T. H., Wu, C. H., Liu, T. H., Ho, C. M., & Liu, C. J. (2023). Clinical practice guidelines and real-life practice in hepatocellular carcinoma: A Taiwan perspective. *Clin Mol Hepatol, 29*(2), 230-241.

Tsai, Y. W., & Hu, T. W. (2002). National health insurance, physician financial incentives, and primary cesarean deliveries in Taiwan. *Am J Public Health, 92*(9), 1514-1517.

Wang, S. Y. (2023). Clinical practice guidelines and real-world practice for hepatocellular carcinoma in Taiwan: Bridging the gap. *Clin Mol Hepatol, 29*(2), 349-351.

08

性健康的視覺化與遊戲化：以交友軟體為例

黃柏堯

一 前言

在2023年的今天，對於許多人來說，使用手機協助生活，用以交友、購物、追蹤健康指數，或建立社交關係，已成為司空見慣的事情。特別是對於1990年以後出生的Gen Z世代，透過科技來處理日常生活，甚至維護親密關係已成為一種本能。以男男性行為者和同志族群中常見的交友軟體Grindr為例，這個軟體自2009年3月在北美推出以來，已經吸引了超過1,300萬全球活躍使用者，成為男同志社區中最受歡迎的軟體之一。而針對異性戀族群的Tinder雖然在2012年才推出，但也已經擁有每月高達1,000萬的全球活躍使用者。這些軟體不僅提供傳統的社交功能，還逐漸擴展到電子商務領域，銷售各種商品和服務，並成為社交領域的企業領袖。過去幾年，這些軟體更開始收集使用者的健康數據，並將這些數據應用於他們的設計和演算法中。儘管有些人持有不同的看法，但移動設備和交友軟體已經日益與日常生活密切相關，改變我們對社交和性關係的認識，影響我們對「社交關係」（sociosexual relationship）和健康的實踐。

在過去的二十年中，社會對於交友軟體持有複雜情緒，一些人對於性社交的虛擬化感到擔憂，認為科技正在挑戰傳統道德和愉悅之間的界線。他們認為科技拓展新行為的可能性，同時也挑戰傳統社會性道德，將之轉化為更加放蕩和挑釁的行為。當然，也有人對於這種新的交友方式充滿好奇，期待著關係的新契機。有一些明顯的例子可以用來描述這些衝突：2018年，美國Home Box Office公司（HBO）推出了一部關於手機交友軟體文化的紀錄片*Swiped: Hooking Up in the Digital Age*，導演Nancy Jo Sales透過這部紀錄片跟隨大學生、性少數族群、非裔和拉丁裔美國人等不同群體，記錄他們使用手機交友軟體的情況，並透過心理學專家的訪談，描繪人們如何透過交友軟體處理孤獨感、構建自我認同，以及在追求愛情的過程中如何維護性健康，同時抵抗不同形式的汙名和壓迫。另一部較為臺灣觀眾熟悉，且關於網絡約會黑暗面的紀錄片是Netflix於2022年推出的《Tinder大騙徒》（*The Tinder Swindler*），該片根據真實故事描繪Shimon Hayut透過約會軟體欺騙多名女性，利用人性弱點進行詐騙，虛擬世界的浪漫神話終究成為令人心碎的欺瞞詐騙。這些紀錄片以及日常生活中關於網絡交友的社會新聞案例，讓我們能夠反思科技與日常生活的交織關係：儘管傳播科技提供生活的便捷性，讓我們擴展社交範疇，但人們對於科技充滿了迷思，認為科技的匿名性和去中心化特性引發了各種社會問題，並加劇了不平等、壓迫和汙名。

從2010年以來，公共衛生、傳播和性別等學門開始積極探討手機交友軟體的議題。研究涵蓋了科技與健康行為之間的關係，以及性少數如何使用手機交友軟體來維護自己的身分。此外，學者們也思考了軟體設計如何帶來隱含的性別壓迫和政治。本文將回顧和討論一些重要的研究，並關注性少數和男男性行為者在愛滋研究方面的工作，帶領讀者理解手機交友軟體、健康和傳播之間的聯繫。我們的主要問題是：手機交友軟體和其他交友平臺是什麼樣的科技？學者們如何研究它們與健康行為之間的關係？我們如何更具批判性地使用科技來促進自己的健康，同時減少對他人的傷害和汙名？

二　社交網站研究與資訊行為

與過去十多年中普遍使用的Grindr或Tinder等應用程式相比，起初於1990年代興起的互聯網和電子佈告欄，即社交網站（Social Network Sites，簡稱SNSs）擁有更長的發展歷史。學者們對這種在線、去中心化和匿名的社交平臺賦予巨大潛力，認為科技的配置允許個人在這些領域中展示公開或半公開的個人檔案，透過這些檔案連接到其他用戶，並提供一定程度的可見性和互動性，這樣的訊息共享可以改變人們對關係的看法（Boyd & Ellison, 2007）。在網絡世界中，與現實生活不同，建立友誼的前提和目標不僅僅是積極地建立新關係，更取決於個人是否有能力利用科技來維護現有的社交網絡。他們利用科技的展示功能維護「公開展示的聯繫」（Public Displays of Connection），並透過這些聯繫來幫助他們在網絡世界中建立身分認同（Donath & Boyd, 2004）。反映在這樣的假設中，早期的SNS研究主要關注處理在線與離線生活之間的差異，例如個人如何在網絡世界中進行印象管理（Impression Management，即個人如何使用在線線索和個人檔案來管理他人對自己的看法和期望）、網絡結構研究以及個人隱私問題（Boyd & Ellison, 2007）。

一種普遍看法是，電腦中介溝通（Computer-Mediated Communication，簡稱CMC）取代面對面交流中的噪音，減少互動線索和迫切性，儘管我們生活在同一個物理空間，但「我們對科技的期待越來越多，卻對他人的期待越來越少」[1]。每個人都利用自己的數位技能來擴展社交圈，發送大量訊息、分享文章、自拍，並同時參與不同聊天室，數位科技使每個人都能夠躲到自己的數位泡泡（Digital Bubble），我們好像說了很多，卻得到了很少，最終變得「在一起孤獨」。這種現象

1 We expect more from technology and less from each other.

在麻省理工學院的科技社會研究學者Sherry Turkle的著作中被描述為一種時間和空間高度壓縮的緊張狀態，儘管我們擁有越來越多的數位工具，但我們卻無法應對自己的脆弱性。人們越來越多地依賴傳播技術來抵消孤獨感，然而孤獨的陰影始終縈繞著我們，我們被捲入更大的數位孤獨之中。

在這樣的背景下，自1990年代末以來，已經出現了大量關於線上資訊收集的研究，探討人們如何運用數位資訊提升自身健康的能力，成為「知情自主病人」（Informed Patients）（Hardey, 1999; Kivits, 2004）。他們利用互聯網來分享和收集健康訊息，以應對不對等權力關係的醫病關係，並紓解面臨疾病時的種種焦慮情緒。美國傳播學者Dale E. Brashers指出，面對疾病的診斷或預測時，人們會產生認知上的不確定性，因此為了減少不確定性，他們需要提高自己的知識，以便做出理性的健康決策。然而，有時候不確定性與知識之間並不呈現反比關係。例如，對於罹患癌症風險、處理愛滋等慢性病的情況，以及2020年以來的健康風險，如新冠肺炎等案例都表明，在面對模糊的病徵和某些具有高度社會汙名或社會後果的疾病時，人們可能選擇保持不確定，特別是當他們面臨社會汙名或高度不確定性的情況時。在這種情況下，人們保持了一種「脆弱的樂觀」（Fragile Optimism），以應對自身能力、關係和疾病發展的不確定性（Brashers, 2001）。Brashers在2000年以來的一些研究中探討了男同性戀者如何應對愛滋感染身分，他指出，儘管愛滋篩檢技術的進步和治療藥物的廣泛應用，男同性戀者在面對愛滋病的社會汙名時仍然感到痛苦，因此他們選擇保持在不確定的情況下，而不是使用醫療資源。因此，Brashers提醒我們，不確定性是多面向的，與日常生活密切相關，且具有時序發展性，因此在網絡世界的研究也必須考慮這些複雜性。

已經有許多實證研究探討SNS與資訊收集之間的關係。例如，在英國進行的健康資訊搜索研究指出，自主病人的概念通常與個人權利和消費能力相關聯，「知情自主」經常與「消費自主」存在概念上的混淆（Kivits, 2004），進而將醫病關係中的溝通責任跟資訊共享責任，轉嫁到病人角色身上。另一項研究探討中風復原者和照顧者之間的健康關係傳播，指出中風疾病的復原對關係帶來極大的不確定性，因此照顧者經常求助於網路上的社群支援團體，以應對這種不確定性（Abendschein, 2020）。研究發現，儘管有時求助者尋求的是明確的醫學答案，但更多時候網路社群提供的是情感支持，而不是真正能夠解決醫學問題幫助的資訊。然而，這種情感支持對於慢性疾病的復原和照顧關係有著極大的積極作用。另一個明顯的案例是線上性別論壇，Basinger等人指出，匿名性和應對社會汙名是一般人不願就醫的主要不確定性因素，尤其是在性相關傳染病的情況下，經過對39個論壇的內容進行分析後，研究者指出，使用者通常利用分享訊息和個人故事經驗來應對不確定性，包括整合在線他人的分享和自己的經驗，評估罹患疾病的風險，以及利用他人經驗來評估自己的健康狀況（Basinger, et al., 2021）。

在臺灣的相關實證研究則關注了手機交友應用程式和愛滋病預防性投藥（pre-exposure prophylaxis，簡稱PrEP）之間的關聯，研究發現，儘管政府推廣PrEP的概念，但男同性戀者對於在交友應用程式上是否應該透露自己的藥物使用情況和愛滋篩檢情況感到不確定，即使他們具有相關的知識，他們仍然對於醫學資訊的轉化、他人是否能夠理解這些藥物的原理以及自己是否能夠應對愛滋病的社會汙名等問題感到不確定。因此，為了推廣愛滋病的新知識，研究者和政策制定者必須更加關注資訊的轉化和情境化問題（Huang et al., 2019）。

在交友軟體的動機和行為研究中，研究發現一些與傳統性別刻板印象一致的現象。例如，在Tinder等交友軟體上，男性通常比女性更傾向於主動開啟對話。此外，男性在使用交友軟體時更強烈地追求成功的配對，因此即使對方可能不符合其理想伴侶的標準，仍然有較多男性會向右滑（swipe right）以增加配對的機會（Comunello et al., 2021）。同一研究還指出，生理女性在線上交友軟體中更常遵循傳統性別角色，表現出較為被動的特點。例如，她們更傾向等待男性先開啟對話，而在配對和交友的數位環境中，生理女性更注重感情品質，而不是單純的配對數量。

此外，交友軟體的使用也與城鄉文化差異相關。一項針對中國交友軟體「陌陌」（MoMo）的研究涉及64位年輕人（包括41位生理女性和23位生理男性），這些年輕人從農村遷移到中國南方大都市以尋求更好的生活。研究指出，在都市的資本主義文化背景下，這些移居者將交友軟體視為改變社會階級地位的工具，特別是在經濟方面。他們在交友軟體上直接挑明問對方「冒昧问一声，有房子吗？」這種對話內容反映對於金錢和社會地位的高度重視，並且改寫傳統的性別角色和網絡約會中的拜金現象（Liu et al., 2022）。基於性別腳本的差異，我們也可以觀察到越來越多分階層和特殊社群的交友軟體設計。在過去的十幾年中，各種交友軟體廠商已經開始將傳統社會學變數和指標（例如族裔、教育程度、性別、性取向、居住地）視為用戶建立線上個人資料和身分認同的重要工具。例如，美國出現了專為農村社群或受該群體喜愛的交友軟體（例如FarmersD）。在美國，同性戀社群中，Scruff等交友軟體受到身材壯碩熊族群的歡迎。而在日本的同性戀社群中，9Monsters這款交友軟體將使用者分為九種身型類型，以便更容易進行社交。這些發現表明，交友軟體的使用和設計不僅受到性別腳本的影響，還受到文化、經濟和社會背景等多種因素的影響。這些軟體的設計反映了不同社群的需求和價值觀，並且塑造了在這些平臺上進行社交的方式。因此，研究交友軟體行為和設計時，必須考慮到這些多樣性和文化背景的影響。

三 交友軟體與健康視覺文化

這些交友軟體中的專門分殊化可以讓我們思索兩個相關的問題，分別是「健康視覺化」和「健康遊戲化」，均與健康汙名和不平等相關。首先我們來探討視覺文化。

在交友軟體中的視覺文化方面，手機應用重新定義了什麼是可見的，什麼是不可見的。這包括使用社會人口學類別來幫助用戶找到他們在社交平臺上的身分，以及讓他們看見其他人，同時也讓其他人看見他們。儘管這在傳統社交面對面互動中可能不會引起太多爭議，但其中一個需要反思的問題是對身體的物化，以及透過「消費者自主選擇」的口號來強化對身體的汙名。例如，在同志交友軟體上，一些用戶可能在他們的檔案中明確寫上「不接受亞洲人，黑人，胖子」等內容，對特定族群帶來身體上汙名。臺灣的交友軟體中也常看到肥胖、年齡以及非順性別的歧視，一些用戶更在他們的檔案中使用霸凌和汙名的詞語。針對這些問題，Grindr推出「Grindr Kinder」這個介入計畫，更新他們的社群標準，簡化通報歧視性言論和欺凌的流程，提醒用戶需要尊重不同性別譜系的人。

研究者也觀察到一個與視覺化相關的現象，即蕩婦羞辱（slut shaming），蕩婦羞辱指的是當個人違反傳統性別框架的性實踐，導致其遭到社會排斥，被評價為不道德或低下。這種羞辱行為和霸凌行為通常會對個體的健康產生負面影響。例如，學者指出，在Tinder和Instagram等交友軟體上，女性和性少數群體更容易受到騷擾和霸凌，有時候甚至在未經同意的情況下收到男性發來的不適當性訊息，這些行為可能被偽裝成性邀約，實際上卻是性騷擾。然而，女性也已經開發了各種應對策略，包括文字回應、分享自身經驗、藝術創作以及使用幽默等方式，來應對這些霸凌行為（Shaw, 2016; Vitis & Gilmour, 2017）。

此外，研究還發現，在Grindr等社交媒體平臺上，男同志為了避免受到淫蕩羞辱和愛滋病汙名的影響，發展了一種被稱為「合宜的雜亂／交」（respectable promiscuity）的行為策略。這種策略不僅考慮到個人與他人之間的關係，還考慮到社交性是受科技媒介影響的結果。透過這些策略，個體可以在虛擬世界中重新界定不可見的道德規範，同時充分利用科技特性，以避免歧視和暴力（Ahlm, 2017）。在臺灣，我們也經常看到類似的現象，例如在交友軟體上，對於特殊性癖好和實踐的排斥現象。在主流社交交友圈中，這些特殊性實踐和文化常常難以被接受，進一步導致這些次文化變得更加神祕和隱藏，而事實上，這些議題應該受到更多的討論和提供更多的醫療資源和支持。

研究者還觀察到另一個現象，那就是對於愛滋身分的汙名視覺化。在過去的十年中，幾個主要的男同志交友軟體紛紛將愛滋防治納入其產品設計中，將傳統上被視為難以討論的愛滋身分變成了一個可以公開揭示的選項。例如Hornet在2011年開始讓使用者可以在自我介紹欄位上標示自己的愛滋狀態，包括愛滋陰性或陽性。這種設計也附帶了愛滋預防與治療的藥物使用情況，例如「Negative on PrEP」表示愛滋篩檢為陰性並使用預防藥物，而「Poz Undetectable」表示愛滋陽性且病毒量測不到。接下來的五年中，幾乎所有主要的男同志交友軟體都紛紛納入此一功能，使HIV狀態變成與個人用藥習慣、身分、教育背景、族裔、身高體重等一致的自我介紹標籤。這種發展可以被解釋為「病毒可見性」（viral visibility）的社會過程（Huang, 2022）：指的是以前肉眼不可見的HIV病毒，因市場化和消費者選擇等因素的影響，在手機交友軟體時代從不可見轉變為社會可見，這造成性健康實踐的改變。

傳統的公共衛生研究多主張，在進行性行為前揭露愛滋狀態並定期篩檢是一種自我負責的保護行為。因此，許多公共衛生資源都被用於鼓勵自我篩檢、性安全溝通以及勇於揭露。公共衛生資源也用在普及化篩檢，鼓勵人們了解自己性健康狀況，以降低性安全協商時的不確定性。然而，在病毒可見性的社會過程中，臺灣實證研究發現，許多愛滋感染者受到新的排擠。因為在網路世界中公開揭示自己的感染狀態，在臺灣的法律制度下，有可能會被截圖並用作蓄意傳播愛滋病的證據。此外，在過去的研究中也觀察到，許多感染者認為，即使在病毒量已經受控制情況下，若坦誠地揭示自己是感染者（Poz

Undetectable），他們可能在網路上遭到更大程度的汙名。最終，他們選擇在網路上揭示自己是愛滋陰性，這種現象被描述為「Poz on PrEP」。

四 交友軟體與健康遊戲化

另一個與交友軟體相關發展是性健康的遊戲化（gamification），指的是將遊戲元素應用於非遊戲情境以促進人們改變行為的方法（Lupton, 2017）。在過去的二十年中，這種策略已經在健康行為促進、心理學、傳播行銷等領域被廣泛應用。通常人們對於遊戲化的誤解是認為只要在設計中包含積分、尋寶或比賽等元素，就是遊戲化。但實際上，遊戲化的核心在於透過遊戲元素使人感到有趣，以提高動機，以實現介入的目標。在實際應用中，遊戲化已被廣泛應用於自身健康促進，例如用於女性計算經期的手機應用程式，以及用於記錄路跑數據的工具（例如Nike Run），這些都是青少年群體中常見的健康遊戲化形式。

手機健康應用程式的遊戲化設計也常涉及性別政治。在一篇名為*Play Pregnancy*的研究指出，為懷孕婦女所設計的健康應用程式利用看似新穎的遊戲元素重新包裝刻板性別概念，將懷孕經驗描繪冒險旅程，將懷孕女性與芭比娃娃的完美可愛形象聯繫在一起。並透過特定美學和顏色來形塑胚胎的健康形象。且也大量使用母愛和溫柔的符號包裝懷孕婦女每日自我監測並生產健康數據的勞動，使用遊戲詞彙淡化生產實際上是一個痛苦的過程的事實。這種遊戲化設計說明遊戲化不僅僅是一種促進健康行為的工具，也是在生產傳統性別刻板印象。

Tinder是在健康遊戲化的脈絡中最有特色的案例。Tinder的設計把配對決策與向左滑和向右滑的手勢結合在一起。當使用者選擇配對對象時，這些手勢以及由於配對機率而引起的不確定性，使線上交友跟抽獎遊戲一樣，令人充滿期待感。Tinder限制用戶可以配對的每日次數，當用戶當天已用完所有的配對機會，他們會期待明天再回來平臺上尋找更多配對的機會，或者選擇加入平臺的付費會員，獲得更多的配對籌碼。遊戲的設計還創造使用者對平臺的黏著度和期待感，在配對過程中，Tinder提供了「Super Like」配對的獎勵，讓使用者在配對流程中提前知道對方是否對自己感興趣，從而提高成功配對機率。一旦配對成功，螢幕上更會出現電子遊戲闖關成功的英雄式慶祝視覺效果，包括可愛的星星和愛心，為使用者提供不同的視覺驚喜。

同志交友軟體也在過去十年中將健康資料的呈現遊戲化，以配合當前的公共健康需求。隨著2012年愛滋病預防性投藥（PrEP）在美國開始廣泛使用，手機交友軟體公司開始在他們的應用程式中加入愛滋病預防性投藥和病毒量測等設計，讓使用者可以在他們的個人檔案中提供愛滋病篩檢和用藥狀況等訊息。這些公司強調這些設計的改變是為了讓交友軟體的發展與科學進步相符。一些公司還表示，他們的目標是讓使用者更清楚地了解愛滋病毒的狀態，因此他們將HIV篩檢狀態從陰性和陽性的兩個選項擴展為五種狀態，包括「HIV-negative」、「HIV negative, on PrEP」、「HIV Poz」、「POZ undetectable」 和「unknown」。另一家主要以美國市場為主要市場的交友軟體公司表示，在過去四十多年中，人們對於愛滋病毒的感染存在過多焦慮。隨著愛滋治療的進步，這種焦慮逐漸減輕，愛滋病毒的感染變得更像是一種慢性病。因此，這家交友軟體公司決定從「安全實踐」角度出發，讓使用者選擇他們認為的性安全措施。使用者可以選擇不揭露他們的愛滋病篩檢狀態，而是選擇他們認為的性安全措施，例如PrEP和U=U（病毒量測量測不到，即不傳染性）。這樣的設計讓使用者可以更靈活地選擇他們的性行為方式，而不需要揭露他們的HIV狀態。

從以上的例子，我們可以知道儘管這些健康設計通常均依照科學範疇進行設計，但透過視覺與遊戲化的方式，規範使用者的行為，重新定義何謂合宜的健康。根據澳洲學者Kane Race（2015）的觀點，這些科技設計不僅僅是客觀呈現健康身體形象的媒介，不是概念上與健康無關的旁觀者（intermediaries），而是具有政治性的主動中介者（mediators），他們的存在轉換、翻譯、扭曲並重新定義性健康行為。交友軟體並不獨立於健康存在，設計本身即是性實踐的一部分。

五 結語

行動裝置已是21世紀的日常配件，交友軟體也已成為我們維繫性社交關係的重要工具。本文討論交友軟體與健康資訊行為關聯，介紹它們的演進如何導致健康視覺化與遊戲化。交友軟體上的性社交實踐不僅改變了我們揭露自身的方式，還挑戰我們看見資訊、看見身體的方式。儘管交友軟體別有趣味，但卻以「好玩」之名，隱藏有關性別和健康的衝突，這需要我們深入反思。

然而，本文未能討論到的一些相關主題，如青少年間的情色短訊（sexting）（Albury, 2018; Hasinoff, 2013; Klettke et al., 2014）、數位暴力和復仇式色情（非同意散布性私密影像或稱「revenge porn」）、大數據演算法下的網路約會變遷（Bates, 2017; Finn, 2018; Wang, 2020），以及研究方法上的挑戰（Light et al., 2018），都需要更多的研究和討論，尤其是在臺灣的實證研究方面，以拓展我們對這些議題的理解。

傳播研究與科技社會研究主張，任何科技研究都不應該脫離物質性（設計）、實踐（人們如何使用這些物件）以及社會關係（科技實踐發生的日常生活與脈絡）（Wu & Trottier, 2022）。從這個角度來看手機社交軟體與性別健康之間的關係，我們可以有新的發問方式，不再反覆追問是科技如何提高風險行為，或是交友軟體如何讓我們更加孤獨。我們可以透過科技社會研究的視角來理解交友軟體與性健康之間的複雜關係。透過這些多面向的交叉思考，我們可以更深入討論交友軟體與性健康實踐，以及社會變遷之間的關係。

問題與討論

1. 交友軟體的使用和設計受到性別和文化因素的影響。你如何看待這些軟體在不同性別和文化社群中的表現，它們如何塑造性健康溝通的方式？
2. 若我們要針對特殊族群在交友軟體上進行行為介入，在設計上面我們可以考量哪些面向？請以愛滋病、猴痘或是他新興傳染病為例。

參考文獻

Abendschein, B. (2020). Uncertainty management in online support forums for stroke survivors and caregivers. *Social Support and Health in the Digital Age*, 149-169.

Ahlm, J. (2017). Respectable promiscuity: Digital cruising in an era of queer liberalism. *Sexualities, 20*(3), 364-379.

Albury, K. (2018). Young people, digital media research, and counterpublic sexual health. *Sexualities, 21*(8), 1331-1336.

Basinger, E. D., Delaney, A. L., & Williams, C. (2021). Uncertainty Management in Online Sexual Health Forums. *Health Communication*, 1-10.

Bates, S. (2017). Revenge porn and mental health: A qualitative analysis of the mental health effects of revenge porn on female survivors. *Feminist Criminology, 12*(1), 22-42.

Boyd, D. M., & Ellison, N. B. (2007). Social network sites: Definition, history, and scholarship. *Journal of Computer-Mediated Communication, 13*(1), 210-230.

Brashers, D. E. (2001). Communication and uncertainty management. *Journal of Communication, 51*(3), 477-497.

Comunello, F., Parisi, L., & Ieracitano, F. (2021). Negotiating gender scripts in mobile dating apps: Between affordances, usage norms, and practices. *Information, Communication & Society, 24*(8), 1140-1156.

Donath, J., & Boyd, D. (2004). Public displays of connection. *BT Technology Journal, 22*(4), 71-82.

Finn, E. (2018). *What Algorithms Want: Imagination in the Age of Computing*. MIT Press.

Guadamuz, T. E., & Boonmongkon, P. (2018). Ice Parties among young Men Who Have Sex with Men in Thailand: Pleasures, Secrecy and Risks. *The International Journal on Drug Policy, 55*, 249-255.

Hardey, M. (1999). Doctor in the house: the Internet as a source of lay health knowledge and the challenge to expertise. *Sociology of Health and Illness, 21*(6), 1545-1553.

Hasinoff, A. A. (2013). Sexting as media production: Rethinking social media and sexuality. *New Media & Society, 15*(4), 449-465.

Huang, P., Wu, H. J., Strong, C., Jan, F. M., Mao, L. W., Ko, N. Y., ... & Ku, S. W. W. (2019). Unspeakable PrEP: A qualitative study of sexual communication, problematic integration, and uncertainty management among men who have sex with men in Taiwan. *Journal of Applied Communication Research, 47*(6), 611-627.

Huang, P. (2022). Design as sexual practice: The visual culture of social apps and HIV risk in Taiwan. *Sexualities*, 13634607221107825.

Huang, P., Du, S. C., Ku, S. W. W., Li, C. W., Bourne, A., & Strong, C. (2023). An object-oriented analysis of social apps, syringes, and ARTs within gay Taiwanese men's chemsex practices. *Culture, Health & Sexuality*, 1-16.

Kivits, J. (2004). Researching the "informed patient." *Information, Communication & Society, 7*(4), 510-530.

Klettke, B., Hallford, D. J., & Mellor, D. J. (2014). Sexting prevalence and correlates: A systematic literature review. *Clinical Psychology Review, 34*(1), 44-53.

Light, B., Burgess, J., & Duguay, S. (2018). The walkthrough method: An approach to the study of apps. *New media & society, 20*(3), 881-900.

Liu, T., Wang, Y., & Lin, Z. (2022). The cruel optimism of digital dating: heart-breaking mobile romance among rural migrant workers in South China. *Information, Communication & Society, 25*(11), 1614-1631.

Lupton, D. (2017). *Digital health: critical and cross-disciplinary perspectives*. Routledge.

Lupton, D., & Thomas, G. M. (2015). Playing pregnancy: The ludification and gamification of expectant motherhood in smartphone apps. *MC Journal, 18*(5).

Race, K. (2015). 'Party and Play': Online hook-up devices and the emergence of PNP practices among gay men. *Sexualities, 18*(3), 253-275.

Shaw, F. (2016). "Bitch I said hi": The Bye Felipe campaign and discursive activism in mobile dating apps. *Social Media+ Society, 2*(4), 2056305116672889.

Turkle, S. (2011). *Alone Together: Why We Expect More from Technology and Less from Each Other.* Basic Books.

Vitis, L., & Gilmour, F. (2017). Dick pics on blast: A woman's resistance to online sexual harassment using humour, art, and Instagram. *Crime, Media, Culture, 13*(3), 335-355.

Wang, S. (2020). Calculating dating goals: Data gaming and algorithmic sociality on Blued, a Chinese gay dating app. *Information, Communication & Society, 23*(2), 181-197.

Wu, S., & Trottier, D. (2022). Dating apps: A literature review. *Annals of the International Communication Association, 46*(2), 91-115.

09

性與生殖健康與權力：無法取得、死亡率高與決定權低的問題

張竹芩

一 引言

2019年5月17日，臺灣通過了《司法院釋字第七四八號解釋施行法》，簡稱《748施行法》，俗稱《同性婚姻專法》。自此，同性配偶可以在臺灣結婚，臺灣也在國際上獲得許多正面評價與關注。但由於《748施行法》與《民法》不同，所以同性配偶有許多權益並未受到保障，例如（一）跨國同婚的限制：如果伴侶來自不承認同性婚姻的國家，就無法在臺灣使用《748施行法》結婚；（二）不能共同收養無血緣子女：一旦透過《748施行法》結婚，即失去所有收養無血緣子女的權利，若要收養無血緣子女，必須先離婚；即使是任一方在單身時收養的子女，婚後也無法讓配偶繼親收養；（三）無法使用人工

生殖技術。在2023年，上述保障缺漏的前兩項已補正，[1]然而，至今同性配偶仍然無法在本國使用人工生殖技術，他們只能失去生育的權利，或選擇其他健康風險更高的人工生殖選項，也因此，他們的生殖健康和權利（sexual and reproductive health and rights，簡稱SRHR）都受到相當大的損害。

本章由同性配偶的生育權之損害作為一個開端，討論臺灣的「性與生殖健康與權力」的諸多面向，以及提升SRHR的途徑。WHO多年來將Universal Health Coverage（UHC，全民健康覆蓋，即全民都享有基本的健康保障）作為全球衛生的目標，也直籲「若排除了性與生殖健康與權力，就不可能達到全民健康覆蓋」（WHO, n.d.），可以看出SRHR的重要性。SRHR包含面向廣泛，從避孕、人工流產、青少年性健康、母嬰健康、女性生殖器殘割，到性病防治等（WHO, 2021b）。而全球不同發展程度、不同文化背景的國家，面臨的SRHR議題以及需求各有差異。本文聚焦在臺灣尚未完備的性與生殖健康照護，以及其他表現有待改善的面向，包含同性配偶生育權、孕產婦死亡率、生產過度醫療介入等議題。

---

1 跨國同婚修法不適用於中國人，另外有18國需境外面談，包含印尼、越南、菲律賓、泰國、緬甸、孟加拉、不丹、印度、斯里蘭卡、柬埔寨、蒙古、尼泊爾、巴基斯坦、烏克蘭、奈及利亞、迦納、喀麥隆、塞內加爾。陸委會表示特別排除中國人是為了國安考量，但異性戀跨國婚姻則沒有這層限制，故仍被批評為歧視。

作者位置性

我是一名臺灣漢人，順性別生理女性，非異性戀，身體功能健全者（able-bodied person）；學術背景為傳播研究、性別研究、以及公共衛生倡議，多年來投身臺灣性別與同志運動，也因為這樣，我所關注的SRHR包含較多跟女性以及同志相關的議題；另外，雖然我積極關注臺灣原住民、新住民、身障者等群體，但因為我沒有這些身分，我的書寫與研究成果可能與他們的生活經驗有落差。本文由倡議者的角度撰寫，較多篇幅用於討論政策缺失之處，本文若有疏漏，再請指教。

二　令人困惑的生殖法規

1985年，臺灣一名孕產婦產下了臺灣首例試管嬰兒，此人工生殖技術為不孕夫妻帶來許多希望。而後，政府於1989年研議了《人工生殖倫理指導綱領》和1994年《人工協助生殖技術管理辦法》以規範人工生殖技術可能產生的問題與爭議，並在1998年建立了《臺灣地區人工生殖資料庫》以追蹤人工生殖案例與發展。2001年，行政院通過了《人工生殖法草案》，但從臺灣有人工生殖技術以來，各方對此醫療技術的適用範圍、規範方式、道德爭議都有著激烈討論，最終於2007年終於公布實施的《人工生殖法》，開宗明義便說明此法只適用不孕夫妻，且一定要在妻子有正常運作的子宮狀況下、植入由夫妻其中一人的精卵所構成的胚胎才行（國立臺灣歷史博物館，n.d.）。

而2019年《748施行法》通過時，並沒有同時調整《人工生殖法》的適用範圍，所以同性配偶（以及單身者）目前都還是被排除在此法之外。諷刺的是，由於《748施行法》通常被稱作《同婚法》，許多民眾甚至同志本身誤以為這代表同性配偶因此可以使用人工生殖技術。雖然學者及倡議者從90年代便開始批判《人工生殖法》充滿了父權以及異性戀常規性（heteronormativity）的預設（陳其，2016；陳美華，1999; Wu, 2017），但至今尚無改變。

諷刺的是，臺灣的人工生殖技術先進，是鄰近國家不孕夫妻會遠渡重洋的醫療旅遊（medical travel）目的地國家（台灣生殖醫學會，n.d.），本國國民卻有許多人被排除在外，嚴重違反了Universal Health Coverage的原則。希望有親生子女的同志或單身者，可能會選擇自尋精子做人工滴精、採取凍卵延後決定時間，或到他國尋求人工生殖，但是這三者都有各自的問題。首先，自尋精子滴精（也稱作自助滴精self insemination、在家滴精 home insemination），雖然在70年代的美國以及後來在臺灣的女同志社群中，被視為斷開父權文化及制度的最佳生育途徑，但懷孕機率較低、精子提供者的健康狀況不明，且精子提供者仍可能在日後尋求親權，造成法律隱憂（何思瑩，2014），於是許多女同志選擇避開這個途徑。第二，凍卵雖然沒有任何身分限制，單身、已婚、同志、異性戀都可以自費進行，而近年來，凍卵廣告也往往針對單身女性，採取凍卵是給自己的未來買保險、保留希望（楊思婷、王鵬惠，2022）、女性自主選擇的框架，藉以吸引許多女性，但是凍卵的醫療風險（許希珍，2014），以及解凍使用需要是「在異性婚姻中」才可執行的法律條件，都鮮少被提及。所以凍卵雖然可以爭取到一些時間，但對於實際解決生育健康於權利的迫害，並非有效做法。

第三，至他國尋求人工生殖雖然成功機率可能較高，且法律問題較少，但時間成本、財務成本、情緒與精神成本都比在臺灣進行人工生殖高上許多，也承擔更高的醫療風險。早年遠赴他國尋求醫療的行為被稱作「醫療觀光」（medical tourism），但觀光一詞彙所暗示的悠閒、娛樂、自發性，對於被迫出國尋求人工生殖的同志及異性戀單身者，不僅不符合現實，甚至有些諷刺，也因此出現了「醫療流放」（medical exile）一詞，來描述這個高風險、高壓力，且非自願性的出走；而後，有學者呼籲使用更中性的medical travel一詞（Smith-Cavros, 2010），不過travel翻譯成中文「旅遊」仍帶有休閒之意，但基於語言的侷限，本文暫時採納此用語。

臺灣人常選擇的海外人工生殖旅遊目的地為美國、加拿大等英語區國家，或柬埔寨、日本等鄰近國家。海外人工生殖旅遊可能花費平均100萬才能執行一次的人工生殖手術，所費不貲，採取人工生殖旅遊者，在經濟、年紀、時間的壓力下，面對孤注一擲的決定，也更容易接受更高侵入性的醫療介入，例如接受更多排卵藥物而引發過度刺激排卵症候群（Ovarian Hyper-stimulation Syndrome，簡稱OHSS）、接受更多手術、更願意接受多胚胎植入，導致多胚胎懷孕或接受減胎手術，這些手術可能引發更高母嬰的罹病率與死亡率（吳嘉苓等，2017；Wu, 2023）。

另外，在臺灣，異性戀結婚率逐漸下降，而在臺灣這樣不婚就幾乎等於不生的社會，超低生育率已成為事實（鄭雁馨、許宸豪，2019）。有些異性戀女性選擇單身，有些希望將重心擺在事業上，有些主動選擇不踏入異性戀婚姻以及父權規範中，也有許多願意結婚但找不到對象的女性，這些女性在臺灣生育可能性極低（鄭雁馨，2022）。相較全世界數據，WHO 2023的估計指出，全球有1/6的人有不孕的問題，而在發展中國家，不孕的原因之一就是延後結婚以及高齡生育（WHO, 2023）。越來越多人會需要依賴生殖醫療的狀況下，WHO呼籲，生育照護已經不再是邊緣的醫療議題，接下來需要確保人民能夠獲得安全、有效、可負擔的生育方式。

回頭看臺灣的《人工生殖法》，由於其異性戀常規性以及婚育連續的預設，排除了單身者與同性配偶，為他們帶來的諸多醫療風險，將他們置於健康不平等的狀況中，但是此議題缺乏公衛監督數據、學術界對此議題的著墨也不足，因此需要更多學術以及政策的關注。

三 令人意外的高孕產婦死亡率

在上一節簡略提到了多胞胎懷孕的風險，本節將聚集於此議題。從人工生殖技術開始發展後，全球各國規範胚胎植入數的趨勢，已轉向盡量避免多胞胎（含雙胞胎）懷孕為主，但臺灣卻是全球允許胚胎植入數最高的國家。根據2016臺灣生殖醫學會胚胎植入數的指引（台灣生殖醫學會，2017），41歲以上婦女最多可植入4顆胚胎，相較美國2021年的指引，最多可植入3顆胚胎（Practice Committee of the American Society for Reproductive & the Practice Committee for the Society for Assisted Reproductive Technologies, 2021），歐洲則建議40歲以上婦女植入胚胎數為2～3顆（Peeraer et al., 2014）。許多臺灣人對雙胞胎和多胞胎有著正面的感受，認為是雙喜臨門、多子多孫多福氣，但其實胎數越高的多胞胎，較容易出現早產、新生兒體重較輕、流產率高、容易出現合併症，如孕產婦妊娠高血壓、敗血症、產前產後出血甚至死亡，或新生兒腦性麻痺、缺陷，以及死亡等（衛生福利部，2013）。

臺灣允許更高的胚胎植入導致的多胞胎，是高孕產婦死亡率的原因之一。根據衛福部「孕產婦死亡率」（maternal mortality rate, MMR）的定義是「懷孕期間或懷孕終止後42天內之婦女死亡，不論其懷孕期長短或懷孕之位置為何，任何與懷孕有關或因懷孕而加重之原因所導致之死亡，惟不包括因事故或偶發原因所致之死亡」，而孕產婦死亡率的算法是「孕產婦死亡人數除以每十萬活產嬰兒數」（衛生福利部，2021）。身為已開發國家，並擁有全世界稱羨的全民健保以及高品質醫療服務，臺灣的孕產婦死亡率竟然逐年增加。從衛福部公布的數字看來，1996年的MMR是十萬分之7.7人，到2015年首次突破2位數到達十萬分之11.7，除了2017微幅下降至9.8以外，至今MMR都是二位數，2021年達到十萬分之14人。以2020年的數據來比較，臺灣孕產婦死亡率為10萬分之13（衛生福利部，2021），跟發展程度相當的經濟合作暨發展組織（OCED）38國相比是倒數第8（OECD, n.d.），高於相鄰國家如日本的10萬分之2.7、澳洲的10萬分之2、韓國的10萬分之11.8。

除此之外，孕產婦死亡還存在著錯誤歸類以及低報的問題。早在1997年就有學者指出孕產婦死亡率低報率可能高達 58.28%（Kao et al., 1997），雖然在2014年，「懷孕情形」欄位被納入新版死亡證明書以矯正低報情形，但有研究指出2014年低報率還是有60.8%（呂宗學，2014），2015年也仍有57%（Wu et al., 2015）。有學者指出低報的原因之一有可能是醫生希望避免醫療糾紛，大多將死因列為「凝血缺失」，也因此學者建議比對多資料庫以確實掌握孕產婦死亡數，而非僅依賴官方數據。同時，學者也呼籲臺灣應該跟隨國際趨勢，追蹤一年內死亡的懷孕相關死亡，而非侷限於產後42天內的狹隘定義，才能更準確地反映MMR（呂宗學，2014）。

最關鍵的問題是，為什麼臺灣的孕產婦死亡率表現會越來越差？在政府公布的報告中，孕產婦死亡的成因往往聚焦於「高齡、肥胖、生太久、寶寶太大、多胞胎」這些婦女身體條件相關的因素，卻忽略結構性或病理性的因素（邱宜君，2022）。而在預防方面，政府因應方式最主要包含增加健保給付產檢次數，以及提升產檢利用率的方案，例如從2021年7月1日開始，免費產檢次數從10次增加至14次，也增加妊娠糖尿病篩檢、貧血檢驗與2次一般超音波檢查，並將未納入健保的新住民懷孕產婦女納入免費產檢的範圍中（衛生福利部國民健康署，2021）。相較國際平均，WHO在2016年將建議產檢次數從4次提升至8次（WHO, 2016），因此臺灣的產檢次數早已遠高於WHO所建議的次數，而從2009年度開始，臺灣的產檢利用率達4次以上的比例一直都高於95%。然而，高產檢次數和使用率，並未轉化成低MMR，指出高孕婦死亡率的問題或許不在產檢次數過少，而是產檢內容或其他因素上。

有婦產科醫師指出，目前產檢著重在胎兒健康大於孕產婦健康（台灣生育改革行動聯盟，2022），也有學者點出臺灣醫療和一般文化中，有忽視產婦的傾向，例如「安胎」的重點是「安定胎兒」，而非孕產婦；在懷孕過程，孕產婦本身所擔憂的也多是胎兒大於自身健康。回到前一節討論的人工生殖中的「試管嬰兒」一詞，忽略了從試管到嬰兒中間，需要經過孕產婦以及她的子宮和身體，反而創造了一種幻覺，似乎胚胎直接從試管就可以變成嬰兒（Wu, 2023）。

孕產婦跟胎兒健康自然是一個連續體，但在少子化的壓力下，胎兒／新生兒的健康也更加倍受到重視，而孕產婦的健康似乎被胎兒健康取代或同等化，進而增加了孕產婦健康的風險。如前述WHO於2016年提高建議產檢次數的正式新聞稿中，提出的數據也只包含產檢從4次增加到8次，可以降低每一千人中8名的新生兒死亡率（WHO, 2016），卻未提到孕產婦死亡的部分；或是一篇討論如何降低「高危險妊娠」風險的新聞，提到「降低高風險孕產婦死亡」的方式，是及早轉診到「可照顧早產兒的醫學中心」，而非針對孕產婦本身（Angela，2023）。類似的論述模式也在政府公告中看見，例如在110年開始執行「周產期照護網絡計畫」提到，介入高風險妊娠是為了降低新生兒死亡（衛生福利部醫事司，2022）。這些說法都讓人有種孕婦被工具化的感受。

除了在產檢和醫療論述中孕產婦健康被次要化以外，孕產婦死亡原因的報告方式，也需要全面檢視。在2023年由WHO、UNICEF、UNFPA、World Bank Group以及UNDESA/Population Division共同發表的Trends in maternal mortality 2000 to 2020 提及：「孕產婦死亡的直接原因包括產科直接原因（如產後出血、妊娠毒血症〔子癇前症〕和高血壓疾病、與懷孕相關的感染、非安全墮胎的併發症），以及間接原因

（疾病與懷孕之間的加重情況）」（WHO et al., 2023），這與衛福部2016-2020孕產婦死亡原因數據相符（衛生福利部，2021），包含產科栓塞、產後出血、伴有（合併或併發）明顯蛋白尿的妊娠性高血壓。但WHO等組織這份報告也指出：

> 預防這些直接原因所導致的大部分死亡所需的臨床知識和技術，已經存在很長時間了。然而，由於各種原因，這些解決方案通常並不可得、不易取得，或者沒有實施，導致這些直接原因在許多資源匱乏的地區或因社會決定因素而處於更高風險的次群體中，仍然造成了大量死亡的負擔（WHO et al, 2023）。

所以雖然臺灣產檢次數高，醫療水準也高，有足夠預防孕產婦死亡直接原因的臨床知識和技術，但孕產婦死亡率並無相應降低、反而逐年增加。可能的原因是政府和學者僅公告死亡的直接原因如羊水栓塞，甚至採取「指責受害者」的個人歸因路線，例如，認為孕產婦死亡是因為孕產婦過重，但忽略了孕產婦死亡的「社會決定因素」，包括貧困、教育程度低、社會地位低、缺乏健康食物來源、缺乏健康服務和衛生基礎設施等，以及「系統因素」，包括醫療資源不足、醫療設施不完善、醫療人員技術和知識不足等。

除了社會決定因素和系統因素，該報告更進一步指出，高孕產婦死亡率還有可能是「有害的性別規範、偏見和不平等」，因為它們導致了對女性和女孩權益重視不足，讓她們缺乏了安全、高品質和可負擔的性與生殖健康服務。但這些有害的性別規範、偏見和不平等，在醫療和公衛的研究中時常被忽略。

為了提高人們對有害的性別規範、偏見和不平等如何影響健康的認知，Lancet雜誌在2019年做了*Gender Equality, Norms, and Health*特輯（Lancet, 2019），在特輯中點出了一個重要問題：為什麼這麼多年來許多組織致力推動性別平等，但在醫療中的性別不平等仍如此嚴重？作者們提出觀察：「現有性別關係的普遍性和常規性，可能使人難以看到規範、偏見和結構性不平等如何滲透到健康機構中，扭曲醫護人員與客戶之間的互動，以及在研究者中培養出狹隘的視野。」

在臺灣，這些有害的性別規範、偏見和不平等，可以從一個重要的例子討論，也就是衛福部自2017年跟地方政府配合推動的《周產期高風險孕產婦（兒）追蹤關懷計畫》（衛生福利部國民健康署，2019）。這個計畫列出了孕產婦的「健康風險因子」及「社會經濟危險因子」，如菸／酒或藥物濫用者、多胞胎、妊娠高血壓／妊娠糖尿病確診者、教育程度為高中職以下、原住民／新住民、未滿20歲、低收／中低收入戶、受家暴者、未定期產檢個案、疑受性侵個案、34歲以上高齡孕婦、有早產史或流產史之孕婦，以及有心理衛生問題的孕婦等。值得注意的是，在臺北市的110-113年度「周產期高風險孕產婦（兒）追蹤關懷計畫」中，「教育程度為高中職以下」，以及「為原住民／新住民」被列在健康風險因子，而非社會經濟危險因子中，更有刻板印象、種族歧視之嫌。而追蹤的目標包含提高產檢利用次數，並且實施健康教育。雖然這個計畫的目標值得稱許，但它的制定卻有著重大問題：我們不知道這些「風險因子」是從何而來，因為我們對這些不幸死亡的女性的人口特徵及社會因素所知甚少。

在2016年通過實施的《生產事故救濟條例》後，衛福部每年出版的生產事故救濟報告內，統計了申請生產事故救濟的死亡和重大傷害個案作分析，[2]試圖理解臺灣的孕產婦死亡原因。這些報告中列出的分析因素包含：（一）死亡發生的醫療機構層級、（二）區域分布、（三）妊娠週數、（四）妊娠胎次、（五）生產年齡、（六）事故原因（也就是產科直接死亡原因）等六個面向（衛生福利部，2015）；同時，衛福部的「嬰兒與孕產婦死亡數及死亡率各縣市死亡概況」則特別列出每個縣市的孕產婦死亡數和死亡率（衛生福利部，2023）。綜合兩份報告之死亡原因，對比起《周產期高風險孕產婦（兒）追蹤關懷計畫》中所列出的高風險妊娠風險因素，有明顯的不一致。

以關懷計畫以及救濟報告都列出的年齡為例：關懷計畫中將「34歲以上高齡產婦」列為高風險，而救濟報告指出，2016-2021年綜合統計30歲以下的個案有29件，31～35歲有43件，36～40歲有45件、

2　但非針對所有死亡案件，所以僅能視作孕產婦死亡分析的替代指標，而非全面分析。

40以上有11件。我們可發現兩個問題：一是「34歲以上」跟「31～35歲」的區間分割標準不一致，導致難以比較統整。在分類不一致的情況下，一個33歲的孕產婦在追蹤關懷計畫中不被視為高風險，但在申請救濟的死亡案例中，卻落在人數第二高的年齡區間（31～35歲），所以我們該如何看待這一位無其他風險因素的33歲孕婦之MMR風險？另外，雖然綜合而論，產婦死亡個案以31～40歲居多，但學者卻發現MMR低報率，在15～24區間高達84.6%，25～29也有70%，高過總平均60.8%，以及其他年齡區間的50%～59.5%，那麼我們該如何理解這些分歧的數據？更重要的是，關懷計畫中列出的高風險因素，如菸、酒、藥、新住民身分、原住民身分、教育程度、收入程度等，都不是追蹤報告中所分析的因素，而救濟報告中列出的因素，如地區、縣市、醫療院所、妊娠胎詞等，也不在關懷計畫中。所以，關懷計畫中這些「風險因子」是根據什麼證據而訂定？如果缺乏實證基礎，這些風險因子是否可能源自「有害的性別規範、偏見和不平等」？如果這些「風險因子」並非孕產婦死亡的原因，那麼關懷計畫是否虛擲公帑，並加深女性的負面刻板印象，且無助於降低孕產婦死亡的問題？

四 孕產的醫療化與防備化：剖腹產、會陰切開術、不對等的生育決策

臺灣目前的孕產現況出現的幾個問題，例如上述高MMR，以及本節將討論的過度剖腹產、過度會陰切開術，以及不對等的生育決策等，可能源自於孕產的醫療化（medicalization），亦即將非關醫療的現象定義為醫療問題、疾病、缺失，並且用醫療的方式處理（Conrad, 1992）。另一個問題是防備化（defensive Medicine），也就是醫療行為實施主要目的是為了避免法律爭議，而非實際上以病人所需要的照護為目的（Raposo, 2019）。

（一）剖腹產

除了高MMR以外，另一個臺灣遠高於發展程度相當國家的數值，且對女性健康有重大影響的醫療行為，則是剖腹產。剖腹產不僅可能導致羊水栓塞而使孕婦死亡，也容易引發後遺症和副作用，如產後60天內平均門診就醫次數和就醫費用均高於自然產婦，也更容易有妊娠、生產及產褥期之併發症、皮膚及皮下組織疾病、產後感染等風險、新生兒健康風險，如新生兒呼吸系統罹病等（陳淑溫，2016；衛生福利部桃園醫院，n.d.; iLibrary, n.d.）。臺灣從2004年的剖腹產率是33.1%，到2021年為止微幅上升至37.9%，遠高於2021年世界平均

21%（WHO, 2021a）。雖然WHO沒有推薦的剖腹產率標準，[3]但仍呼籲避免非醫療必須的剖腹產（WHO, 2018b）。

剖腹產率在臺灣普遍提升的原因眾多，其中包含醫學研究不再聚焦於臨床因素的現象。

吳嘉苓（2010）發現，1960 年代開始，醫學研究多著墨生產的臨床因素，也就是「執行醫療措施所做的醫學診斷」（p. 6），包含前胎剖腹、胎位不正等。但在1990年代後，生產醫學的知識產出出現了健保資料庫的轉向，產科醫師以及其他專業人員不再分析臨床因素，而是將臨床因素作為分析婦女行為與制度因素中的控制變項。例如，將「前胎剖腹」歸納為「有」、「無」的二分變項（dichotomous variable）後，就很難再細究「前胎剖腹」的差異和複雜，或與其相連動的其他因素，是如何影響孕產婦健康。

另外，一般民眾普遍誤以為剖腹產沒有更高的醫療風險（Liu et al., 2007），還可以避免陰道鬆弛或避免疼痛（嬰兒與母親，2022），所以偏向選擇剖腹產；也有人因為相信良辰吉時，故選擇剖腹以確保嬰兒出生時間；甚至有婦產科醫生宣傳剖腹產跟自然產兩者沒有優劣之分（郭安妮，2022），可以自由選擇。而健保給付誘因，讓臺灣甚至出現過剖腹產保險金詐領案件（廖炳棋，2023）。婦產科醫師提

---

3 WHO 1985指標建議維持10%～15%，但2018年的更新指標中，建議修正此數值，但無絕對定論。

醒，好的健康政策不是要一味追求低剖腹產，重點是不濫用、但在產婦需要的時候能夠提供高品質的剖腹產醫療介入（烏烏醫師，2022）。因此公共衛生以及女性主義學者關注的重點，該是如何適切地提供不同需求的產婦好的醫療服務，避免醫療資源不足，也避免過度醫療化。

（二）會陰切開術

另一個孕產過度醫療化的例子，是會陰切開術（episiotomy，俗稱剪會陰）的濫用以及缺乏知情同意（Graham et al., 2005）。WHO的準則明確表達不推薦會陰切開術 （WHO, 2018a），但臺灣幾乎有著全世界最高的施行率，雖然調查方式不盡相同，但郭素珍等人（2006）的研究發現92.9%臺灣婦女經歷會陰切開術，而在2023年台灣生育改革行動聯盟則發現73.4%在醫院生產的婦女經歷了會陰切開術、診所生產者則有61.5%，比起美國11.6%（2012數據）（Friedman et al., 2015）、瑞典、丹麥、冰島都少於10%（2010數據）（OECD, 2017），以及法國19.9%（2016數據）（OECD, 2017），臺灣的數據都是高得難以置信。更令人擔心的，有婦女甚至在不知情的情況下就被實施了會陰切開術（Goueslard et al., 2018）。

從1990年代以來，研究證據指向傳統上認為常規性實施會陰切開術（routine episiotomy，亦即對所有產婦普遍實施）的好處，例如減少出血、尿失禁、性交疼痛、會陰傷口感染、新生兒窒息，或使用更少止痛藥物等，其實缺乏臨床支持（Hartmann et al., 2005; Jiang et al., 2017; Sangkomkamhang et al., 2020）。常規性實施會陰切開術甚至會比限制性實施會陰切開術（restrictive episiotomy，即僅在有絕對醫療需求下實施）帶來更不良的健康影響，例如更嚴重的撕裂傷、造成活動困難、降低照顧新生兒的意願，以及生理的恢復延遲甚至死亡（王品臻等，2011；Goer & Romano, 2012；Pergialiotis et al., 2014；Prasad et al., 2023）。也因此，全球開始以降低常規性實施會陰切開術為目標，但曾家琳與張珏（2006）的研究指出，由於臺灣的醫院生產趨勢及較晚起步的婦女自然產運動，導致1990年代開始的這波論述及醫術轉向對臺灣產科無明顯影響。而臺灣的高科技產科研究取向，也使得低科技會陰保護技巧被忽視，包含產前會陰按摩、生產時延遲用力、改變生產姿勢等方式（台灣生育改革行動聯盟，2023）。

過度剖腹產、濫用會陰切開術，是常見的「產科暴力」（obstetric violence）（Edward & Kibanda, 2023; Mayra et al., 2022），或稱產科創傷（obstetric trauma），亦即「跟懷孕、生產，以及產後相關的一切施加在孕產婦身上的傷害」（O'Brien & Rich, 2022）。這些暴力跟創傷之所以存在，一個很大的原因，是缺乏教育、缺乏知情同意，或缺乏決策分享，導致許多人在想到懷孕的時候，第一個聯想到的是害怕、疼痛、無法控制等。實際的生產經驗也大多是負面的甚至是充滿創傷且剝奪尊嚴的，例如必須經歷會陰除毛、必須接受浣腸、躺在床上禁水禁食、從入院到出院間都要使用尿盆甚至導尿管，生產過程幾乎缺乏隱私權、也沒有跟醫護人員有良好的互動關係，讓許多孕產婦在離開醫院時，感到羞愧、難堪，甚至有罪惡感（Allen, 2023）。

但是，其實孕產不需要是如此可怕的。WHO以及多國近年來希望推行人性化生產（或稱溫柔生產），但目前臺灣在人性化生產各個面向上，包含助產士、陪產員，以及醫病共享決策和孕產婦賦權等，都還有待加強。

（三）權力不對等

剖腹產的研究指出臺灣SRHR在醫療場域中的另一個大問題：孕產婦的對醫療過程的決定權低下，很少出現醫療的決策分享（shared decision-making），孕產婦的生育決策權力有限，往往會順從醫生的指示（吳嘉苓、黃于玲，2002；施麗雯，2019；Allen, 2023）。陳淑溫（2016）對重複剖腹產婦女的決策過程研究指出，剖腹產後陰道生產（virginal birth after cesarean，簡稱VBAC）是一個合理、安全，且可降低剖腹產風險及併發症的選項（Bulletins—Obstetrics, 2019; Cahill et al., 2006），然而，在臺灣歷年來VBAC的比例都低於0.5%（陳淑溫，2021）。許多孕產婦並不知道這個選項的存在，或相信只要剖腹產一次，之後就只能剖腹產的錯誤資訊，甚至是在醫師建議下選擇重複剖腹產，也發生醫師完全沒有告知的狀況下，直接安排重複剖腹產的情形。健保無條件給付重複剖腹產，也是孕產婦傾向選擇這個風險可能更高的手術原因。

重構生育權力，需要的除了醫生與孕產婦間的權力分享，也需要重新思考是否生產只是醫生與孕產婦的事，且生產只能在醫院或診所的病床上？答案是否定的。事實上，接生的工作在臺灣曾經大多是助產士（midwife）執行，但在1972年，醫師接生的數量正式超過助產士接生，1992年公立醫院取消助產士的編制，隔年，由醫師接生來到99.34%，助產士接生者則剩0.55%（汪清清，2021；衛生福利部統計處，2017；戴玉慈、陳月枝，1998）。而在1995年全民健保開辦後，由於助產士業務未納入健保給付，使用率降到幾乎0%，而今助產士接生幾乎不再是選項，而陪產員（birth companion或doula）協助接生在臺灣更是罕見。然而，助產士及陪產員是降低過度醫療化對孕產婦造成負面影響的重要手段，研究也發現陪產員可以有效提升產婦及胎兒健康以及減短產程（Campbell et al., 2006; Gruber et al., 2013），WHO也在其2015 Safe Childbirth Checklist上，將「是否有陪產員在場」列在清單上。助產士及陪產員是達成人性化生產（或稱溫柔生產）的重要因素（WHO, 2015），也可以打造生產的「共同照護模式」（collaboration model），讓醫院產科醫師和助產士一起協助孕婦共同完成生產（施麗雯，2019）。

另外，在生產方式上，其實臺灣也可以選擇水中生產、居家生產等方式，其中有些項目有健保給付，但民眾對這些選項知道得不多，因此採用的也很少。當知識缺乏時，便難以賦權或在孕產過程分享決策的權力（Freeze, 2010）。

五 結論

我希望在最後特別提醒，性別與健康的範疇很廣泛，本章選擇的切入點是生育與孕產，但不希望加深女性健康在公共衛生領域中，常常只有在「母嬰」的框架中才會被看見，彷彿女性唯因生育才有價值的錯覺，也不願將女性健康化約成孕產健康。本文決定聚焦在生育權與孕產健康，是因為在臺灣有太多嚴重但容易被忽略的問題，如同性配偶和單身者的生育權、孕產現場發生的產科暴力、過度醫療等問題。

最後，本章節撰寫的期間，正逢臺灣的#metoo運動興起，而性別暴力（gender-based violence）是很容易被忽略的公共衛生議題，然本文因篇幅關係無法深入討論性別暴力，於是藉由結論的最後呼籲讀者的關注。

問題與討論

1. 請問您認為WHO所主張「若排除了性與生殖健康與權力，就不可能達到全民健康覆蓋」的意義為何？
2. 請針對本文提到的任一問題提供一個解決方法（例如：如何降低高剖腹產率）。
3. 請問提到生產，您的第一個感受是什麼？第一個想到的畫面是什麼？為什麼會有這樣的感受和畫面？
4. 請問除了本文提到的SRHR議題以外，在臺灣你還觀察到哪些SRHR議題？

參考文獻

Angela（2023年2月1日）。媽咪寶貝都要平平安安 順產5大關鍵。嬰兒與母親。https://www.mababy.com/knowledge-detail?id=13648

王品臻、蘇鈺婷、張溥鴻（2011）。探討產婦會陰切開術後會陰疼痛程度與困擾問題之相關性。弘光學報，64，9-22。

台灣生育改革行動聯盟（2022年10月26日）。瞭解多重成因、提出改善機制 才有助於降低孕婦死亡率。https://www.birth1020.org/advocacy/4800/

台灣生育改革行動聯盟（2023年5月23日）。生產經驗大調查：醫院的會陰切開施行率為73.4%，遠高於who建議的比例。https://www.birth1020.org/birth-information/fertility-statistics/5080/

台灣生殖醫學會（2017年3月6日）。台灣生殖醫學會胚胎植入數指引 2016。http://www.tsrm.org.tw/news/content.asp?id=39

台灣生殖醫學會（n.d.）。如何開始我的海外醫療。台灣生殖醫學會國際醫療資訊。http://www.tsrm.org.tw/tsrm-tft/overseasMedica/

何思瑩（2014）。「非法」情境下的酷兒生殖-台灣女同志的人工生殖科技實作。女學學誌：婦女與性別研究，35，53-122。

吳嘉苓（2010）。臨床因素的消失：台灣剖腹產研究的知識生產政治。台灣社會學刊，45，1-62。
吳嘉苓、黃于玲（2002）。順從、偷渡、發聲與出走-「病患」的行動分析。台灣社會學，3，73-117。
吳嘉苓、雷文玫、鄧宗業、謝新誼（2017）。人工協助生殖科技的資料登錄與健康監測：跨國比較研究。臺灣公共衛生雜誌，36（1），6-206。
呂宗學（2014）。國人平均餘命與婦幼死亡率的統計評估。衛生福利部。
汪清清（2021）。助產師在醫療機構與產科醫師共同執業時的工作經驗探討。國立臺北護理健康大學護理助產及婦女健康系護理助產研究所碩士論文。
邱宜君（2022年）。別再檢討產婦！至少做好「這兩件事」 才能改善孕產婦死亡率。聯合新聞網。https://udn.com/news/story/7266/6714173
施麗雯（2019）。孕產照護邏輯： 台灣女性的新生育選擇與共同修補。女學學誌：婦女與性別研究，44，1-46。
烏烏醫師（2022年4月1日）。台灣新生兒死亡率高於日韓，應該檢討的是各層級醫院的剖腹產率嗎？The News Lens關鍵評論網。https://www.thenewslens.com/article/164796
國立臺灣歷史博物館（n.d.）。不孕夫妻的福音—人工生殖法。臺灣女人。https://women.nmth.gov.tw/?p=2140
許希珍（2014）。儲備未來的希望，女性可為自己保存生育力。中國醫訊，127，15-18。
郭安妮（2022）。生產要自然還是剖腹？了解差異，聰明做選擇。Hello醫師。https://helloyishi.com.tw/pregnancy/giving-birth/labor-and-delivery/the-difference-between-caesarean-delivery-and-natural-birth/
郭素珍、高美玲、高千惠、鄭博仁、林寬佳、吳祥鳳（2006）。94年度促進民眾健康照護品質計畫成果摘要-婦女接受生產實務之評估及改進。行政院衛生署研究計畫（DOH94-NH-10）。
陳其（2016）。我國人工生殖法之受術主體限制對同性伴侶的影響：性別議題、子女利益與實踐經驗。國立清華大學科技法律研究所碩士論文。
陳美華（1999）。物化或解放女性主義者關於代理孕母的爭論。月旦法學雜誌，52，18-28。
陳淑溫（2016）。台灣重複剖腹產婦女的決策過程。護理雜誌，63（5），44-54。
陳淑溫（2021）。生產決策輔助工具於剖腹產後婦女之陰道分娩。台灣醫學，25（4），460-473。

曾家琳、張珏（2006）。會陰切開術的當代爭議與其必要性的論述分析。女學學誌：婦女與性別研究，21，47-112。

楊思婷、王鵬惠（2022）。凍卵——穩賺不賠的生育保險嗎？。消費者報導，495，23-26。

廖炳棋（2023年1月20日）。禾馨詐保案外案 花東保經公司10業務員詐保遭逮。聯合影音網。https://video.udn.com/news/1257325

衛生福利部（2013年6月10日）。人工生殖多胞胎多福氣嗎？！-您不可不知道的人工生殖多胞胎風險及併發症。https://www.mohw.gov.tw/cp-3213-23311-1.html

衛生福利部（2015）。生產事故救濟條例。衛生福利部生產事故救濟條例專區。https://www.safebirthtw.org.tw/about/labelA2.pdf?20160826

衛生福利部（2021）。孕婦死亡率及主因。https://crc.sfaa.gov.tw/Statistics/Detail/135?AspxAutoDetectCookieSupport=1

衛生福利部（2023）。嬰兒與孕產婦死亡數及死亡率各縣市死亡概況。https://www.mohw.gov.tw/dl-37697-29b6d578-5b5c-4ce3-92b8-b240b2c41484.html

衛生福利部桃園醫院（n.d.）。衛教-羊水栓塞（孕婦的過敏反應症候群）。https://www.tygh.mohw.gov.tw/?aid=52&pid=73&page_name=detail&iid=490

衛生福利部國民健康署（2019年10月29日）。周產期高風險孕產婦（兒）追蹤關懷計畫。https://www.hpa.gov.tw/Pages/Detail.aspx?nodeid=4047&pid=11707

衛生福利部國民健康署（2021年6月30日）。擴大補助產檢服務 7月1日正式上路。衛生福利部。https://www.mohw.gov.tw/cp-5017-61688-1.html

衛生福利部統計處（2017）。表80 台灣地區歷年出生嬰兒按接生人員別分。https://dep.mohw.gov.tw/DOS/cp-3473-35350-113.html

衛生福利部醫事司（2022年10月12日）。「醫路守護 讓寶貝健康出生」記者會。衛生福利部。https://www.mohw.gov.tw/cp-5273-71908-1.html

鄭雁馨（2022）。為何孩子越生越少？人口學家鄭雁馨談少子化困境。中央研究院研之有物。https://research.sinica.edu.tw/low-fertility-rate-raise-children/

鄭雁馨、許宸豪（2019年3月31日）。台灣超低生育率的迷思與現實。巷仔口社會學。https://twstreetcorner.org/2019/03/31/chengyenhsinhsuchenhao/

嬰兒與母親（2022年10月29日）。解析9種剖腹產原因！上一胎剖腹這一胎也要剖腹生嗎？https://www.mababy.com/knowledge-detail?id=1716

戴玉慈、陳月枝（1998）。進階護理人員的角色定位與功能。醫學教育，2（1），10-17。

Allen, D. (2023). *Women's childbirth knowledge and experiences in Taiwan: A cross-cultural perspective.*（跨文化視角的台灣女性生產知識與經驗） [Masters dissertation, National Taiwan University].

Bulletins—Obstetrics, C. o. P. (2019). ACOG Practice Bulletin No. 205- Vaginal birth after cesarean delivery. *OBSTETRICS & GYNECOLOGY, 133*(2), e110-e127.

Cahill, A. G., Stamilio, D. M., Odibo, A. O., Peipert, J. F., Ratcliffe, S. J., Stevens, E. J., Sammel, M. D., & Macones, G. A. (2006). Is vaginal birth after cesarean (VBAC) or elective repeat cesarean safer in women with a prior vaginal delivery? *Am J Obstet Gynecol, 195*(4), 1143-1147.

Campbell, D. A., Lake, M. F., Falk, M., & Backstrand, J. R. (2006). A randomized control trial of continuous support in labor by a lay doula. *J Obstet Gynecol Neonatal Nurs, 35*(4), 456-464.

Conrad, P. (1992). Medicalization and social control. *Annual review of Sociology, 18*(1), 209-232.

Edward, M. M., & Kibanda, Z. (2023). Obstetric violence: A public health concern. *Health Sci Rep, 6*(1), e1026.

Freeze, R. A. S. (2010). Attitudes towards home birth in the USA. *Expert Review of Obstetrics & Gynecology, 5*(3), 283-299.

Friedman, A. M., Ananth, C. V., Prendergast, E., D'Alton, M. E., & Wright, J. D. (2015). Variation in and factors associated with use of episiotomy. *JAMA, 313*(2), 197-199.

Goer, H., & Romano, A. (2012). *Optimal care in childbirth: the case for a physiologic approach.* Peanut Butter Publishing.

Goueslard, K., Cottenet, J., Roussot, A., Clesse, C., Sagot, P., & Quantin, C. (2018). How did episiotomy rates change from 2007 to 2014? Population-based study in France. *BMC Pregnancy Childbirth, 18*(1), 208.

Graham, I. D., Carroli, G., Davies, C., & Medves, J. M. (2005). Episiotomy rates around the world- An update. *Birth, 32*(3), 219-223.

Gruber, K. J., Cupito, S. H., & Dobson, C. F. (2013). Impact of doulas on healthy birth outcomes. *The Journal of Perinatal Education, 22*(1), 50-58.

Hartmann, K., Viswanathan, M., Palmieri, R., Gartlehner, G., Thorp, J., Jr, & Lohr, K. N. (2005). Outcomes of routine episiotomy: A systematic review. *JAMA, 293*, 17.

iLibrary, O. (n.d.). Cesarean section. https://www.oecd-ilibrary.org/sites/fa1f7281-en/index.html?itemId=/content/component/fa1f7281-en

Jiang, H., Qian, X., Carroli, G., & Garner, P. (2017). Selective versus routine use of episiotomy for vaginal birth. *Cochrane Database Syst Rev, 2*(2), CD000081.

Kao, S., Chen, L. M., Shi, L., & Weinrich, M. C. (1997). Underreporting and misclassification of maternal mortality in Taiwan. *Acta Obstet Gynecol Scand, 76*(7), 629-636.

Lancet, T. (2019). *Gender equality, norms, and health.* https://www.thelancet.com/series/gender-equality-norms-health

Liu, S., Liston, R. M., Joseph, K. S., Heaman, M., Sauve, R., Kramer, M. S., & Maternal Health Study Group of the Canadian Perinatal Surveillance, S. (2007). Maternal mortality and severe morbidity associated with low-risk planned cesarean delivery versus planned vaginal delivery at term. *CMAJ, 176*(4), 455-460.

Mayra, K., Sandall, J., Matthews, Z., & Padmadas, S. S. (2022). Breaking the silence about obstetric violence: Body mapping women's narratives of respect, disrespect and abuse during childbirth in Bihar, India. *BMC Pregnancy Childbirth, 22*(1), 318.

O'Brien, E., & Rich, M. (2022). Obstetric violence in historical perspective. *The Lancet, 399*(10342), 2183-2185.

OECD. (2017). *Obstetric trauma.* (OECD ilibrary, Issue. https://www.oecd-ilibrary.org/sites/health_glance-2017-38-en/index.html?itemId=/content/component/health_glance-2017-38-en

OECD. (n.d.). *OECD Stat.* https://stats.oecd.org/Index.aspx?ThemeTreeId=9

Peeraer, K., Debrock, S., Laenen, A., De Loecker, P., Spiessens, C., De Neubourg, D., & D'Hooghe, T. M. (2014). The impact of legally restricted embryo transfer and reimbursement policy on cumulative delivery rate after treatment with assisted reproduction technology. *Hum Reprod, 29*(2), 267-275.

Pergialiotis, V., Vlachos, D., Protopapas, A., Pappa, K., & Vlachos, G. (2014). Risk factors for severe perineal lacerations during childbirth. *Int J Gynaecol Obstet, 125*(1), 6-14.

Practice Committee of the American Society for Reproductive, M., & the Practice Committee for the Society for Assisted Reproductive Technologies. Electronic address, A. a. o. (2021). Guidance on the limits to the number of embryos to transfer: a committee opinion. *Fertil Steril, 116*(3), 651-654.

Prasad, I., Sinha, S., Singh, S., Agarwal, M., & Asiya, A. (2023). A Catastrophic Outcome of Ineffectual Episiotomy Causing Acquired Vaginal Atresia: A Case Report. *Cureus, 15*(5), e39574.

Raposo, V. L. (2019). Defensive medicine and the imposition of a more demanding standard of care. *Journal of Legal Medicine, 39*(4), 401-416.

Sangkomkamhang, U., Kongwattanakul, K., Kietpeerakool, C., Thinkhamrop, J., Wannasiri, P., Khunpradit, S., Thepsuthamarat, K., Jampathong, N., & Lumbiganon, P. (2020). Restrictive versus routine episiotomy among Southeast Asian term pregnancies: a multicentre randomised controlled trial. *BJOG, 127*(3), 397-403.

Smith-Cavros, E. (2010). Fertility and inequality across borders_assisted reproductive technology and globalization. *Sociology Compass, 4*(7), 466-475.

WHO, UNICEF, UNFPA, Group, W. B., & Division, U. P. (2023). Trends in maternal mortality 2000 to 2020.

WHO. (2015). WHO Safe Childbirth Checklist. https://apps.who.int/iris/bitstream/handle/10665/199179/WHO_HIS_SDS_2015.26_eng.pdf

WHO. (2016). New guidelines on antenatal care for a positive pregnancy experience. https://www.who.int/news/item/07-11-2016-new-guidelines-on-antenatal-care-for-a-positive-pregnancy-experience

WHO. (2018a). WHO recommendations: Intrapartum care for a positive childbirth experience. https://apps.who.int/iris/bitstream/handle/10665/272447/WHO-RHR-18.12-eng.pdf

WHO. (2018b). WHO recommendations: Non-clinical interventions to reduce unnecessary caesarean sections. https://www.who.int/publications/i/item/9789241550338

WHO. (2021a). Caesarean section rates continue to rise, amid growing inequalities in access.

WHO. (2021b). Sexual and Reproductive Health and Research (SRH). https://www.who.int/teams/sexual-and-reproductive-health-and-research-(srh)/guidelines

WHO. (n.d.). Sexual and reproductive health and rights and Universal Health Coverage. https://learn-uhc.srhr.org/

WHO;. (2023). 1 in 6 people globally affected by infertility: (p68) WHO. Retrieved 2023 August 1, from https://www.who.int/news/item/04-04-2023-1-in-6-people-globally-affected-by-infertility

Wu, C.-l. (2017). From single motherhood to queer reproduction: access politics of assisted conception in taiwan. In A. K. C. Leung & N. Izumi (Eds.), *Gender, Health, and History in Modern East Asia* (pp. 92-114). Hong Kong University Press.

Wu, C.-l. (2023). *Making multiple babies: anticipatory regimes of assisted reproduction*. Berghahn Books.

Wu, T. P., Liang, F. W., Huang, Y. L., Chen, L. H., & Lu, T. H. (2015). Maternal mortality in taiwan: A nationwide data linkage study. *PLoS One, 10*(8), e0132547.

10

那些生孩子的事：婦女孕產健康的公共衛生觀點與政策

林青青

一 前言

臺灣的生育率逐年下降，全國總生育率，也就是每位育齡婦女（15～49歲）一生所生嬰兒數，在2022年降到0.86個，不但遠低於人口替換水準的2.1，也已經是歷年來的最低。因此，如何改善生養環境，提高育齡婦女的生育意願，顯然成為政策討論的重點之一，婦女生產與孕產婦健康也因此再次成為公共關注的議題。

討論孕產健康時，孕產死亡率（maternal mortality）為重要健康指標，孕產死亡指的是懷孕期間或懷孕終止後42天內之婦女死亡；簡單來說，就是因為生產而造成產婦死亡，這在現代的臺灣社會，似乎是不容易想像的事情，但是卻實際在世界各個角落發生中。在聯合國永續發展目標（Sustainable Development Goals，簡稱SDG）目標三當中提到，2030前，全球孕產婦死亡率必須每年降低至少6.3%，並期許到2030年時，全球孕產婦死亡能降到每100,000活產只有70個。然而，根據WHO的統計，從2000年至2017年，全球孕產死亡率，每年平均只降低了2.9%，遠低於目標6.3%；而2017年的全球孕產死亡率，仍有十萬分之211（WHO, 2019），離十萬分之70還很遠，可見目標很難達成，改善孕產健康不是容易的事。

還有一件值得注意的事。過往提到孕產死亡，大家覺得主要是開發中國家的公共衛生議題；然而，已開發國家近年孕產死亡率竟然有上升的趨勢，尤其像美國，孕產婦死亡率已從2000年的每十萬人口9.8人死亡，上升至2020年每十萬人口有24人死亡，整整多了一倍以上。而臺灣呢？因為近代醫療照護與公共衛生的努力，臺灣孕產死亡率相較於五十年前是大幅改善的，但不幸的是，我們近十年也緩步回升，至2021年臺灣每十萬人口有14人，已然是近二十年相對高點（最高點為2019年每十萬人口16人），如下圖10-1所示。

改善孕產健康，當然不能跟提高生育率直接畫上等號，但是孕產健康是良好生育環境的基礎指標。過去婦幼衛生相關的討論，常常聚焦在新生兒健康，對孕產婦的健康的重視程度，似乎不如新生兒。舉例來說，文獻上或是媒體上常常強調孕婦吸菸或喝酒對新生兒的影響，但是大家可能沒注意到，孕期吸菸或喝酒對媽媽本身的健康也有危害（Roelands et al., 2009），甚至會提高孕產併發症的機率。因此，

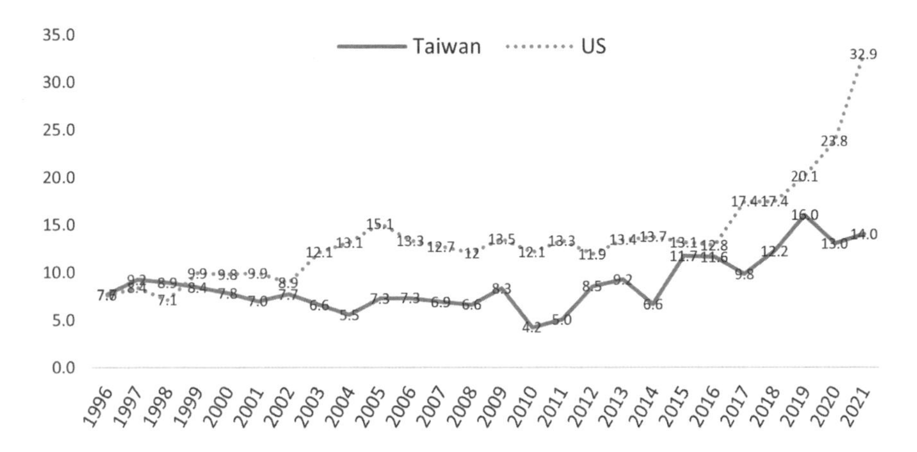

圖10-1　臺灣與美國每十萬人孕婦死亡人數比較（1996～2021年）

資料來源：臺灣國民健康署出生通報／美國National Center for Health Statistics。

提供育齡婦女良好的照護，跟新生兒健康是一樣重要，也一直都是公共衛生體系的重要任務。

根據醫學上定義，孕產婦健康是指女性在妊娠、分娩以及產後階段的健康，而孕產照護就是在這些不同階段的護理，然而，廣義的孕產照護，除了懷孕到生產的一年多以外，更應該涵蓋各個不同人生階段，尤其針對育齡婦女（15～55歲）的健康照護極為重要。從這角度來說，促進孕產健康其實就是婦女健康議題，有了健康的婦女群體，才有可能有健康的生育。

當然，以健康政策觀點來看，育齡婦女的孕產時期，常常是醫療資源耗用與介入最頻繁的階段，也因此形成了各種群體健康的公衛挑戰。因此以下簡要討論，備孕懷孕、生產與產後等不同階段相關公衛議題與政策觀點，除了描述主要的健康照護挑戰，也扼要介紹相關政策。

二　備孕與懷孕

備孕或懷孕需要的基礎，是健康的身體，當然這不是唯一條件，但絕對是必要條件。想懷孕卻遇到各種困難，或是懷孕了卻無法順利生產，是很多家庭的遺憾。若是需要人工生殖或人工受孕，則會需要高度的醫療介入與較為昂貴的醫療服務。接著，一旦順利懷孕，適當的產檢也是必要的，產前照護與篩檢的目標，除了照護孕婦的健康，也能及早發現高危險懷孕，必要時，可及早終止不正常懷孕，減少孕期婦女生命威脅。例如，產前若定期測量血壓，能降低8%的嚴重孕產婦併發疾病。

為了準備懷孕，很多育齡婦女以及其家庭，需要多所嘗試；為了生出健康的寶寶，備孕時期可能需要健康檢查；若無法自然懷孕而需要進行人工生殖介入，則會是一大筆開銷。那政府有什麼介入呢？對於產前遺傳診斷與遺傳性疾病檢查，部分縣市為了鼓勵生育，提供婚後孕前檢查費用之補助給一般民眾，例如臺北市「祝你好孕3.0專案」、桃園市「健康幸福家庭補助計畫」、臺中市「孕後孕前健康檢查補助」[1]等，但具體申請資格、補助項目與金額每個縣市略有不同。

至於人工生殖的部分，國民健康署自2015年起，提供低收入戶及中低收入戶一年一次試管嬰兒的補助。此外，為了滿足更多不孕夫妻生育的期待，以及減輕不孕夫妻的經濟負擔，2021年起擴大相關治療費用補助。取消過往以經濟收入作為補助對象的限制，放寬至「未滿45歲不孕夫妻」都可以申請，此後不論補助次數、額度、服務可近性，都有顯著提升。

不論是產前健檢或是試管嬰兒，介入的對象其實都是「想懷孕卻無法順利懷孕」的育齡婦女與其家庭。沒有生育計畫的人，很少會因為有補助就決定要改變計畫，更何況這些補助也只是有限度的財務協助。但是對於有需求的家庭來說，這些補助也許可以讓他們鼓起勇氣多嘗試一下。至於如何讓沒有生育計畫的人改變心意呢？牽涉到家庭規劃、收入、對親職的想像以及許許多多其他因素，也許不是只靠孕產政策可以解決的事情了。

懷孕成功的孕婦，最重要的事情應該是產前健康檢查了。WHO於2016年建議孕婦生產前，應該接受至少8次產檢，而臺灣全民健康保險自開辦後，就給付10次產前照護，2021年更提高到14次的給付，內容包括產前健康照護衛教指導，以及產前健康檢查，例如檢查

1 詳情見個別縣市的網站，資訊可能隨時有變動。

是否有流產徵兆、早產防治衛教指導、例行檢查（問診、身體檢查、實驗室檢查）及一般超音波檢查、乙型鏈球菌和其他抗原抗體檢查等。此外，新住民在全民健保納保之前也享有同樣的產檢給付。

在2020年臺灣孕婦產前檢查利用率，至少1次的利用率高達99%，而8次產檢利用率也有90%左右（衛生福利部國民健康署，2022），所以臺灣孕婦有接受過產檢的比例是很高的。但是產檢次數只是一個指標，實際產檢的照護品質與內容，並沒有辦法單從婦產科門診次數來確認。此外，產檢應該及早開始，才能及早發現問題並適當介入，美國婦產科醫師學會（American College of Obstetricians and Gynecologists）建議首次檢查應於第一孕期執行，也就是懷孕第14週以前，並依據個別孕婦的妊娠風險程度，調整檢查頻率；英國則建議首次檢查應於懷孕12週以前執行。臺灣最新的產檢補助，也包含兩次在第一孕期的免費檢查。然而，仍有一些孕婦因為許多因素，而沒有及早開始產檢，錯失介入的時機；令人擔心的是，部分孕產高風險族群，例如未成年孕婦、孕期抽菸酗酒的孕婦等，反而有較高比例延遲產檢開始的時間，這都應該是未來政策介入的重點。

三　生產與產後

要說生產照護是孕產照護中，醫療介入最為密集的部分，並不為過，而且可能也是醫療成本較高的一環。隨著外科與麻醉技術的進步，生產照護也相對成熟與規律化，理論上現代產婦生產的風險應該降低不少才對。然而根據內政部2021年人口統計資料顯示，國內女性生育平均年齡為32.29歲，其中35歲以上者逾3成（31.64%），是十年前（2011年17.8%）的1.8倍（衛生福利部國民健康署，2023）。孕齡的上升，又提高了生產的風險，增加孕產併發症發生的可能。

再者，臺灣的生產照護中，有一個很特別的現象，就是高剖腹產率。剖腹產（Cesarean section）是指藉由切開腹部的方式，將體重至少達到500公克以上的胎兒以人為方式分娩。可按照其適應症與否分為醫療因素剖腹產與選擇性剖腹產；換句話說，剖腹產有醫學上的必要性，也可能隱含產婦的個人偏好或是醫師的引導，其背後選擇過程是很複雜的。

相較於其他國家，臺灣剖腹產率近二十年來都超過30%，2021年更來到37.9%（詳細變化可以參考圖10-2），也就是平均每三個小孩至少一個是剖腹產出生，這比例不僅高於其他先進國家，而且有許多為選擇性剖腹產，選擇性剖婦產乃是孕婦在非醫療因素下，決定使用外科剖腹之方式分娩出新生兒，但對於非高風險的孕產婦來說，剖腹產其實可能增加併發症的風險。早期學者認為，選擇性剖腹產的原因，主要是因為外科技術進步，使其變成一個選項，然而，母親的心理因素也很重要，例如有些孕婦覺得剖腹生產比較安全，或是對於陰道生產過程感到害怕；也有學者認為，部分醫師可能引導產婦選擇剖

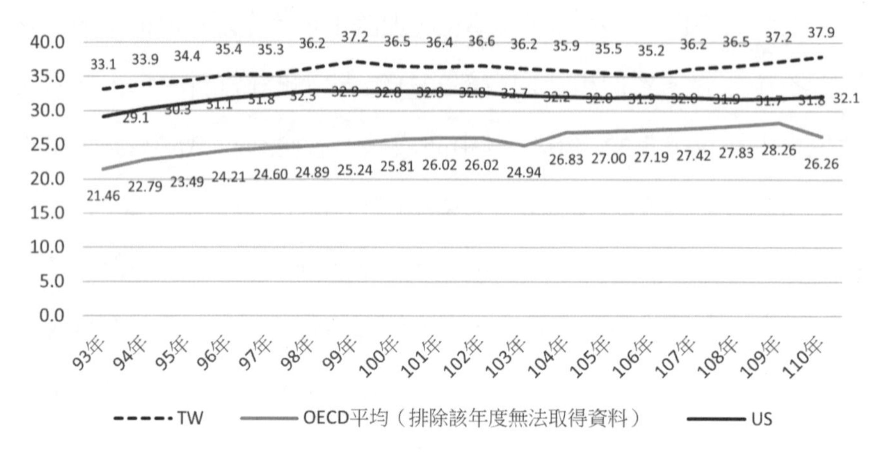

圖10-2　先進國家與臺灣剖腹產率比較

資料來源：OECD Statistics／臺灣國民健康署出生通報／美國National Center for Health Statistics, National Vital Statistics System, Natality data。

腹產，造成誘發性的需求。

此外，產後是產婦與家庭調整與磨合的期間，良好的產後照護，能夠協助母親與家庭儘快在身體層次、心理層次，以及社會層次上調整，以適應新的生活模式。產後最常發生的健康問題，包括母乳哺餵障礙、疲勞（fatigue）、疼痛（pain）、憂鬱（depressive symptoms）等。舉例來說，產後憂鬱症（postpartum depression）是很常見的健康問題，大概在產後4～6週發生，文獻上估計約有15～20%的產婦會苦於產後憂鬱，但也可能更高，因為許多產婦面臨求助的障礙（Dennis & Chung-Lee, 2006），例如無法分享心裡的感覺，或是缺乏病識感不知道應該求助，甚至不清楚照護資源為何。

孕產婦在產後面臨各種身心上的挑戰，各種產後的問題，不僅是影響母親，也會影響到新生兒的健康，與幼兒的行為與社交也息息相關。但目前政策提供的資源，較少針對產後的特定照護需求，大部分是產前照護的延伸。國健署的產檢補助涵蓋一次產後的門診，而針對高風險的孕產婦，也有相關計畫主動積極關懷追蹤。此外，國健署的孕產婦關懷專線，以及LINE衛教資訊，還有個別縣市也都有一些類似的孕產關懷專線，雖然不是只有針對產後需求，但也是新手媽媽可以利用的資源。此外，臺北市與屏東縣政府，是少數將好孕專車服務延伸照顧產後身心健康的縣市，提供孕產婦在分娩後2～6個月內，若有因產後引發的就醫需求前往醫院，仍可以拿到車費補助。而針對產後憂鬱，桃園市率先在2023年開始公費補助產婦生產後的憂鬱篩檢、中醫調理、心理諮商，諮商對象除了產婦還包括家屬。

從生產到產後照護，良好品質（quality）以及可負擔可獲得（affordable and accessible）的照護，在每個階段都能有關鍵的影響。孕產健康並非僅止於個體健康，應該是公共衛生的議題，從群體高剖腹產率的探究，到產後照護資源的增加，都是重要挑戰，需要政策面的多方討論。

四 孕產照護人力發展趨勢

為了達成高品質的孕產風險管理與照護，地區化的孕產醫事人力是必要因素，也就是社區裡要有足夠的孕產醫事人力提供照護。然而，許多先進國家都面臨專科醫師人力不足，以及婦產科醫師與婦產科資源長期的分布不均，這都讓地區化的孕產照護很難達成。以美國來說，專科醫師包括婦產科長期分布不均，許多地區只有家醫科醫師與助產士協助接生；而美國近十年因為小型醫院經營困難，許多地區醫院在近十年內相繼停止營業，其所屬婦產科部門也隨之關門，在缺乏合適的接生產房與孕產照護單位，原有的婦產科醫師只能被迫離開，使得偏鄉地區孕產醫事人力的缺口更加擴大。美國育齡婦女不論在嚴重孕產疾病發生，或是在門診照護可近性上，都有顯著城鄉差異，而其中單一最大影響因子是婦產科醫師人力供給的差異，導致城鄉在照護可近性的不平等（Lee et al., 2020; Lin et al., 2022）。

過去約2000年以來，臺灣醫事人力面臨五大皆空危機，婦產科人力缺乏正是其中之一。之後雖有人力上的增加，卻無法反映在孕產照護可近性的提高。根據林民浩等人的研究，在2005～2009年之間，婦產科醫師總人數雖然增加，但產科醫師數卻持續減少，而同樣的研究期間，全國生產件數減少6.7%、產科醫師減少5.4%，全國產科醫師平均接生件數減少1.6%，而且在低都市化地區減少幅度皆大於高都市化地區（林民浩等，2018）。再繼續看近代的十年，自2011～2020年，婦產科專科醫師總人數增加，執業人數自2,174增加至2,482人（圖10-3），但是這個增加並不是平均分布的，而是大部分

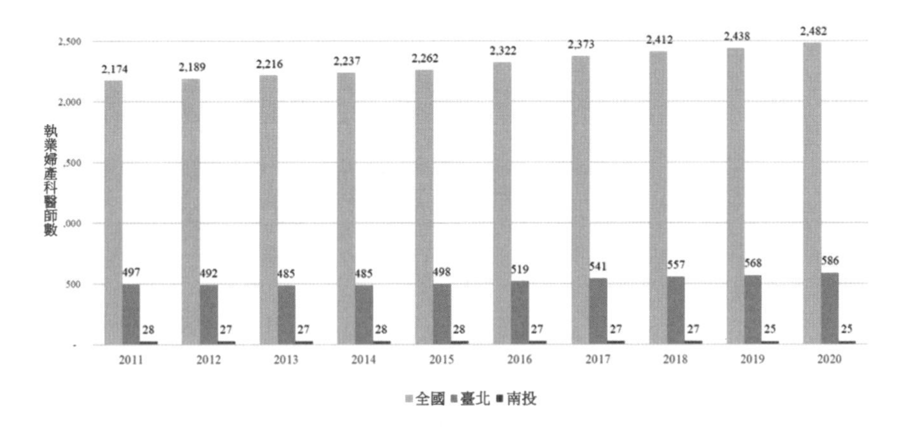

圖10-3　婦產科醫師人數變化，全國、臺北市、南投縣比較（2011～2020年）
資料來源：中華民國醫師公會全國聯合會醫療統計資料。

在都會區。若以臺北市與南投縣作為比較，臺北的婦產科醫師人數在十年間的確增長，但南投縣的婦產科醫師人數卻沒什麼變動。據此，雖然數據上來看，婦產科醫師人力不足看似稍緩解，但不一定能改善照護人力尤其產科醫師的不足。

或許有人說，生育率下降，婦產科醫師的需求應該隨之減少才對吧？事實上，這個假設並不正確。雖然過去十年的新生兒出生數下降，但對於婦產科醫師人力的需求，並未能因此而減少。隨著醫療的進步，少子化後對品質的要求，生育年齡之延後，以及不孕症需求的提高，婦產科醫師提供孕產照護服務的內容，已經大不相同了，即使接生需求總數量下降，孕婦產檢、生產等的風險，與照護提供上會遇到的其他挑戰卻逐漸增加，因此，無法單純以出生嬰兒數量來決定婦產科醫師的工作量與市場需求。林家翎在2014年的論文研究也發現，2002～2012十年間的新生兒出生數與婦產科醫師人數變化，並無顯著相關（林家翎，2014）。

在所有醫療科別中，產科被公認為是最辛苦的科別之一，不但健保給付偏低、工時過長，訴訟風險也是最高（劉育志，2013），因此，年輕醫師選擇婦產科的意願仍然不高，目前婦產科醫師年齡也還偏大（圖10-4），很多地區僅有的婦產科醫師可能隨時會退休，加以人力分布極不平均，產科醫師退出市場或轉換執業地點，都可能造成產婦就醫可近性惡化，也使得低都市化地區例如南投縣，或是其他就醫可近性原本就相對較差的社區與群體，就醫選擇有限，孕產婦往往需付出更高的就醫成本才能取得合適高品質的照護。因此，著眼於婦

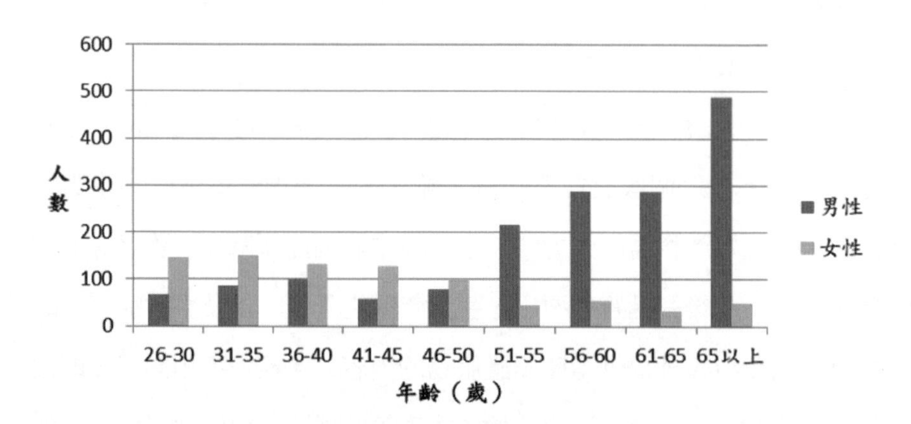

圖10-4　2021年婦產科醫師性別與年齡分布

資料來源：中華民國醫師公會全國聯合會醫療統計資料。

產醫事人力的地區差異極大，即使醫師人數提高，也不保證能改善許多地區缺乏孕產照護資源的窘境。

五 育齡婦女的健康照護

若以促進孕產與育齡健康為終極目標，促進育齡婦女的健康，應從初級醫療與社區照護開始，例如鼓勵育齡婦女接受定期的健康檢查，運用初級醫療的資源進行慢性病照護與管理（例如糖尿病與高血壓），舉例來說，若是在懷孕前就能管理好高血糖或高血壓的問題，懷孕後或生產的併發症風險也可以降低。或是接受適齡的癌症篩檢，例如子宮頸抹片檢查，以及適當的疫苗注射，如每年的流感疫苗甚至適齡的子宮頸癌疫苗等。此外，所有初級照護的重要原則，也都適用於育齡婦女的照護。例如照護連續性、照護整合性、有固定就醫來源與場所等，均是育齡婦女健康照護的重要核心。舉例來說，有固定就醫場所的育齡婦女，使用子宮頸抹片檢查的比例也較高（賴宜弘等，2011）。

健康的孕產，始於健康的母親，對於育齡婦女的健康，不是只有懷孕後才開始關注，懷孕前後的健康照護也同等重要。換句話說，孕產健康目標達成，有賴於各階段孕產與全面育齡健康照護。若是所有資源只傾注於醫院與生產，除了僅能照顧到特定產婦（例如有資源有能力，或是有較高健康識能），也可能耗費較多的照護資源，卻不見得能提高群體健康。因此，應該提高育齡婦女的各種高價值照護模式（high-value care）的利用，加強門診與初級照護的提供，並減少醫院住院與急診資源的利用。

六 健康政策能做什麼？

有鑑於臺灣生育率逐年下降和孕齡的上升，建構安心懷孕的友善環境是國家當前重要政策。其實歷年來政府針對孕產照護推動了很多政策，只是很多都採取在費用上的直接補助，而民眾若資訊管道不足，也不見得能搜尋到這些有利的補助或資訊。此外，雖然部分方案是針對特定族群追蹤與輔導，[2]也達到不錯成效，但是部分高風險族群不容易辨識或追蹤到，也形成介入的困難。

現行政策對於產後階段的照護較為薄弱，且各縣市政府提供的相關支援也有落差。想要改善孕產婦和新生兒的健康並建立完善的孕產

---

2 為強化弱勢群體母嬰的健康照護，國民健康署於2021年至2024年針對高風險孕產婦進行關懷追蹤計畫。延續過去試辦計畫，此次的計畫服務對象同樣包括具有任一健康風險因子（如：健康行為風險因子、懷有多胞胎者、確診妊娠高血壓或妊娠糖尿病且教育程度為高中職以下／原住民／新住民者）或具有任一社會經濟危險因子（未滿20歲／低、中低收入戶／受家暴未受產檢個案）以及孕期間從未做過產檢個案之新生兒的孕產婦。服務的涵蓋整個孕期階段，從產前至產後六週提供以電話／視訊／面對面諮詢、到宅訪視等方式的關懷諮詢服務。此外，也提供高風險孕產婦產前產後各一次的個案需求評估（健康識能、健康問題及社會福利資源需求等）、設立符合個案需求之服務目標、提供衛教健康資訊、轉介等服務以及評估結果等多樣關懷追蹤服務。

期全人全程照護模式，產後的照護必不可少。重視母親在產後生理與心理的問題，將是未來健康照護體系改革重要的議題之一。

而針對人力不足以及不均的問題，除了長遠的人力規劃，包括從醫學系設置與住院醫師訓練著手以外，現行試辦的開放醫院制度提供了一個可能解方。面對孕產醫師人力吃緊，以及部分小型院所並不提供接生服務，周產期網路[3]的其中一項措施為「婦產科開放醫院」（open hospital），旨在促進基層婦產科診所與重點醫院的合作。孕產婦可以選擇在鄰近的婦產科診所進行產前檢查，生產時則到設備充足的醫院進行。可由婦產科診所開業醫師，到醫院與醫院主治醫師合作，替孕產婦進行接生，提供孕產婦連續性照護服務的周產期照護模式。此制度需醫院與基層診所合作，讓基層診所醫師成為兼任主治醫師。因此，對於因各種原因而無法經營提供接生的醫療場所，許多有經驗的基層醫師也可以繼續提供照護與產檢的服務，同時達到分級醫療的目的。

---

3 「周產期照護網絡計畫」藉由完善的周產期急重症照護網絡來提升孕產婦及新生兒的醫療品質及健康安全。照護網路的策略目標包含輔導每縣市至少一間兒童重點醫院成為周產期母嬰醫療中心、規劃周產期轉診及後送流程、提供高風險孕產婦（兒）族群健康評估及追蹤關懷制度、分區規劃低出生體重兒追蹤關懷中心等。藉由補助地方重點醫院建立高危險妊娠產前轉診機制及新生兒外接團隊，以提升高危險妊娠、新生兒加護之照護品質及母嬰照護的就醫可近性。

七 結語

孕產健康的改善，有賴對於育齡婦女建立足夠的照護資源，提供良好的照護模式與環境。除了檢視育齡婦女在各階段的需求，從全人照護的角度來思考，也要考慮照護資源與照護人力的充足供給。婦產科醫師人力分布不足與不均，將是未來孕產照護的主要議題之一，也會是公共衛生的重大挑戰。

問題與討論

1. 目前臺灣孕齡逐年提高，您認為這對於孕產照護的挑戰是什麼？
2. 您認為針對促進孕產健康，「提供更好的懷孕生產的健康照護」，是否是唯一方法？若同意，理由為何？若不同意，您認為還有什麼其他策略？
3. 您贊成透過政策制定來降低選擇性剖腹產嗎？原因為何？
4. 您認為婦產科醫事人力的兩大問題，人數不足以及分布不均，有哪些可能的改善策略呢？

參考文獻

林民浩、郭年真、江東亮（2018）。少子女化對產科醫師執業空間變遷及產婦就醫可近性之影響。台灣公共衛生雜誌，37（5），554-564。

林家翎（2014）。臺灣地區婦產科醫師人力供需分析。元智大學管理碩士在職專班碩士論文。

劉育志（2013年6月26日）。被告怕了！台灣婦產科醫師遭集體「殲滅」。良醫健康網。https://health.businessweekly.com.tw/AArticle.aspx?id=ARTL000001627

衛生福利部國民健康署（2022）。2021國民健康署年報。https://www.hpa.gov.tw/Pages/ashx/File.ashx?FilePath=~/File/Attach/16382/File_20239.pdf

賴宜弘、蕭聖謀、楊雪華（2011）。影響台灣地區婦女子宮頸癌抹片篩檢使用之研究。亞東學報，31，121-137。

Dennis, C. L., & Chung-Lee, L. (2006). Postpartum depression help-seeking barriers and maternal treatment preferences: a qualitative systematic review. *Birth*, *33*(4), 323-331.

Lee, H., Hirai, A. H., Lin, C.-C. C., & Snyder, J. E. (2020). Determinants of rural-urban differences in health care provider visits among women of reproductive age in the United States. *PLoS One*, *15*(12), e0240700.

Lin, C. C., Lee, H., & Snyder, J. E. (2022). Rural-Urban Differences in the Utilization of Hospital-Based Care for Women of Reproductive Age. *Womens Health Rep (New Rochelle)*, *3*(1), 20-30.

Roelands, J., Jamison, M. G., Lyerly, A. D., & James, A. H. (2009). Consequences of smoking during pregnancy on maternal health. *J Womens Health (Larchmt)*, *18*(6), 867-872.

WHO. (2019). *Trends in maternal mortality 2000 to 2017: estimates by WHO, UNICEF, UNFPA, World Bank Group and the United Nations Population Division*. World Health Organization. https://apps.who.int/iris/handle/10665/327595

第三篇

自然、社會與人造環境

11

爭取「活得像人」：從障礙者的主體性談障礙平權

周月清

一　引言

新聞報導一：身心障礙者怒喊：還我人權！　發起「黑紙革命」（王家瑜，2022）

2022年12月，一群身心障礙者發起了黑紙運動，訴求是針對2022年下半年行政院提出的**身心障礙者權益保障法的修法草案**，在立法院要強行通過此行政院版本的修法條文，而此行政院版的修正條文，幾乎只針對**機構式的服務**（institutional care），而障礙者關心在社區可以自主生活的相關居家或社區式（home and community-based）服務，卻隻字未提。障礙團體的**黑紙運動**主要的訴求是身心障礙者不滿意這次的修法，因為沒有諮詢身心障礙者的意見，違背前述聯合國《身心障礙者權益公約》（Convention on the Rights of Persons with Disabilities，簡稱CRPD、《身權公約》）強調的「**沒有我的參與，不要幫我做決定**」（Nothing about us without us），以及攸關障礙者在社區生活自主性的個人助理（personal assistant）服務（簡稱個助），因為個助目前政府**提供的時數相當不足**，導致身心障礙者在社區生活非常辛苦，加上需要支持的時數越多者，需自付額的支出就越高。所以身心障礙者黑紙運動的標題寫著「**被國家障礙了**」（disabled by the state），以黑紙來抗議身心障礙者的需求不被政府看見，政府沒有遵守《身權公約》國際審查委員的結論性報告：國家有責任提供社區服務，支持障礙者如同非障礙公民平權、有尊嚴地住在社區。

新聞報導二：身障者爭取「活得像人」！　玉姐告贏新北社會局、法院令提高照顧時數（項程鎮，2022）

2023年3月，臺北地方法院針對一位獨居、低收入戶、重度肌肉萎縮的障礙者，化名玉姐，其因**個人助理時數不足**狀告**新北市政府**一案進行判決。玉姐父母皆雙亡，一個人在社區租屋獨居，必須依靠居服人員及個人助理協助其日常生活，但是新北市政府每個月只提供玉姐60小時的個人協助，一天僅兩小時，故其長年以來，因為支持人力不足，夜間缺乏人力協助她上下床、翻身，她整日只能坐在椅子上，無法躺下睡覺，而社工及協助的工作者則希望玉姐可以住到機構（institution），但是玉姐不願意住到機構，因為她以前住過機構，無法接受機構團體式的生活，如沒有隱私，且在機構中也無法自由選擇吃什麼、選擇如何被協助洗澡等自己想要有的生活方式，所以她堅持要住在社區，但卻因**為時數不足，無法活得像個人**，所以狀告了新北市社會局。法院的裁決指出，新北市政府一個月上限只給60小時個人協助服務，是依法無據，故判決新北市政府在此部份為敗訴，但玉姐要求的每日24小時個人協助服務，截至目前尚未得到新北市政府的回應。

新聞報導三：德芳教養院虐死院生！3員工判重刑（陳苾暐，2023）

2021年7月，各大報紙報導，一位住在**苗栗德芳教養院自閉症的住民**，可能被社工員及行政助理有身體虐待而導致死亡，此事件也引起了各個身心障礙團體、立法委員及監察院／國家人權委員會的重視，當時前述關注障礙者生命權的民間團體及政治人物也召開了記者會討論教養院的服務品質以及工作人員的管教態度；同時，此事件被媒體揭發後，身心障礙社群也引起相關的討論，**也就是身心障礙者住在教養院（機構）是否是最好的服務方式**？還是身心障礙者應該住在社區？繼而也帶來了過去二十年來一直存有爭議的障礙服務走向：身心障礙政策維持**機構化**（institutionalization）亦或當轉型為**去機構化**（deinstitutionalization）、**社區居住與自立生活**（living in the community and independent living）的討論。

壹蘋新聞網：只要是「人」都有權利住在社區！回應衛福部長「部分障礙者不適住社區」（周月清、孫嘉梁，2022）

2022年11月，衛福部接受立法委員針對增加社區服務財務資源質詢時，衛福部部長回應指出：「**有一些障礙者不適合住在社區**」，而部長的回應，也引起當時線上參與此質詢的身心障礙者的反彈，認為部長的看法完全違背人權觀點，將障礙者分類（categorized）為所謂的適合住在社區或不適合者兩類，如同回到18、19世紀時，**以醫療模式觀點**（medical model）把障礙者分類為可訓練、可教育者，或以被評斷（assessed）的障礙程度（輕度、中度、重度、極重度四級）來判定障礙者適合住在哪裡，此也違背了2006年聯合國通過的《身權公約》對障礙（disability）的定義，以及公約第19條，**障礙者有權利選擇住在哪裡、與誰居住**，政府有義務提供社區服務支持障礙者得以在社區**自立生活／主導自己想要的生活**，如同一般非障礙者平等融入主流社會。

以上四個晚近新聞事件及與身心障礙者相關的議題，大家可能好奇的是：

（一）何謂身心障礙？國際上如何定義？我國相關法案又是如何定義？我國的身心障礙法案是什麼？立法歷程為何？

（二）何謂醫療模式觀點（medical model）？

（三）什麼是機構（institution）？什麼是去機構化（de-institutionalization）？何以說住機構是團體式的生活、沒有隱私、沒有自由？

（四）什麼是居家／社區式服務？什麼是自立生活（independent living）？什麼是個人協助服務？

（五）何謂「沒有我的參與，不要幫我做決定」？

（六）什麼是聯合國《身心障礙者權利公約》？

（七）何謂被障礙（disabled）了？

上述這些問句，在全球與臺灣脈絡的意涵及脈絡為何？以下各節逐一回應。

二　何謂障礙

（一）1980年WHO對障礙（disability）的定義

1980年代以前，WHO認為損傷（impairment）、障礙／失能（disability）、殘障（handicap）三者是線性關係，表示有損傷就會失能（或稱障礙，英文是 disability），之後變成「殘障」（如圖11-1）。這種觀點被視為是一種歧視，因為身體或心理有損傷，如近視或老年眼睛老花、腳行動不便、或是在智商的分數比一般人低，但如果有眼鏡（輔具）、輪椅／手推輪椅與友善環境（上課時可以安排近視者坐在教室前排、投票時可以考慮輪椅族的無障礙設施，或可以提供簡單容易閱讀〔簡稱易讀〕的相關資訊等），**損傷（impairment）並不會直接帶來「障礙」／「失能」**（disability）或導致「被障礙／被失能」（disabled），因此「殘障」（handicap）指的不是人而是環境。

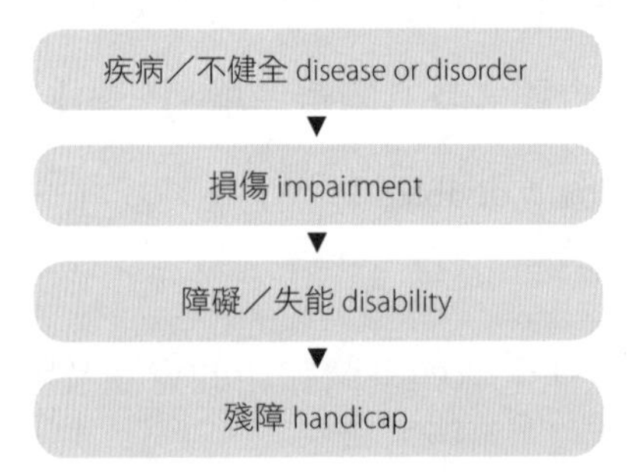

圖11-1　1980年國際衛生組織對障礙的定義

「handicap」一詞在英文也被認為是歧視的語言，在引射一個人手裡拿著帽子（cap in the hand），如同乞丐（beggar）。而中文的「殘障」或是「殘疾」（Google針對disability的翻譯名詞為殘疾）用詞，「殘」一字也是有歧視意涵，兩把刀加上「歹」，都屬於負面名詞；同時障礙與否，不應該被視為疾病。**因此在英語系的國家，建議不要用「handicap」，在華語社會不要用「殘障」或是「殘疾」**一詞（詳見台灣障礙台：https://www.youtube.com/channel/UCDyGOdJMwKCdlLi4BbbDMhQ）（陳俊賢，2017）。

（二）2000年WHO對障礙的新定義

圖11-2和11-3是WHO對障礙（disability）的新定義，除了不再使用過去負面的名詞，認為損傷、障礙／失能不是線性關係，同時除了探討個人身體功能，也探討社會環境因素，此為WHO所謂的ICF（International Classification of Functioning, Disability and Health）的定義，**強調身體功能（function）、活動（activity）、參與（participation）與環境（environment）的交互關係**（Relations between body function/structure, activity, participation and environment）（WHO, 2001, 2002; 周月清等，2015）。換言之，個人的活動與參與、環境及社會脈絡為ICF的關注核心（WHO, 2001, 2002），因此相較過去的定義，此ICF的定義也是國際障礙者權益運動比較能接納的定義（Hurst, 2003; McIntyre & Tempest, 2007）。

我國2007年修改的《身心障礙者權益保障法》（簡稱《身權法》）對障礙的定義，即採用ICF的定義，也就是所謂的「新制」來核定障

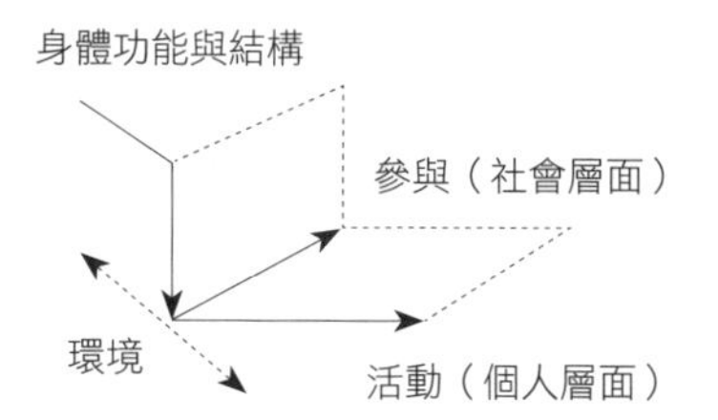

圖11-2　2000年WHO對障礙的新定義：立體與多元面向的交織

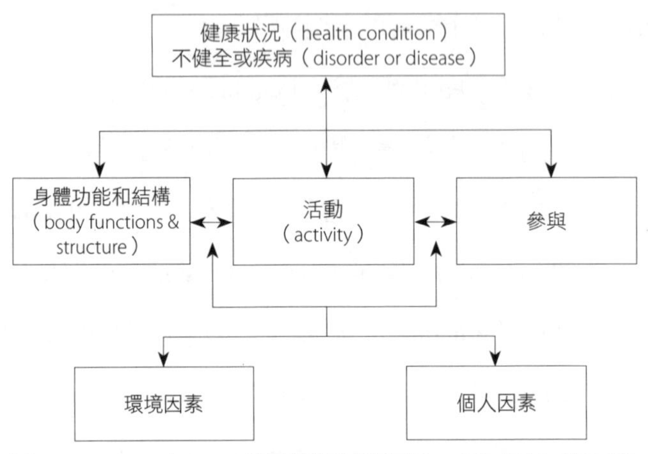

圖11-3　2000年WHO對障礙的新定義：多元面向的交織

礙者身心障礙的資格，發放身心障礙證明（周月清、張恒豪，2017）。

（三）2006年聯合國《身心障礙者權利公約》對障礙的定義

聯合國於2006年通過《身權公約》，我國也於2014年立法政府需要執行此一公約，亦即《身心障礙者權利公約施行法》。

《身權公約》肯認**障礙**（disability）**是一個演變的概念**，主張障礙來自於**功能損傷者和社會態度及環境阻礙的互動**，使功能損傷者無法和他人於平等基礎上，在社會中獲得充分和有效的參與。[1]

1　對障礙定義的原文：Recognizing that disability is an evolving concept and that disability results from the interaction between persons with impairments and

在此定義下，強調**障礙是因互動關係**而來，障礙是會改變的、流動的，**亦即障礙會因不同環境、互動關係而有所變革**，障礙是被形成的（英文為disabled，**強調是被環境造成的，而非因為身體的損傷**）。

亦即，CRPD對「**障礙**」（disability）的定義，聚焦在**社會對障礙**的影響（social understanding of disability）（Series, 2020, p.81），重視身心損傷與各種阻礙（various barriers）的互動關係，從福利與慈善觀點，轉為「障礙人權」（human rights model of disability）觀點（Degener, 2017; Series, 2020; Lawson & Beckett, 2021）。

CRPD的定義也強調**平等與參與**的重要性，個體是否能充分與有效參與，則是環境的阻礙或是社會態度造成。這也回應前述案例，**障礙者的黑紙運動**訴求，障礙者抗議因為個人助理協助服務目前政府提供的時數不足，在社區生活非常辛苦，如玉姐即為一例，因此「**被國家障礙了**」。

為了促使障礙者在平等權利基礎下完全及有效參與，CRPD同時也強調「**沒有我的參與，不要幫我做決定**」（nothing about us without us）；同時，為了區別障礙的社福團體（organization for disabled people）和由障礙者自己組成的團體（organization of disabled people, disabled

---

attitudinal and environmental barriers that hinders their full and effective participation in society on an equal basis with others (UNCRPD) (United Nations, 2006)。

people's organization，簡稱DPO），CRPD於第7號一般性意見（*United Nations, 2018*），也針對**障礙團體**（DPO）下一個明確的定義：

> 身心障礙者團體（disabled people's organization或Organizations of persons with disabilities，簡稱DPOs）意指由障礙者領導、指導和管理的團體，51%及以上為障礙者，含理監事、會員及幹部，強調：障礙者組成的團體應與「為（for）」障礙者成立的團體區隔——後者提供服務和／或代表障礙者進行倡議，實作上可能造成權益衝突。（CRPD/C/GC/7: 4）。

（四）我國對身心障礙者權益法制化歷程及對「身心障礙」的定義

我國直到1980年才通過社會福利三法（《社會救助法》、《老人福利法》、《殘障福利法》），障礙者如同低收入者、老人，有權接受社會福利。在1980年《殘障福利法》通過及執行之前，針對障礙者的任何支持或協助，被視為民間慈善事業及家庭的責任，障礙也被視為家庭與社會的負擔。

1987年解嚴後，民間團體紛紛成立，其中也包括身心障礙者相關社福團體（蕭新煌，2018）。隨著我國進入民主國家體制，身心障礙法規業經數次變革，如：1990年修法增加條文、1997年改為《身心障礙者保護法》、2007年改為《身心障礙者權益保障法》。

值得一提的是，隨著2006年聯合國通過的《身權公約》，我國也在障礙公民社會運動下，2014年通過聯合國《身心障礙者權利公約施行法》，亦於2017年及2022年分別舉辦第一次及第二次CRPD國際審查暨發表「結論性意見」報告書（衛生福利部，2019，2022）。

我國對身心障礙者（簡稱障礙者）的定義，於2007年《身權法》雖然名為採納2001年WHO ICF 的定義，相較「舊制」的定義，**其實可能更沒有考量到障礙者的社會脈絡**（張恒豪，2015），現階段的定義，仍主要依據醫師診斷及地方政府肯認後，予以障礙證明，同時如同舊制，仍只依據**身體功能損傷程度將障礙者分成四類**（輕、中、重、極重）；同時，領有障礙證明者才能使用社會服務（Chou & Kröger, 2017）。

我國目前有120萬障礙者，佔總人口5%（衛生福利部，2023），逐年增加中，然相較全球人口十分之一（10%）為障礙者的估計（WHO, 2011）及其他國家（如瑞典障礙者佔其總人口16%）（Statistics Sweden's (SCB), 2018），**我國障礙人數偏低**，如低於其他先進國家超過10%。

案例說明：

前述玉姐狀告新北市政府沒有滿足其個人所需的個人助理服務時數的案例，顯示新北市的需求評估並沒有依據2001年WHO ICF強調的「環境與個人因素同等重要」，同時，也違背《身權公約》強調的障礙是指**個人的損傷與環境的互動關係**。

玉姐除了身體的功能需要支持，而她的日常生活是在社區，她想**自我決定吃什麼、用哪一種方式被協助洗澡，她也渴望外出參與社交活動、出國旅行**。依據WHO 2001年的新定義（ICF），她的社會環境是：沒有家人、獨居，對她的支持服務不能只考慮她的身體功能，同時也應評估**個人的活動參與及環境**是否足以支持他的日常生活。但依據此一新聞，似乎地方政府在核定支持人力的時數，如個人協助，並沒有依據《身權法》以及WHO ICF及《身權公約》的定義，考量其活動參與的需求以及其環境是否支持等面向，如非但她的基本生理需求（如睡眠）都無法被滿足，更說不上滿足她**外出參與活動或是旅行的需求**，也與2007年的《身權法》所謂依據ICF的「新制」評估不符（詳見周月清、張恒豪，2017; Chou & Kröger, 2017）。

三　何謂障礙醫療模式觀點？何謂障礙社會模式觀點

英國自1980年代以來，障礙者自己組織起來，倡議自己本身經驗的重要性，**反對由專業工作者控制及代為決策的醫療模式**（medical model）**觀點，主張以障礙者經驗為主體的社會模式**（social model）觀點（Oliver & Barnes, 1998; Oliver & Sapey, 1999; Morris, 2004），而此倡議工作也影響1999年WHO改以ICF對障礙的定義，強調必須考量

環境面向，重視障礙者的**活動參與**而非損傷（WHO, 2001），也影響後續2006年聯合國《身權公約》的條文制定的精神，強調障礙者的自主性。

WHO於2001年ICF的定義，回應前述1980年代障礙者團體倡議的社會模式（social model）觀點，重新定義「障礙」（disability），不再只視障礙為個人議題，**更是社會文化建構與人權議題**。WHO於2001提出「生理-心理-社會」（Bio-psycho-social，簡稱BPS）模式，整合障礙醫療模式及社會模式（medical and the social models of disability）。

依據WHO，醫療模式及社會模式定義如下：

醫療模式：視障礙為**個人問題**，如起因於疾病、創傷、或是其他健康因素，因此需要專業人員提供醫療處置（views disability as a problem of the person, directly caused by disease, trauma or other health condition, which requires medical care provided in the form of individual treatment by professionals.）（WHO, 2001, p.18）。

社會模式：視障礙為來自於**社會造成**的，因此促使個人與社會整合是很重要的（sees the issue mainly as a socially created problem, and principally as a matter of the full integration of individuals into society）（WHO, 2001, p.18.）。

在社會模式的觀點之下，障礙不會歸因為個人的損傷或疾病，反之，**強調社會運動與政治行動，重點在改變環境**，以促使個人可以完全參與社會生活的各個面向（WHO, 2001）。

案例說明：

前述玉姐案例，也指出目前地方政府針對身心障礙者的個人助理服務時數依然僅建立在**醫療模式觀點**，忽略了社會環境的障礙，因為只評估個人損傷，忽略社區支持服務資源分配不足的社會制度。玉姐狀告新北市社會局，即建立在社會模式觀點，玉姐的需求未滿足是來自於有問題的國家社會福利制度，故玉姐提起告訴的行動，目的是為了改變不當的福利資源配置制度，也可以說是一個**政治行動**。

另，前述身心障礙者發起的黑紙革命的案例，強調障礙者「被國家障礙了」，此處所謂的國家，即為臺灣的社會環境及社會福利制度，障礙者的障礙（disabled）並不是來自於個人的損傷，是國家促使障礙者**被障礙了**。因此在社會模式觀點之下，**要改變的是社會環境以及國家的福利制度**，也因此身心障礙者發起黑紙革命運動。

四 什麼是去機構化？什麼是自立生活？什麼是個人協助／個人助理服務？

何以要去機構化（deinstitutionalization）？何以去機構化是全球障礙者的主流運動？何以障礙者不要選擇住在機構？何以說住機構是團體式的生活、沒有隱私、沒有自由？了解何謂去機構化之前，有必要先了解何謂「機構」（institution）以及何謂機構化（institutionalization）。

（一）什麼是機構？何謂機構化？

「我要我的自立生活」（周月清等編，2019）是一本由13位受訪障礙者敘述自己身為障礙者生命歷程的書，13位障礙者中，6位曾住過「機構」。

大塊文化董事長郝明義先生，在為這本書寫序的文中，他有以下的敘述：

> 對我震撼最大的，是「機構」這個詞。
>
> 剛開始閱讀時，我看不懂「機構」是什麼，後來逐漸明白「養護中心」、「教養院」之類，就是他們說的「機構」。這些機構設施不足，人員照料服務不周，在我想像之內。但像哈克所說，形同虐待的情況，令人驚駭。
>
> 哈克說他們常被推擠到一起沖澡，有時瓦斯還沒有火、沒有熱水，冷水就直接沖下去，結果有一個朋友患了感冒。巡迴醫師兩個禮拜才來一次，等到醫師來時，那位朋友已經嚴重到變成肺炎，後來因為沒有辦法脫離呼吸器，這位朋友被轉送到護理之家。
>
> ……
>
> 書裡不只一個人提到「機構」，以及他們對於「機構」的恐

懼和厭恨。我幾乎在這些「機構」裡看到集中營的影子。

我國障礙者所謂的「機構」，英文為institution。依據牛津字典institution指一個制度化的組織或單位，也指人們因為年紀、障礙或心理困難而被限制或被照顧地方；針對住的地方而言，此制度化（institutionalised）則指制度化的生活和規範，強調團體生活與被規定的日常生活作息。因此，「機構」，有別於一般住宅之獨立區域，社區居民可以指認出明顯界域內之集合建築與空間設施、居住、活動與生活（Alaszewski, 1986）。

「機構」亦指兒童的育幼院、老人安養之家，或是障礙者住宿的教養院、特殊學校／啟智學校、啟聰學校、啟明學校、盲人院、庇護工場等，皆為「機構」（陳伯偉、周月清、陳俊賢、張恒豪，2018）。

CRPD第五號一般性意見，定義institution（亦即前述我國障礙者所謂的「機構」）：「機構」可指100人以上的住宿單位，也可指五至八人的團體家庭，只要住民是被隔離、無法自我決策與自主生活，即為institution（CRPD/C/GC/5）。

依據我國「身心障礙者個人照顧服務辦法」，「機構」指全日型住宿服務：教養院、養護中心、養護所、護理之家、安老院等。

依據CRPD及前述文獻的定義，當障礙者被安排住進「機構」，我國相關政府文件使用的語言為「安置」（place），此時，「被安置者」，如同「物品」（object）一樣被隔離「安置」（place）在制式（institutionalized）的機構，過著被監控的團體式生活，或被隔離在所謂的「特殊學校」接受所謂的「特殊教育」，或只能在被庇護、被保護的庇護性場域就業（sheltered employment），以及住進安養性質的老人之家；此與CRPD第19條「自立生活、融入社區」不符。

依據周月清等（2023）深入訪談13位（曾）住機構肢體障礙者，該研究發現：住機構不是自己的選擇、被安排住進老人長照與啟智機構、受到監視／過一成不變的團體生活、想離開並思考如何離開機構、住機構不是障礙者的選項（周月清等，2023）。

上述這些13位住機構的障礙者的經驗，和前述郝先生的序文的經驗一致，但不幸的，目前我國的障礙政策及預算編列，仍然聚焦在機構式的服務型態，再一次的回應前述案例所述，住機構不是障礙者的選擇，但障礙者住在社區，卻得不到足夠時數的社區式服務。

（二）什麼是去機構化（deinstitutionalization）？

「去機構化」（de-institutionalization）與「自立生活」概念源自歐美1950與1960年代，以障礙者為主體之自發性運動。

聯合國也自1960年代開始大力推動世界各國發展「去機構化」（de-institutionalization）的福利措施，呼籲障礙者回歸主流（main-stream）與社會整合（integration）。三十年之後，進入1990年代，所謂的「回歸主流」或「社會整合」已經不再被倡導，轉而倡議「融入」（inclusion）（也被翻譯為「包含於」或「融合」），並且呼籲「國家是為全民存有」（state for all）作為引導會員國障礙福利發展主要宗旨，促使障礙者社會融入（inclusion in society）、有尊嚴在社會生活、主導自己的日常生活與居住模式（周月清，2017a），因為障礙者倘若一開始融合於社區、主流社會，而非「被排除」（excluded）或像物品一樣「被安置」（placed；placement）送到「機構」或隔離的啟智學校、庇護工場，何需「回歸」與「整合」呢？

進入2000年，全球倡導平等、反壓迫，障礙者「機構」幾乎如同孤兒院（orphanage）般已經全部關閉，如英國、美國，尤其是北歐國家（周月清，2017a）。

受Bengt Nirje及Bank-Mikkelsen影響，北歐國家早在1950年代最先提出障礙者生活正常化的概念（進入2000年不再談正常化）[2]。1970年代北歐國家已經開始立法不允許18歲以下障礙者被「安置」（place）到「機構」，1990年代的北歐、2000年代英美，紛紛關掉「機構」；如瑞典智能障礙者1993年全部搬出「機構」，挪威經歷五年（1990-1995）的改革，於1995年關閉所有「機構」，丹麥與芬蘭於

2 「正常化」運動於2000年代，也備受質疑，亦即是屬於誰的正常化？是誰為主流的正常化？亦即晚近被質疑的以專家為主、健常人（non-disabled people）為主流的的醫療（medical）模式、「復健」（rehabilitation）模式觀點。

1990與2000年代分別跟進；取而代之是以社區為基礎（community-based）的相關居住及支持服務，讓障礙者可以生活在開放的社會（close the institutions for people with intellectual disabilities, everyone can live in the open society）（周月清，2005a，2005b；周月清等，2023）。而此也涵括我國於2001年針對心智障礙者倡議之「社區居住」[3]方案。

案例說明：

在前述案例中，有關於德芳教養院虐死「院生」（稱「住民」較為恰當），此德芳教養院也就是所謂的「機構」，此類案件不僅發生在臺灣現今社會，也發生在過去「機構」尚未關掉的先進國家，非單一個案。此案例也突顯：「機構式」的服務是一個封閉系統，不只住在機構內的住民日常作息必須配合團體行動，同時也是被監控的，這也回應了1960年代Goffman全控機構（total institution）的論述。國外的機構為什麼會關掉？代表著它除了不符合人權、住民沒有隱私、沒有自由，且24小時過的都是團體生活，同時也告訴我們，在機構工作的同仁和住民的互動不像社區服務是一個開放的空間。周月清等研究（Chou et al., 2008; Chou et al., 2010）也指出，住在機構式服務的

3 有別於「機構」的團體住宿模式，在一群專業工作者、研究者、家長倡議下，「社區居住」自2004年針對心智障礙者的住宿的另外一種選擇，由政府以委託方案方式補助，支持障礙者六人以下（也可以是一人），在社區一般房舍租屋居住。

住民生活品質不僅低於社區居住服務模式，且機構中工作人員的工作滿意度也低於在社區居住服務的工作人員。但很遺憾，在去年（2022）下半年，行政院提出的《身權法》修法草案依然只針對「機構」，甚至增加條文都只與「機構」相關，但如同前述研究（周月清等，2023）提到，機構不是障礙者的居住選項，因此障礙者才會發起黑紙運動，抵制政府不應將資源都投入機構，而忽略了社區的個人助理服務。

（三）什麼是自立生活（independent living）？

「自立生活」在國內也翻譯成「獨立生活」，意指障礙者和一般人一樣在日常生活中是有選擇及可以自主、自決、平等機會和自我尊重；並非指障礙者自己完成每一件事情，或是不需要任何人而自我隔離；障礙者在自己的家中成長，和鄰居上同樣的學校，依據自己受的教育和興趣，學以致用進入職場就業，自組自己的家庭；因此障礙者是最了解自己需求的專家，障礙者要自己表達出自己的需求，管理自己的生活，如同別人一樣思考並說出自己的看法（Ratzka, 2003；周月清，2017b）。

自立生活（Independently Living）運動源起美國1962-1969年加州柏克萊（Berkeley）大學，發起者為一群住在校園cowell醫院肢體障礙的學生，倡議其在校園學術、文化與社會生活的完全參與等訴求，維護其盡可能自立生活的權益「we want to be able to control our own destinies-like the philosophies that propelled the civil right and the women's movements」（如同一般公民權益和婦女運動訴求一樣的哲學觀，我們要自主我們自己的旅程）（CIL Berkeley, 2004）。

Oliver與Barnes（1998）指出，自立生活需納入下列九個需求考量：1. 接近資訊；2. 同儕支持；3. 無障礙的住宅；4. 無障礙的相關科技協助及輔具；5. 個人協助的權利；6. 無障礙、便利性交通；7. 無障礙、便利性環境；8. 教育需求；9. 就業需求。

英國女性障礙運動者Morris（2004）指出，自立生活至少含括三個要素：1. 障礙者和非障礙者有同等權利自我選擇和自主生活；2.「自立」並非指不需要協助；3. 協助必須在障礙者本人的認同及主導之下。

障礙運動者挑戰「照顧」（care）的語言，認為被視為被照顧者（cared）是有問題的、依賴的，導致支持需求者（傳統稱被照顧者）和提供支持者（稱「照顧者」）的權利是不平等的（Gibson et al., 2009），取而使用具有賦權／培力（empowerment）意涵的「支持」（support）一詞（Shakespeare, 2014）。自立生活運動就是在改變過去專業主導，以及「照顧」的意識形態，取而代之為服務使用者主導的服務，即個人協助，強調服務使用者主導服務（user-led services）（Dunér & Olin, 2018; Christensen, 2009）。

1990年代英國及北歐的障礙者自立生活（independent living）運動各種配套措施相繼發展，包括直接現金給付（direct payment）及個人協助（personal assistance）（Ratzka, 2003; Independent Living Institute, 2008），同時倡議自立生活不只是針對那些被診斷為輕、中度的障礙者，同時須密集支持的障礙者（我國在醫療模式觀點下，將其歸類為重度、極重度障礙者）也有權利在社區自立生活（周月清，2017b, 2018）。

2006年聯合國發表《身權公約》（2008年執行），強調身心障礙者「平等」權利，和一般一樣不被歧視、完全參與「融入」社區生活，其中第19條指出終止障礙者非自願性的機構式（institutional）服務，障礙者有權利選擇在哪裡居住以及和誰居住，依據UNCRPD，各國有責任發展社區居住及自立生活方案，促使身心障礙者和一般人擁有平等機會融入社區（周月清，2017b，2018）。針對第19條，聯合國的CRPD委員會特別指出來，此「自立生活與融入社區」為人權的議題，因此也向聯合國人權高級委員會辦公室（Office of High Commissioner for Human Rights, United Nations Human Rights，簡稱OHCHR）提請監督（詳見周月清，2017b）。

歐盟自立生活網絡聯盟（The European Network on Independent Living，簡稱ENIL），是為了爭取障礙者的權益而成立，內部所有的委員會成員，包括管理、董事會，都是障礙者。ENIL於2016年2月29

日提交報告予CRPD Committee，針對第19條的「自立生活」解釋如下（ENIL, 2016）：

> 「自立生活」（independent living），必須建立在以權利為基礎。自立生活是指經過各種環境跟個人因素的結合，障礙者因此可以**控制其自己的生活，包括障礙者有機會做決定、選擇住在哪裡、跟誰居住以及如何居住**；基於此，服務必須是可及的，且建立在平等機會的基礎下，亦允許障礙者的生活可以有彈性，不會被規律化或制約；同時，自立生活要求建構一個**交通便利、提供相關科技輔具**，且可以使用個人協助，提供社區為基礎服務之環境。**而自立生活指的對象是所有的障礙者，無論其需要支持需求的程度為何。**

（四）什麼是個人協助（personal assistance）抑或個人助理服務？

國際障礙服務趨勢：機構式服務轉為居家／社區式服務，尤其是個人協助（personal assistance）。

自立生活在各國障礙者推動之下，含括個人協助（personal assistance）（提供個人協助者稱個人助理（personal assistant，簡稱PA）發展，北歐國家（瑞、挪、丹、芬）率先在1990年代及2000年代初期將此個人協助法治化，如芬蘭於1988年、瑞典於1994年、丹麥於1998年、挪威於2000年放入其相關法規中執行，強調障礙者有權利使用個人協助，以「平等」追求、自主自己的自立生活（Andersen et al., 2014; Askheim et al., 2014; Christensen et al., 2014）。

如前述，服務使用者自主（user control）為自立生活的基本原則，個人協助可以被視為促使障礙者可以自主，包括自己決定誰是他的個人助理、協助的項目、什麼時候以及在哪裡、如何提供協助等（Ratzka, 1996）。這種障礙者可以自主的個人協助，障礙者是雇主（employer）、是老闆（boss）（Christensen & Pilling, 2014）。

前述之「歐洲自立生活網絡聯盟」（ENIL），針對個人協助定義如下（ENIL, 2016）：

> 個人協助是指自立生活的工具，意指提供障礙者現金以購買個人協助服務，目的是提供必要性協助。個人協助是依據個人生活情境的個別情況、個人需求評量而建立。個人協助必須是針對障礙者目前，也就是她／他居住的國家、區域，以一般薪水的水準，障礙者有權利去招募、去訓練及管理她／他聘請的個人助理（personal assistant），提供障礙者所需的支持。個人協助必須是針對障礙者的需求，是障礙者可選擇的服務模式。個人協助亦由領有薪水的個人助理提供服務，政府提供現金給使用者購買其個人協助服務，除支付個人助理薪水外，也應含括雇主（使用者）、行政支出、同儕支持等費用支出。

聯合國2006年公布CRPD，其中第19 條，指出障礙者有自立生活跟融入社區的權利，要求簽約國必須提供各種居家／社區式的支持性服務，包括個人協助服務（personal assistance，我國稱為個人助理服務，簡稱個助），支持障礙者在社區自主自己的生活。

我國第一次針對個人助理服務的倡議，源自於社團法人台北市新活力自立生活協會（簡稱新活力）。新活力成立於2007年，我國個人助理服務首次2008年接受聯合勸募的補助，第一次在臺灣執行，成為我國個人助理服務發展的里程碑，後也放入2012年的「身心障礙者個人照顧服務辦法」的相關條文 （詳見該法第九章）（台北市新活力自立生活協會，2023）。

我國現階段針對住在社區者，使用居服、個助服務有時數限制，難以滿足需求（孫嘉梁，2022；陳彥廷，2022；Chou et al., 2023），同時，非來自低收入家庭者需要自付額。如前述新聞媒體報導案例，晚近（2022/12），莊棋銘在參與障礙者「黑紙革命」運動時受訪，以現行個助服務為例，指出「身心障礙者可能需要負擔30%或16%的自付額，但根據勞動部統計，身心障礙者平均薪資只有一般人的7成，怎麼會有足夠的經費使用政府的服務；政府美其名有非常多支持，但又設下種種門檻，造成障礙者使用上的困難。」（王家瑜，2022）。

障礙者使用服務（如居服、個助）需要自付額，其意涵為何？國際障礙運動者Dr. Adolf Ratzka指出（Ratzka, 2022）：「您的障礙程度越高，您需要支付的費用就越多。稱之為**『障礙稅』**。這是建立在『適者生存』原則，富人才能負擔得起，是達爾文主義，不是基於人權。……最大的問題是文化……家庭必須『照顧』障礙成員。這種照顧經驗，將我們障礙者描繪成一種負擔。只要我們被社會視為負擔，我們的生命就不會被認為值得，不認為我們值得接受社會服務。」

當前我國障礙者「機構式」服務有上億元的公務預算外，其餘經費極為微小，如個助服務一年預算不足七千萬，來自不穩定的公益彩券分配款，一個地方政府分配到100～200萬，一名障礙者一年只分配到62元（按衛福部2021年自立生活支持服務公益彩券分配款計算），因此核定使用時數無法滿足需求、限制使用人數及障別（肢障），個人助理低薪與低福利，導致需密集支持的障礙者無法使用，**負擔得起者聘用看護移工，負擔不起者被迫住進機構**。

相關實證研究（周月清等，2019；Chou et al., 2023）發現，自立生活支持服務開辦以來所提供的個人助理服務，相較於傳統居家服務及外籍看護工的服務，發現到個人助理服務基本上是可以支持障礙者自立生活，也可以視障礙者為服務的主體，對障礙而言，個人助理服務無論在服務內容及時間安排，比較有彈性，而現今制度上無法得到政府政策及經費的大力支持是最大的障礙。

案例說明：

前述障礙者抗議衛福部長的觀點：「有一些障礙者不適合住在社區」，不只違背CRPD自主權、自由權的基本原則，也違背CRPD第19條：障礙者有權利選擇住在哪裡、與誰居住；同時也**以障礙為由剝奪個人遷徙自由，不只是對障礙者的歧視，也違背人權**。

此案例顯示了衛福部部長似乎不太了解，何謂以障礙為由的雙重標準，是一種歧視；我國雖然通過《身權公約施行法》，但是身為國家衛生福利最高決策者，也不太了解《身權公約》的內涵，包括《身權公約》強調的人權觀點，以及忽略當事障礙者本人的觀點（nothing about us without us）及服務使用者為中心（service user-centered），還停留在專家觀點的醫療模式觀點。部長來自健康訓練背景，也凸顯了應將障礙者的平權、《身權公約》及社會模式觀點放入健康專業工作者的相關教育課程。

前述四個案例，都發生在我國當今社會的脈絡（2022與2023年），幾乎都是在回應障礙者希望能住在社區，希望政府能提供足夠時數的個人助理服務，而國家的體制與資源配置卻仍然朝「機構式」服務發展，國外相關文獻皆指出：**身心障礙者要在社區有尊嚴及平權的生活，個人協助服務非常重要**。各國也皆已立法，如以專法（如瑞典、韓國）或是專條（如其他北歐國家、日本），法定障礙者有權利使用個人協助服務。然而前述案例也告訴我們，似乎個人協助服務在我國社會依然遙不可及，而行政院的《身權法》修法版本隻字未提可見一般。

三 結語

（一）什麼是國際關注障礙者人權相關議題？

2006年聯合國的CRPD，截至目前已有186個國家簽署，強調**社會模式**與**人權觀點**、「Nothing about us without us」（**沒有我的參與，不要為我做決定**），也指出國家有責任支持障礙者融入社區並**自立生活**（independent living），因此提供**個人協助**非常重要。換言之，自立生活是國際上關注身心障礙者的主要議題，提供障礙者各式政策與服務措施，必須要由障礙者本人參與、自決，個人協助則是當前國際支持障礙者的主流，個人助理強調的是由障礙者決定由誰、如何、在哪提供服務，故障礙者能自主選擇是相當重要的要件，也因此**直接給付**（direct payment）是個人協助的主要方式。

（二）什麼是我國障礙政策、措施、服務需優先改革項目？

我國在2014年已通過《身權公約施行法》，也代表著我們必須遵守《身權公約》，我國目前每四年邀請國際審查委員對《身權公約》進行審查，這也是國家對障礙者及社會的宣誓：我國要執行《身權公約》，遵守《身權公約》的基本原則：**人權觀點**、**社會模式觀點**、**沒**

有我的參與，不要幫我做決定、**障礙者的自立生活**，及提供**足夠時數的個人協助**來支持障礙者的自立生活，此也是我國當前障礙服務措施需優先改革項目。但前述四個案例告訴我們，我們現階段國家政策都是背道而馳。

（三）什麼是我國與障礙者平權相關之研究議題？

障礙者的平權含括面向如同非障礙者一樣，從出生到老年，包括健康照顧、教育、就業及老年照顧等。

本文只針對最攸關於障礙者日常生活的自立生活及支持人力，探討去機構化、社會模式、人權模式、自立生活與個人協助等議題，但目前我國的障礙政策仍然朝向「機構化」而非「去機構化」、醫療模式觀點而非社會模式與人權觀點。障礙者可以和非障礙者一樣平權的融入社區生活、使用健康照護服務、平等機會接受教育及參與勞動市場等和自立生活的相關研究議題，仍待大家關注，其中也包括交通、資訊、文化、休閒、運動、人身安全、司法、性健康與家庭生活平權等議題（詳見CRPD各條文）。

健康與障礙相關研究議題，有關的國際學術期刊多不勝數，[4]可見障礙的議題不僅是社會照顧議題也是健康照護議題，故建議健康背景的學術工作者與研究生也能夠多關注障礙者健康平權議題。

---

4 其中有一個期刊為：*Disability and Health Journal*。

問題與討論

1. 障礙者住在機構是誰的選擇？為何有些障礙者會住到機構？如果有一天你成為障礙者，你會選擇住進機構嗎？
2. 為什麼我們的政策一直朝機構式的服務發展？為什麼和先進國家及聯合國《身權公約》背道而馳？究竟政策選擇是以誰為最佳利益考量？
3. 現階段我國的長照政策是醫療模式觀點抑或社會模式觀點？長照政策有回應聯合國CRPD第19條支持障礙者「自立生活」，促使障礙者充分有效、平權參與社區生活嗎？
4. 為什麼我們的社會還是以慈善觀點看待障礙者，包括學術界的相關研究？
5. 為了彰顯我國是以人權立國的國家，以及回應聯合國SDGs（leave no one behind），如果你是衛福部部長，你認為當前障礙平權政策，最優先改善的障礙政策為何？

參考文獻

王家瑜（2022年12月5日）。身心障礙者怒喊：還我人權！　發起「黑紙革命」。中時新聞網。https://www.chinatimes.com/realtimenews/20221205002700-260405?chdtv

台北市新活力自立生活協會（2023）。身心障礙者個人助理服務。http://www.ciltp.artcom.tw/ap/cust_view.aspx?bid=2057&sn=aed40eb1-3eb3-4293-8ef3-ceff186012b6。

周月清（2005a）。發展智能障礙者社區居住與生活：美英兩國探討比較。社會政策與社會工作學刊，9（2），139-196。（TSSCI）

周月清（2005b）。北歐智障者搬出「教養院」到社區居住與生活改革進程。台灣社會福利學刊，4（1），131-168。
周月清（2017a）。去機構教養化與解放研究：身心障礙者服務及障礙研究。台灣社會學會通訊，87，11-21。http://tsa.sinica.edu.tw/file/15108341742.pdf
周月清（2017b）。從聯合國身心障礙者權利公約（CRPD）檢視我國身心障礙者自立生活與社區融入。社區發展季刊，158，187-207。
周月清（2018）。個人助理服務：障礙者自立生活與身權公約實踐。社區發展季刊。164，50-66。
周月清、孫嘉梁（2022）。只要是「人」都有權利住在社區！回應衛福部長薛瑞元「部分障礙者不適住社區」。壹蘋新聞網。https://tw.nextapple.com/forum/20221130/973D2A770566348B0224495C04EDD48D
周月清、張恆豪、李慶真、詹穆彥（2015）。聯合國國際衛生組織ICF緣起與精神：文獻檢視。社區發展，150，17-39。
周月清、張恒豪（2017）。新制身心障礙鑑定與需求評估（ICF）執行之探討：身心障礙服務使用者觀點。東吳大學社會工作學報，32，1-34。
周月清、張家寧、陳毅、呂又慧（主編）（2019）。我要我的自立生活。松慧文化出版。
周月清、陳伯偉、林君潔（2023）。「我們」的選擇、「我們」自己決定：肢體障礙者機構居住與自立生活。 臺大社會工作學刊，48（2023/12），69-114。
周月清、陳伯偉、張家寧、台北市新活力自立生活協會（2019）。「個人助理是居服的補充包」？地方政府執行身心障礙者自立生活支持／個助服務的迷思與困境。臺灣社會福利學刊，15（2），1-56。https://doi.org/10.6265/TJSW.201912_15(2).01
孫嘉梁（2022）。長照2.0與個人助理需求評估：打開評估黑盒子、還我生活自主性！社區發展季刊，178，417-419。
張恒豪（2015）。障礙的鑑定與再分配政治：以大台北地區的『殘障』停車位爭議為例〉。社會政策與社會工作學刊，19（1），91-138。
陳伯偉、周月清、陳俊賢、張恒豪（2018）。智能障礙、性/別歧視以及隔離式機構共謀係的集體性侵。巷口社會學。https://twstreetcorner.org/2018/07/10/chenchouchenchang/
陳俊賢（2017）。台灣障礙台#1：障礙的語言使用。Youtube台灣障礙台。https://www.youtube.com/channel/UCDyGOdJMwKCdlLi4BbbDMhQ
陳彥廷（2022）。「我」使用個人助理與居家服務之經驗： 在社區自立生活的需求滿足了嗎？社區發展季刊，178，8-17。
陳苾暐（2023年3月6日）。德芳教養院虐死院生！3員工判重刑。Yahoo 新聞。https://tw.news.yahoo.com/德芳教養院虐死院生-3員工判重刑-021550007.html?guccounter=1
項程鎮（2022年3月16日）。身障者爭取「活得像人」！玉姐告贏新北社會局、法院令提高照顧時數。CTWANT。https://www.ctwant.com/article/244623
衛生福利部（2019）。身心障礙者權利公約（CRPD）第一次國家報告國際審查會議結論性意見中、英文版。https://reurl.cc/GeVXey
衛生福利部（2022）。身心障礙者權利公約（CRPD）第二次國家報告國際審查會議結論性意見中、英文版。https://reurl.cc/GeVXey
衛生福利部（2023）。身心障礙統計專區。https://dep.mohw.gov.tw/DOS/cp-5224-62359-113.html
蕭新煌（2018）。臺灣社會福利運動與政策效應：2000-2018年。巨流圖書。
Alaszewski, A. (1986). *Institutional care and the mentally handicapped: The mental handicap hospital.* Croom Helm.
Andersen, J., Hugemark, A., & Bjelke, B. R. (2014). The market of personal assistance in Scandinavia: Hybridization and provider efforts to achieve legitimacy and customers. *Scandinavian Journal of Disability Research,* 16, 34-47.
Askheim, O. P., Bengtsson, H., & Bjelke, B. R. (2014). Personal assistance in a Scandinavian context: similarities, differences and developmental traits. *Scandinavian Journal of Disability Research,* 16, 3-18.
Center for Independent Living Inc (CIL), Berkeley. (2004, April 2). *Mission and History.* http://www.cilberkeley.org/history.htm
Chou, Y. C.*, & Kröger, T. (2017). Application of the International Classification of Functioning, Disability and Health (ICF) in Taiwan: Victory of the medical model. *Disability & Society, 32*(7), 1043-1064.
Chou, Y. C., Chen, B.-W., & Kröger, T. (2023). Lost in translation: implementing personal assistance in an East Asian context. *Disability & Society, 38*(4), 587-609.
Chou, Y.-C., Kröger, T., & Lee, Y.-C. (2010). Predictors of job satisfaction among staff in residential settings for persons with intellectual disabilities: a comparison between three residential models. *Journal of Applied Research in Intellectual Disabilities, 23,* 279-289.
Chou, Y.-C., Lin, L.-., Pu, C.-Y., Lee, W. P., & Chang, S.-C. (2008). Outcomes and Costs of Residential Services for Adults with Intellectual Disabilities in Taiwan: A Comparative

Evaluation. *Journal of Applied Research in Intellectual Disabilities, 21*, 114-125.

Christensen, K. (2009). In(ter)dependent lives. *Scandinavian Journal of Disability Research, 11*(2), 117-130.

Christensen, K., & Pilling, D. (2014). Policies of Personalisation in Norway and England: On the Impact of Political Context. *Journal of Social Policy, 43*(3), 479-496.

Christensen, K., Guldvik, I., & Larsson, M. (2014). Active social citizenship: the case of disabled peoples' rights to personal assistance. *Scandinavian Journal of Disability Research, 16*, 19-33.

Degener, T. (2017). A new human rights model of disability. In V. D. Fina, R. Cera & G. Palmisano (Eds.), *The United Nations Convention on the Rights of Persons with Disabilities.* Springer.

Dunér, A., & Olin, E. (2018). Personal assistance from family members as an unwanted situation, an optimal solution or an additional good? The Swedish example. *Disability & Society, 33*(1), 1-19.

ENIL (2016). ENIL submission for the Day of General Discussion on the right of persons with disabilities to live independently and be included in the community. http://www.ohchr.org/EN/HRBodies/CRPD/Pages/CallDGDtoliveindependently.aspx

Hurst, R. (2003). The international disability rights movement and the ICF. *Disability and Rehabilitation*, 25(11-12), 572-576.

Independent Living Institute (2008, March 1). *Uloba—Independent living Norway: Cooperative for consumer controlled personal assistance.* http:// www.independentliving.org/docs6/uloba2003.html.

Lawson, A., & Beckett, A. E. (2021). The social and human rights models of disability: towards a complementarity thesis. *The International Journal of Human Rights, 25*(2), 348-379.

McIntyre, A., & Tempest, S. (2007). "Two steps forward, one step back? A commentary on the disease-specific core sets of the International classification of Functioning, Disability and Health (ICF)." *Disability and Rehabilitation, 29*(18), 1475-1479.

Morris, J. (2004). Independent Living and Community Care: A Disempowering Framework. *Disability and Society, 19*(5), 427-42.

Oliver, M., & Barnes, C. (1998). *Disabled people and social policy*. Longman.

Oliver, M., & Sapey, B. (1999). *Social work with disabled people* (2nd ed.). BASW.

Ratzka, A. (1996). *Introduction to direct payments for personal assistance.* https://www.

independentliving.org/docs4/directpay.html

Ratzka, A. (2003). *What is independent living?* http://www.independentliving.org/

Ratzka, A. (2022). Email to Yueh-Ching Chou. (2022/12/3).

Series, L. (2020). Disability and Human Rights. In N. Watson & S. Vehmas (Eds.), *Routledge handbook of disability studies* (2nd ed.) (pp.72-88). Routledge.

Shakespeare, T. (2014). *Disability rights and wrongs revisited.* Routledge.

Statistics Sweden's (SCB). (2018). *Documentation of STATIV 1997-2016.* https://www.scb.se/STATIV

United Nations (2006). Convention on the rights of Persons with Disabilities. https://www.ohchr.org/en/instruments-mechanisms/instruments/convention-rights-persons-disabilities

United Nations (2018). CRPD/C/GC/7: 4. https://reurl.cc/ZXDjQ3

WHO (2001). *ICF –International Classification of Functioning Disability and Health.* http://psychiatr.ru/download/1313?view=name=CF_18.pdf

WHO (2002). *Towards a common language for functioning, disability and health: ICF.*

WHO (2011). *World Report on Disability 2011*。https://www.who.int/teams/noncommunicable-diseases/sensory-functions-disability-and-rehabilitation/world-report-on-disability

12

「健康」老化：國家、社區、個人與思想層次的介入提案

陳雅美

面對人口老化現況與照顧需求增加，臺灣與世界各國陸續提出許多方案與整合性的公共衛生與醫療政策，如同納入各種設備的郵輪，建造得美輪美奐，將啟航前往未知的海域。然而，提出的政策是否為解決問題的正確方向，尚需從過去的理論脈絡與目前的政策演變進行檢視。

本章以健康老化為主軸，先從世界與臺灣高齡化情形開始介紹，接續到高齡照顧理論變遷，帶出目前WHO積極推行的高齡者整合照顧ICOPE架構，並檢視臺灣目前的執行狀況，探討臺灣的健康老化進行式，最後再經由臺灣長照政策的發展現況與未來挑戰之解說，讓讀者能在此章節中對健康老化概念與架構有更完整的了解。

一　世界與臺灣高齡化

根據聯合國定義，人口老化指的是總人口中高齡人口所佔的比例逐漸上升的現象，而老化是20世紀世界人口結構轉變的主要趨勢。世界各地的人口面臨迅速老齡化的狀態，WHO估計，60歲或以上的人數將從2015年的9億增加到2050年的20億人（WHO, 2018）。也有報告指出，2000年至2050年間，全球60歲或以上人口的人數將翻倍成長，預計2050年時歐洲將有34%的人口邁向高齡關卡，而這個比例在亞洲也將會達到25%左右（UN, 2017）。

臺灣是全球老化速度最快的國家之一。在過去25年間，臺灣從高齡化國家迅速跨足至高齡國家，所用時間僅為其他經濟先進國家的一半（Lin & Huang, 2015）。預估2025年臺灣就會進入超高齡社會，也就是每五人有一人為65歲以上的高齡者。根據估算，臺灣在未來25年內，年齡介於65至74歲的高齡者需要長期照顧的人數將翻倍增加，年齡介於75至84歲以及85歲以上的長期照顧需求在同一時期內預計將近三倍增加。根據行政院於2013年的數據，在2060年之前，需要長期照顧服務的臺灣人數估計將達到1,966,399人，其中92.3%為年齡在65歲及以上的高齡者（行政院，2013）。

現代人由於社會經濟發展，與公共衛生體系進步平均壽命延長，卻也可能同時拉長了個人需要長期照顧（Long-Term Care）的時間。

隨著年齡的增長，功能下降和失能的盛行率也隨之升高，而高齡者的失能問題已成為全球重要的公共衛生挑戰（Ebrahim, 1999）。

二 高齡照顧理論的變遷——從延長壽命到健康老化

過去數百年來高齡理論多偏重於延長壽命（Metchnikoff, 1903, 1908）。隨著世界高齡化，對於如何較佳老化過程的高齡理論也逐漸浮現，特別是著墨在心理與社會層面。這些老化的理論包含從偏向負向的撤退理論（Disengagement Theory）（Cumming et al., 1960）到較為正向的活動理論（Activity Theory）（Knapp, 1977）、延續理論（Continuity Theory）（Atchley, 1989）、疾病壓縮理論（The Compression of Morbidity）（Fries, 1980）、成功老化（Successful Aging）（Havighurst, 1961; Rowe & Kahn, 1997）、活躍老化（Active Aging）（Kalache, 1999; WHO, 2002），與健康老化（Healthy Aging）（WHO, 2015）等理論。

這些理論在過去雖然代表不同時代的主流理論，但是現在回過頭看仍有許多部分對現在老年健康與政策發展有著重要的影響。撤退理論認為由於老化、工作退休等因素，高齡者與社會的連結會自然逐漸減少（Cumming et al., 1960; Cumming & Henry, 1961）。雖然這個理論後續較不受歡迎，但是這樣的主張仍受到部分高齡者的青睞，他們認為，年紀大了不要太貪心到處跑，減少活動範圍（life space），或是減少在社會上的角色、互動，這些是正常、甚至是好的老化過程。不過有些研究顯示這樣可能促使身體與心智的提早老化，所以現在比較不推薦這樣的態度與老化看法（Cumming, 1975）。

後續理論多視老化為一個正向的生命歷程，但是著重點有所不同。有的理論認為當人邁入晚年時，應透過角色轉換或發展不同活動以保持身心靈的活躍並積極參與社會，維持社會互動（Knapp, 1977），所以鼓勵維持社交活躍可以延遲老化並提升生活品質與生活滿意度（Loue et al., 2008）。常見的活動建議包括有進階教育（Winstead et al., 2014）、身體活動（Zimmer & Lin, 1996），或是延遲退休（Minami et al., 2015）等等措施，這是現在許多高齡活動發展的理論基礎 。

也有的理論主張老化是個延續的狀態，認為每個人的成長過程中，個體的思想、行為和社會關係都具有持續性，即使面臨老化，個人仍然能夠延續其個人過去經驗，以正向的方式適應老化過程。這當中，應將活動參與視為重要的元素（Atchley, 1989）。即使從工作崗位退休，也鼓勵高齡者可以更積極地轉換不同方法參與社會，這種持續性的參與有助於提升高齡者的幸福感和生活品質（Causey-Upton, 2015）。

隨著醫療進步，壽命延長，高齡照顧理論除了著墨在心理與社會的調適外，逐漸轉向提升延長有意義的生命品質的新看法。其中重要的應該是延長健康的壽命，減少因疾病引起的衰退或失能的壽命。若能在早期採取預防行動，避免有害健康的風險因素，例如抽菸、肥胖和缺乏運動等，將有助於縮短疾病引起的衰退或失能，以實現疾病壓縮的目標（Fries, 2005）。這樣的理論提供了一種以預防和生活方式改變來提升生活品質與健康餘命的新看法，也奠定後來的健康老化與今日廣泛接受的末期安寧照顧的基礎。

如何老化是20世紀中老年學的核心主題，這些議題都圍繞在隨著年齡增加，我們應該如何看待身體、心理、與社會的老化過程。這些理論雖然偏向單一面向解釋老化過程，但迄今仍在生活中影響著社會與高齡者本身看待老化的態度與健康行為。到此階段為止，高齡理論偏重於詮釋高齡者在身體、經濟、社會、心理上的依賴，假設其為缺乏獨立自主能力之族群，視老化狀態為危機，給予大眾負面的印象，研究認為，高齡者在此過程中需要在心理上進行調適，方能度過老化危機，這種心理調適的過程才能被視為正向老化（Aaronson, 1966; Harris, 1988）。然而，我們需要意識到過去理論偏向於將高齡者視為依賴與充滿限制的對象，讓我們忽視了高齡者本身具備的潛能和多樣性。事實上，老化是自然過程，大眾需要學習正向接受生命的歷程，對老化過程抱持更正面的想法，以更積極的態度去面對高齡後的新生活。

到21世紀，除了強調發展正向與建立一個更全面、積極和尊重的高齡者社會的重要性，原本偏重單一面向的老化狀況之適應與轉化的詮釋，進入新的境界，強調多面老化的重要性。在老化的責任上，從個人層面逐漸發展到個人、社會、與國家也同樣有責任需要共同發展良好老化的環境。以下針對近年來影響各國政策與社會的三個老化理論作更詳盡的介紹。

（一）成功老化

Rowe和Kahn（1997）在研究中提到成功老化是包含生理（降低疾病失能風險）、心理（維持心智身體功能）、社會（積極參與晚年生活）三個層面之多層面的發展（Rowe & Kahn, 1997）。這個概念提醒我們，高齡者擁有自主權和選擇權，能夠透過積極的健康習慣、社交參與和持續學習來實現成功老化；同時也強調個人的主動性和個人責任感的重要性，促使高齡者實現自己的生活目標和追求個人價值。

在華人文化中，高齡者在退休之後，積極參與晚年生活的方式通常是以參加休閒活動或是持續學習來展現。根據2022年老人狀況調查，65歲以上的高齡者有半數的休閒活動是以看電視為主，有戶外活動僅佔四分之一，其他的休閒活動參與都在十分之一以下（衛生福利部，2022）。看電視屬於久坐行為，在過去研究中已經證實對身體功能維持非常不利，同時也對於維持心智功能沒有明顯益處（Chu et al., 2024）。近期一篇系統性文獻回顧針對臺灣高齡者從事休閒活動進行研究，建議增加休閒活動的程度或是類型有助於身心功能的維持（Chu et al., 2024）。簡單來說，休閒活動與健康之間的要訣是「持續」

與「多元」。透過多元動靜態休閒活動的參與，或者程度頻率的增加，對健康也能產生良好的效益，更好的是揪親朋好友一起進行身體活動兼聊天，同時達到身體活動與社會參與的多元目標（Chu et al., 2024）。

研究認為，成功老化是一種取決於高齡者個人的努力和選擇，以及他們在面對老化過程中所做的平衡和適應。也就是說，達到成功老化是高齡者自身條件和選擇的平衡結果，沒有達到「成功老化」的高齡者，也被暗喻成「失敗老化」，這是不公平的。事實上，高齡者自身條件與結果還是會受到社會資源的影響，如果健康資源分配不平，資源越不好的高齡者可能越難達到理論中的「成功老化」（Masoro, 2001）。因此，成功老化的概念雖然被廣為接受，但其將「成功」與否歸於個人的責任，而忽略掉其他社會因素等影響，同樣也引起不少討論，進而發展出高齡照顧理論的下一個新篇章——活躍老化。

（二）活躍老化

2002年時，WHO發展「活躍老化」一詞，定義為：使健康、參與和安全達到最適化機會的過程，以增加高齡者的生活品質。這整個過程包含六個重要決定因子：健康與社會服務、行為決定因子、個人決定因子、物理環境、社會決定因子與經濟決定因子（WHO, 2002）。活躍老化不只著重高齡者個人自主參與生活，也納入了社會環境因子的重要性，其層次較成功老化更為進階。

2013年歐洲經委會和歐盟委員會聯合發布提出國家層級的活躍老化指數（Active Ageing Index），簡單分為四個領域：「社會參與」、「獨立安全健康的生活」、「就業」以及「活躍老化能力和環境」。其中提到高齡者就業問題，顯示國家社會有重要責任來提供對高齡者友善的工作環境與支持（São José et al., 2017; UNECE, 2013）。受到華人傳統文化影響，認為高齡者在家含飴弄孫才是享福之道，社會上對於繼續就業的高齡者多半會給予同情悲憫多過肯定支持，這雖然與文化相關，但確實也會影響高齡者再就業或是參與社會活動的意願。因此，國家與社會環境應該多給予高齡者就業以及社會參與方面的支持與肯定，除了提供高齡者一個貢獻社會的平臺外，也讓高齡者能持續參與社會活動，以達到活躍老化的目標。例如創造高齡友善志工環境，主動邀請高齡者為志工、給予培訓，轉換其被動接受照顧與安排的角色，使其能再次投入社會與他人互相幫助，成為彼此的資源。可惜的是，臺灣目前最常見的志工領域——醫院——常見有年齡的限制，無法讓高齡者參與健康醫療服務，貢獻自我，期望未來能順應高齡照顧理論的改變進行調整。總結而言，活躍老化不僅是強調高齡者個人選擇與能力的強化，也需要透過國家社會建立環境與制度的配合，方能協助高齡者達到最大能力展現。

（三）健康老化

由於過去活躍老化中身體健康、社會參與，和安全三個概念像是多頭馬車，需要由功能（Function）作為核心想法才能達到目的。因此，2015年WHO提出了健康老化（Healthy Ageing），其定義為：「發展與維持功能能力之過程，以維護老年福祉」（WHO, 2015）。在健康老化的概念中，WHO進一步細分了三個要素：內在能力、環境和功能發揮。內在能力指的是個人身體和認知能力的組合表現；環境則包括從微觀到宏觀的範圍，包括家庭、社區乃至整個社會；功能發揮則強調個人內在能力與環境之間的相互作用和結果。而高齡者要完成自我認為有意義的事，不僅取決於內在能力，也受到與環境交互作用影響。

WHO同步提出健康老化的公共衛生新架構（A Public Health Framework for Healthy Ageing: Opportunities for Public-Health Action Across the Life Course）（WHO, 2015），認為高齡者的內在能力和功能能力並非保持不變，而是會隨著年齡的增長而下降。我們期望透過健康服務的提供、長照體系的架設與發展與環境的相互配合，將不同階段的高齡者內在能力與功能發揮做最好的提升。對比前述的成功老化偏重於個人的責任，活躍老化新增了國家社會的輔助角色，健康老化又更進一步地將高齡照顧理論擴及到所有高齡者，更加強調個人與總體社會環境的互動影響。

特別強調的是，WHO的健康老化強調的是每個人都有這樣的權利，並不限定於健康的高齡者而已，也就是說，不論高齡者現在的健康狀態是健康、亞健康、衰弱或失能，國家社會有義務創造能支持他們的環境，讓所有高齡者可以選擇最合適自己的服務或是生活樣態，使其內在能力與功能都可以適度發展且維持，維護老年福祉，達到健康老化的終極目標。

為了幫助各國能達到健康老化的目標，WHO在「2020-2030年健康老化行動十年」（Decade of Healthy Aging 2020-2030）中明確提出各國應該著重的四個領域：

1. 改變對年齡和老齡化的想法、感覺和行為，特別是扭轉歧視。
2. 確保社區提高高齡者的能力。
3. 提供以人為本並滿足高齡者需求的綜合照護和保健服務。
4. 為有需要的高齡者提供長期照顧。

這些領域的目標是改變對健康老化的觀念，從僅關注疾病預防轉變為關注促進高齡者的身體功能和實現之價值觀，以及社會國家應該優先著手的領域（WHO, 2020）。或許受到成功老化的理論影響，臺灣目前採用的健康老化仍是比較狹義，目標族群只放在健康與亞健康的高齡者，這或許隱含著高齡者一旦失能，即無法健康老化，而是需要長照服務的提供。加上傳統華人的儒家文化認為，高齡者的生活只需要專心「養老」，家中應該有個完整的人力可以提供幫忙其生活上所需，24小時的看視陪伴，讓高齡者過著茶來伸手飯來張口的生活，凡事依靠他人侍奉，這樣才是完美理想的老年生活，但這樣可能會增加高齡者退化加速的風險。再者，提供照護的角色多由家中女性擔任，但由於家庭結構改變，女性就業機會增加，因此，華人社會高度依賴看護來取代傳統女性照護角色的存在。

中西文化的差異，在面對高齡者的時候更是明顯。舉例來說，在華人社會，當高齡者行動不便，拄個拐杖坐著電動輪椅獨自散步甚至購物，社會的態度偏向憐憫，認為身旁沒有人陪的高齡者是被家人拋棄的；然而，在西方社會中，認為獨立的高齡者是值得尊重的，社會必須要提供一定程度的協助，因此，歐美國家在大型賣場外開始提供購物電動輪椅車，讓雙腳行動不方便，甚至需要依賴電動三輪車活動的高齡者可以使用賣場的電動輪椅為自己購買日常用品，不用依賴他人幫忙採購。西方社會認為，面對高齡尚能夠維持生活功能與活力者，社會應給予尊重外，亦需同步營造適合的環境給予支持，更應該積極鼓勵其他失能高齡者進行功能的維持，以維護生活自主與自尊。

未來的臺灣面對的是少子化與高齡化所帶來的人口結構改變，人力資源的衝擊無可避免，應該積極轉變思維，開啟所謂的新孝道時代。理想中的新孝道時代，除了在高齡者自身認為需要有被動的照顧服務提供之外，更輔以主動的協助高齡者內在能力發展與功能維持，鼓勵高齡者維持多元且持續的社會參與或是休閒活動的進行，在合適的範圍內讓高齡者能自主處理生活所需，舉例來說，傳統華人孝道會認為，不論高齡者身體狀況如何，協助備餐和生活採買就是孝順的表現；在新孝道時代，應該轉變這樣的思維，在高齡者身體狀況許可的情形下，如果其願意自行採買或是自行煮食，都應該要盡量支持與鼓勵，使高齡者維持身體心智功能，透過生活中大小事來鍛鍊身體內在能力。如此除了可以減輕長照經濟與人力雙重負擔之外，還能幫助高齡者維持功能保有尊嚴與自主，建立自信面對高齡生活，達到共贏的目標；當然，整個社會物理環境的同步建設是重要的基礎，營造高齡友善的環境，如平整的騎樓與人行道，讓高齡者能安心也安全出門。未來，臺灣高齡政策的發展，在高齡者的照顧計畫中應該積極放入功能維持的成長目標，不應只以配合高齡者生活照顧需求來提供服務，將是臺灣接下來三十到四十年的重要挑戰，也是臺灣未來能否在高齡社會中減少衝擊，達成軟著陸的關鍵所在。

三　高齡者整合照顧

為實現這些健康老化目標，需要在不同層面和部門採取行動。WHO於2017年進一步提出了高齡者整合照顧（Integrated Care for

Older People，簡稱ICOPE）的倡議，意指：「以人為中心，基於社區模式建立協調一致的照顧模式，提供能使高齡者保持身心功能，支持高齡者維持生活自主與生活品質，減緩乃至逆轉功能下降的整合照顧服務」（WHO, 2017）。也就是透過整合生活照顧與健康服務，以社區為單位提供高齡者為中心的照顧，促使社區成為支持高齡者健康老化的場域。

在實施ICOPE的過程中，跨專業、跨體系、跨服務的連貫性合作模式扮演重要角色，以提升服務效率。2019年的ICOPE方法進一步強調了在社區場域中的實施，並提出19個行動準則，分微觀（Micro）、中觀（Meso）、巨觀（Macro）三層級提供執行指引（WHO, 2019b），如圖12-1所示。微觀（Micro）層級旨在以人為中心，關注個體的需求、照顧成效、個體功能的維持與相關服務的提供。中觀（Meso）為服務層級，旨在提供相關工作者的服務指引，包含了三個重點領域：促使人民和社區參與並賦權之、支持跨專業提供者所提供的協調服務、提供社區導向的照顧服務。而巨觀（Macro）則是系統層級，主要是提供國家系統層面上的執行指引，包含了兩個重點領域：強化管理和問責系統、使系統層級能夠強化。透過提供整個體系中不同層級者在執行上的指引指標，最終目的是最大限度地提高人們的內在能力和功能能力，以期能讓幫助高齡者儘可能地留在社區之中（WHO, 2019a, 2019b）。

爾後，WHO在2021年提出*Framework For Countries To Achieve An Integrated Continuum Of Long-Term Care*，提供國家層面的整合框架，以串聯各項服務的輸入，發展永續和公平的長期照顧服務模式。不只國際有多項研究支持整合服務的效益，臺灣也已經有數個研究證實，整合性的長照服務使用對於高齡失能者功能維持提升與降低機構入住風險（Chen et al., 2022; Wang et al., 2020; Yu et al., 2022）。

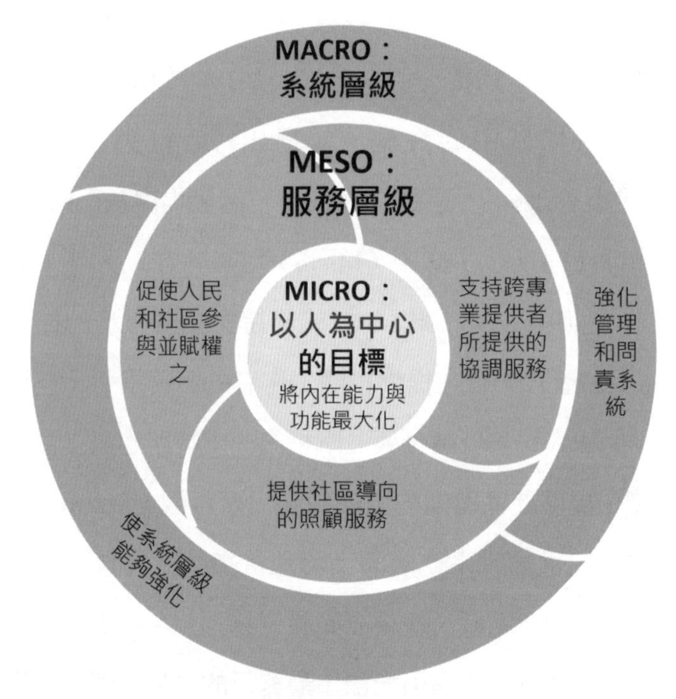

圖12-1　WHO ICOPE實施框架

資料來源：WHO（2019b）；陳雅美老師研究室再繪製。

總結而言，ICOPE概念得到國際重視，以人為中心，整合服務系統，強調提升高齡者的內在能力和功能，其核心宗旨是在社區提供支持，最大程度提高人們的內在能力和功能，扭轉或減緩高齡者功能的流失。這有助於實現健康老化目標，實踐在地老化願景，減輕國家照顧負擔，滿足高齡者自我期待，深受各國歡迎。

四 臺灣的健康老化進行式

從前述ICOPE的概念中不難發現，要達到健康老化的目標，必須透過個人、服務端以及國家社會政策端的整合，在個人方面，高齡者可以透過多元且持續的休閒活動參與來促進健康之內在功能與能力的發展維持；服務端透過跨專業的合作為高齡者提供協助；國家社會政策的系統層級則是可以推動相關篩檢及評估，幫助高齡者了解自身身體狀況，及早進行健康老化的生活規劃。

臺灣在推動ICOPE過程中，也同步跟進歐美正在積極發展的衰弱（Frailty）概念，這與健康老化為相輔相成的關係。衰弱概念的發展由1990年代中期開始，在2001年學者Fried與其團隊提出衰弱表型測量（Frailty Phenotype Measurement），獲得高齡照顧領域的注重，並提出目前國際上最常使用的衰弱定義——衰弱是多種生理功能累積衰退，身體儲備及抵抗壓力源能力下降導致不良的健康結果，包括跌倒、失能、住院和死亡（Fried et al., 2001）。除身體上的衰弱較容易被注意到之外，近年也發現心理、社會衰弱也與高齡者整體衰弱息息相關（Markle-Reid & Browne, 2003）。Rockwood等人研究團隊提出累積缺損模式涵蓋身、心、社會衰弱（Rockwood & Mitnitski, 2007）。之後也進一步了解多面向衰弱是一動態狀態，也就是除了生理上外，個人經歷一項或多項身體功能面向，包括身體、心理、社會損失，都會增加不良健康事件的風險（Gobbens et al., 2013），是故，結合身體、心理、社會的整合衰弱量表，對高齡者維持健康有其必要性。

衰弱被認為是失能的前兆（Fried et al., 2004; Lang et al., 2009），但最大的差異在於，衰弱比失能更有機會可逆。衰弱階段的高齡者仍具備功能回復的能力，而不僅只是功能維持（Chang et al., 2022; Kawryshanker et al., 2014; Shi et al., 2022）。因此，如何在失能的前端及時偵測衰弱並延緩失能，成為全世界各國亟欲解決的公共衛生問題。

依據國民健康署2019年「長者衰弱評估」篩檢結果，20萬名65歲以上社區長者中，65～74歲、75～84歲和85歲以上年齡組的身體衰弱中的前衰弱比例分別為8.2%、15%和26.9%；而衰弱比例則分別為1.3%、3%和6.9%（衛生福利部國民健康署，2019）。另外，一個社區研究指出在社區中高齡者多面向衰弱比例可達24.6%，其中身體、心理，社會衰弱比例分別為14%、9.0%和20.0%（鐘子婷等，2020）。如何利用經驗證過的衰弱測量工具辨識出衰弱族群，讓高齡者了解自己是否有衰弱的風險，是歐美先進國家重要的政策（NHS,

2017; Puts et al., 2017；國民健康署，2022），唯有及早篩檢提早措施介入，才有機會延遲失能的發生，減少失能甚至臥床的時間。

為預防及延緩長者失能，國民健康署參考WHO所提的ICOPE，發展出ICOPE量表，培訓專業人員為65歲以上長者提供功能評估服務，該評估包含「認知、行動、營養、聽力、視力及憂鬱」六大面向，幫助長者早期發現功能問題，及早介入運動與營養等處置（國民健康署，2022）。

除了ICOPE量表，臺灣也有配合國際，發展出信效度良好的衰弱量表，可用來篩檢社區中具有衰弱風險的長輩，及早進行介入以延緩其失能的發生。以下介紹臺灣常用之多面向衰弱量表與Kihon Checklist篩檢表。

（一）多面向衰弱量表

臺灣近期也發展與國際接軌的多面向身體、心理、社會衰弱評估量表，並找出臺灣族群最佳切點，可運用於衰弱前端的診斷，讓公共衛生資源做更好分配與使用（鐘子婷，2020）。身體衰弱部分，採用經驗證過的SOF量表（胡倍瑜等，2019），並加入握力與行走時間進行考量，共計五題；心理衰弱則採用The Tilburg Frailty Indicator（簡稱TFI）量表，測量內容包含記憶、心情以及壓力的自我評估，總計4 題（Gobbens et al., 2010）；社會衰弱共計5題，其中4題採用QSFS

（Questionnaire to define Social Frailty Status）量表（Makizako et al., 2015），外加有無獨居進行測量。評估時，身體、心理、社會衰弱三部分各自的切點為兩題、三題與兩題，當個案回答超過切點時，即表示有該部分衰弱的風險需要注意，整體若大於四分即表示有多面向衰弱的風險，需要進一步關注。

（二）Kihon Checklist篩檢表

日本厚生勞動省研發授權之日本介護（照顧）預防篩檢表（Kihon Checklist，簡稱KCL），在日本已廣泛使用於衰弱高齡者的篩檢（Ministry of Health, 2009）。中文版介護篩檢表，施測時間大約15分鐘，對社區高齡者而言算是相當簡短容易完成。在臺灣也常被使用在社區式篩檢當中，包括獨立生活、活動、營養、口牙、憂鬱、社交、認知等七大方面項目，共25個題目，以加總分數來看，最高25分，最低0分，得分越低表示衰弱風險越低（蔡淑鳳等，2018）。

五　臺灣長照政策的發展現況與未來挑戰

（一）臺灣預防及延緩失能政策與相關研究

在2017年，臺灣政府開始將衰弱預防納入我國政策中，同年，衛福部針對衰弱長者及社區健康、亞健康長者開辦「預防及延緩失能照護計畫」，發展「肌力強化運動」、「生活功能重建訓練」、「社會參與」、「口腔保健」、「膳食營養」及「認知促進」六大主題為主之實證應用方案。另外，這些方案也鼓勵進一步延伸在社區布建失能延緩據點，提供健康促進、健康管理社團、社區外展課程等活動（國民健康署，2018）。

依據衛生福利部2017年老人狀況調查報告，17.5%的65歲以上長者有衰弱風險（楊美紅等，2019；衛生福利部，2017）。有鑑於此，國民健康署建議衰弱長者優先參與「預防及延緩失能照護計畫」以期待功能維持甚至回復，達到高齡者與政府的雙贏。然而，觸及率低是目前的挑戰，依國民健康署2019年預防及延緩失能輔導網絡計畫期末成果報告中，全臺實際參與課程人數為九千多位學員，與臺灣符合衰弱人數中間有相當大的落差（社團法人臺灣職能治療學會，2019）。據點反應願意出來社區參加活動的，通常都是「固定班底」，未來需率先釐清未能參與健康促進課相關課程的原因，如長輩未聽過課程、提供據點不足、沒有興趣等因素，再對症下藥，進一步思考如何增加此服務之觸及率。日本推行預防及延緩失能服務時，也經歷過相同的挫折，儘管努力地推廣預防的概念，觸及率仍太低、成本太高，趕不上人口失能的速度，後來才轉向在社區普遍開班，配合大量宣傳。必要的宣傳單、提倡預防風氣之外，也需與基層醫療院所合作，發掘符合條件的新個案，銜接至提供服務的據點。臺灣目前開始也在基層院所或衛生所等單位篩檢衰弱長輩，但較缺乏後續追蹤、轉介或資源連結成功之監測，未來應該針對這部分進行改善，思考如何架接追蹤機制。

未來高齡化的社會下，「預防及延緩失能照護計畫」所帶來的效益將可能減輕長照負擔，幫助高齡者達到健康老化的目標，因此，該方案的政策定位、後續相關追蹤機制發展、據點的數量與國家資源的挹注，未來都應該針對其永續性做更進一步的思考與規劃。

（二）臺灣的長照服務政策

由於臺灣人口快速高齡化，長期照顧的需求也迅速增加，估計到2026年，臺灣將有近100萬人需要長期照顧服務（國立臺灣大學人口與性別研究中心，2009）。人口結構的改變與少子化的衝擊之下，愈發突顯了長期照顧與高齡照顧體系的重要性。2007年「長期照顧十年計畫—大溫暖社會福利套案之旗艦計畫」推出（後稱長照1.0），臺灣的長照服務始正式邁入發展居家及社區式照顧服務為主、機構式服務為輔的走向（行政院，2007）。2015年訂定《長期照顧服務法》，明列長照之主管機關、服務對象、服務內容及資金來源，進一步奠定長照體系之法源基礎。於2017年，進一步施行「長期照顧服務十年計畫2.0」（後稱長照2.0），除了將目標服務族群擴大，同時因應國際「在地老化」及「健康老化」的潮流，建立了臺灣目前以照顧管理中心為基礎的服務輸送模式，擴大服務族群及服務內容（衛生福利部，

2016）。

臺灣的長照2.0建立了一個新的三層式服務體系，以加強長照服務使用之協調性與整合度，分為ABC三層，俗稱長照ABC，每一級的任務如下：「A級社區整合型服務中心」協調長照資源，由B級和C級提供不同類型的照顧服務。「B級複合型服務中心」提供多種與專業照顧相關的服務，以滿足特定的長照需求。「C級巷弄長照站」為社區中的衰弱或輕度失能的高齡者提供臨時性服務和健康教育服務，預防進一步的失能（衛生福利部，2016）。

長照2.0政策中，依照高齡者需求提供多種服務選擇，除了照顧服務之外，其中一大特點便是復能觀念的引入，透過跨專業團隊在一定的時間限制內，以功能為導向的方式促進或維持服務使用者的最大功能表現，呼應2015年WHO所提之健康老化概念，將照顧體系由長照服務的提供延伸到預防及延緩失能服務。然而，目前復能服務只限定在居家提供，並且只針對有恢復潛力的對象。學者透過臺灣中部某縣市長照2.0資料分析，結果顯示復能服務對輕度失能者的確能產生功能回復的效益，但是對重度失能者則沒有效益，反而是居家服務略有功能維持的效益；研究推測，到重度失能者，或許從著重日常生活的居家服務中來維持功能更為貼近效益。建議未來針對失能者的照顧服務仍舊應該著重在功能維持才能達到健康老化的目標（Yu et al., 2022）。

目前，臺灣長照服務的涵蓋率已經從2021年的56.60%上升到2022年的69.51%，各式長照機構數合計共3,106家，長照服務實際服務人數也從388,866人上升到440,381人（衛生福利部，2023）。經調查，過去幾年，民眾對於現有的長照服務滿意度平均都有八成以上，未來預估服務人數還會再繼續成長，各類型服務的提供也將更為完善，政府下一個階段該思考的是，民眾的未滿足需求是否還有政策發展與服務提供的空間，以增進高齡者及其照顧者生活品質與期待。

（三）臺灣長照政策的未來挑戰

目前，臺灣長照制度的發展雖已成形並日趨穩定，但卻仍有改善的空間。隨著預期失能人口及高齡者人口數將持續攀升，個別化的服務應是長照服務提供之理想型態，依照WHO提出的ICOPE觀點，高齡人口的照顧模式應以「人」為中心，透過各層級整合性的服務提供，增進個人內在能力，促進健康老化。因此，未來，產官學三方仍需持續合作努力精進、改善臺灣的長照制度，使其成為能永續發展並回應使用者需求的國家政策。

這當中幾個挑戰是：1. 提升個人健康識能與風險意識：臺灣長者普遍對「衰弱」的概念並不了解，也沒有衰弱預防或改善的觀念。如何提升高齡者對自身健康風險意識是刻不容緩的工作；2. 增加高齡者多元發展與社會互動：高齡者除了身體衰弱外，也普遍有社會衰弱，也就是不習慣與人互動。目前臺灣長輩較習慣的仍舊是等待別人來互動，像是常常聽到失能者即使聘了外籍看護仍舊希望居服員來家裡聊天探視。即使能前往C據點也覺得不習慣面對人群。也由於跟社會逐漸脫節，他們對現行資源與政策，像是預防及延緩失能計畫等健康促進課程等的認知度低。如何觸及社會衰弱這群長輩是未來重要的挑戰。也建議針對不同族群需求，結合科技，利用線上與實體等多元化的呈現方式，發展健康老化的選擇。美國在新冠疫情期間，線上高齡者中心與線上課程（例如，GETSETUP），反而更蓬勃發展，就是多元化呈現的範例。3. 營造友善高齡支持環境：雖然失能者在長照2.0中有復能協助功能的回復，但是只針對有功能回復的潛在族群，對於已經失能者，如何協助他們更有系統地維持功能，使失能程度不再繼續惡化，是未來最大的挑戰。依據ICOPE的相關指引，內在能力下降的高齡者，仍舊可以同時透過社會、環境、政策的發展讓其維持生活功能。舉例來說，高齡友善的空間營造可以幫助高齡者維持獨立自主的功能，在國外，高齡者可以在友善的交通環境下使用輔具外出，賣場亦設有友善購物環境與設備，如寬敞的貨架通道與電動購物車，幫助高齡者進行生活採買，不用依賴外在人力幫忙購買。同時國外也有高齡友善公園，提供高齡者休閒與鍛鍊的空間。目前，臺灣在高齡友善環境部分仍有許多加強與改善的空間，需要政府與社會積極提供協助。4. 轉換社會對高齡的看法與期待：如何創造讓高齡者健康老化的環境是未來五十年的重要挑戰。相對於現在很多活動以「不老」為主題來提升高齡者活潑蹦跳的印象，老化是自然現象，或許我們該提升的不是印象而是層次，對臺灣人而言，「健康老化」或許更合適作為下一個努力的層次。但是這需要整體社會環境與文化的重新再造。期待有一天，我們都能坦然面對老化，給予高齡者尊重、接受、包容與支持，也期許自己能成為優雅老化的高齡者，迎接健康老化的精彩生活。

六 結語

未來臺灣將快速邁入高齡化社會，每個人都會經歷到老化的過程，無論現在是年輕人還是高齡者，都應該從自身做起，開啟新孝道時代，改變傳統華人的照顧侍奉思維，讓高齡者保有自我獨立生活的能力，並尊重他們選擇生活的自主性，鼓勵高齡者多主動與人互動，維持多元且積極持續的社會參與和休閒活動，雖然伴隨年齡增加身體功能會自然衰退，但唯有持續的鍛鍊才能有效延緩衰退的速度，減少失能時間，優雅地走在健康老化的康莊大道上。在社會上，營造友善的高齡環境，抑或是友善的全齡環境，讓大家的生活能更便利。在國家政策上，拓展並整合醫療與長照服務，滿足民眾未滿足需求，發展預防延緩失能計畫，幫助民眾維持內在能力，透過各種多元方式讓社會上每一個族群都能達到健康老化的目標。

問題與討論

1. 請簡單從國家、社區、個人角度說明未來臺灣的健康老化藍圖。
2. 請簡單提出從個人開始改變對老化的傳統思維的方法，以及如何推廣至家庭、社會。
3. 請建構出屬於自己理想中的健康老化該有的要素。
4. 健康老化究竟是特定族群的特權還是每個人的權利？請說明並討論該如何進行。
5. 請列出未來臺灣高齡社會中會面臨的挑戰，並提出因應之道。

參考文獻

行政院（2007）。我國長期照顧十年計畫～大溫暖社會福利套案之旗艦計畫。

行政院（2013）。長期照護服務網計畫（第一期）－102年至105年。

社團法人臺灣職能治療學會（2019）。108年預防及延緩失能輔導網絡計畫期末成果報告（國民健康署108年度委託研究計畫期末成果報告）。

胡倍瑜、游曉微、邱慈穎、林莉玲、陳端容、陳雅美（2019）。Study of Osteoporotic Fractures（SOF Index）衰弱量表的效度驗證－一般社區長者以及獨居長者的應用。台灣公共衛生雜誌，38（6），648-659。

國民健康署（2022）。長者功能自評量表。https://www.hpa.gov.tw/Pages/Detail.aspx?nodeid=4602&pid=15101

國立臺灣大學人口與性別研究中心（2009）。我國長期照護服務需求評估。

楊美紅、林惠如、謝佳容、許智皓、張蓓貞（2019）。臺灣延緩及預防老人衰弱照護政策分析與建言。台灣老年醫學暨老年學會雜誌，14（2），53-65。

蔡淑鳳、陳時中、呂淑貞、劉麗婷（2018）。高齡者預防照護之政策與實務。護理雜誌，65（2），13-19。
衛生福利部（2016）。長期照顧十年計畫 2.0。
衛生福利部（2017）。老人狀況調查。https://dep.mohw.gov.tw/dos/lp-5095-113-xCat-y106.html
衛生福利部（2022）。老人狀況調查報告。
衛生福利部（2023）。112年長期照顧十年計畫2.0服務資源佈建一覽表－長照2.0新增服務項目（長期十年計畫2.0相關統計表）。https://1966.gov.tw/LTC/lp-6485-207.html
衛生福利部國民健康署（2019）。「長者衰弱評估」篩檢。
鐘子婷、陳端容、陳秀熙、葉彥伯、張睿詒、陳殷正、陳鵬宇、陳雅美（2020）。社區長者身、心、社會衰弱量表之切點初探：以台北兩行政區為例。台灣公共衛生雜誌，39（6），671-685。
Aaronson, B. S. (1966). Personality stereotypes of aging. *J Gerontol*, *21*(3), 458-462.
Atchley, R. C. (1989). A continuity theory of normal aging. *Gerontologist*, *29*(2), 183-190.
Causey-Upton, R. (2015). A model for quality of life: Occupational justice and leisure continuity for nursing home residents. *Physical & Occupational Therapy in Geriatrics*, *33*(3), 175-188.
Chang, H.-C., Lu, Y.-Y., & Kao, S.-L. (2022). Association of frailty and functional recovery in an Acute Care for Elders unit: a prospective observational study. *BMC Geriatr*, *22*(1), 608.
Chen, T. C., Wu, S. C., Zhong, Z. T., Chen, Y. M., & Wu, S. C. (2022). Effect of different patterns of home- and community-based services in Taiwan on the changes in physical function. *Health Soc Care Community*, *30*(6), e6532-e6542.
Chu, W. Y., Wu, W. W., Chen, Y. C., & Y.M., C. (2024). Leisure-Time Activities and Health Benefits among Older Adults in Taiwan -A Systematic Review *Quarterly of Chinese Physical Education, (accepted)*.
Cumming, E. (1975). Engagement with an Old Theory. *The International Journal of Aging and Human Development*, *6*(3), 187-191.
Cumming, E., & Henry, W. E. (1961). *Growing Old, the Process of Disengagement*. Basic Books. https://books.google.com.tw/books?id=z_EhAAAAMAAJ
Cumming, E., Dean, L. R., Newell, D. S., & McCaffrey, I. (1960). Disengagement-A Tentative Theory of Aging. *Sociometry*, *23*(1), 23-35.
Ebrahim, S. (1999). Disability in older people: a mass problem requiring mass solutions.

Lancet, 353(9169), 1990-1992.

Fried, L. P., Ferrucci, L., Darer, J., Williamson, J. D., & Anderson, G. (2004). Untangling the concepts of disability, frailty, and comorbidity: implications for improved targeting and care. *J Gerontol A Biol Sci Med Sci, 59*(3), 255-263.

Fried, L. P., Tangen, C. M., Walston, J., Newman, A. B., Hirsch, C., Gottdiener, J., Seeman, T., Tracy, R., Kop, W. J., Burke, G., & McBurnie, M. A. (2001). Frailty in older adults: evidence for a phenotype. *J Gerontol A Biol Sci Med Sci, 56*(3), M146-156. http://biomedgerontology.oxfordjournals.org/content/56/3/M146.full.pdf

Fries, J. F. (1980). Aging, natural death, and the compression of morbidity. *N Engl J Med, 303*(3), 130-135.

Fries, J. F. (2005). The compression of morbidity. 1983. *The Milbank quarterly, 83*(4), 801-823.

Gobbens, R. J., Luijkx, K. G., & van Assen, M. A. (2013). Explaining quality of life of older people in the Netherlands using a multidimensional assessment of frailty. *Qual Life Res, 22*(8), 2051-2061.

Gobbens, R. J., van Assen, M. A., Luijkx, K. G., Wijnen-Sponselee, M. T., & Schols, J. M. (2010). The Tilburg Frailty Indicator: psychometric properties. *J Am Med Dir Assoc, 11*(5), 344-355.

Harris, D. K. (1988). *Dictionary of Gerontology*. Greenwood Press.

Havighurst, R. J. (1961). Successful Aging1. *The Gerontologist, 1*(1), 8-13.

Kalache, A. (1999). Active ageing makes the difference. *Bull World Health Organ, 77*(4), 299.

Kawryshanker, S., Raymond, W., Ingram, K., & Inderjeeth, C. A. (2014). Effect of Frailty on Functional Gain, Resource Utilisation, and Discharge Destination: An Observational Prospective Study in a GEM Ward. *Current Gerontology and Geriatrics Research, 2014*, 357857.

Knapp, M. R. (1977). The activity theory of aging: an examination in the English context. *Gerontologist, 17*(6), 553-559.

Lang, P.-O., Michel, J.-P., & Zekry, D. (2009). Frailty Syndrome: A Transitional State in a Dynamic Process. *Gerontology, 55*(5), 539-549.

Lin, Y.-Y., & Huang, C.-S. (2015). Aging in Taiwan: Building a Society for Active Aging and Aging in Place. *The Gerontologist, 56*(2), 176-183.

Loue, S., Sajatovic, M., & Koroukian, S. M. (2008). *Encyclopedia of aging and public health*. Springer Science & Business Media.

Makizako, H., Shimada, H., Tsutsumimoto, K., Lee, S., Doi, T., Nakakubo, S., Hotta, R., & Suzuki, T. (2015). Social Frailty in Community-Dwelling Older Adults as a Risk Factor for Disability. *J Am Med Dir Assoc, 16*(11), 1003.e1007-1011.

Markle-Reid, M., & Browne, G. (2003). Conceptualizations of frailty in relation to older adults. *J Adv Nurs, 44*(1), 58-68.

Masoro, E. J. (2001). "Successful Aging"–Useful or Misleading Concept? *The Gerontologist, 41*(3), 415-418.

Metchnikoff, E. (1903). *The nature of man: studies in optimistic philosophy* (Vol. 15). GP Putnam's sons.

Metchnikoff, E. (1908). *The prolongation of life*. Putnam.

Minami, U., Nishi, M., Fukaya, T., Hasebe, M., Nonaka, K., Koike, T., Suzuki, H., Murayama, Y., Uchida, H., & Fujiwara, Y. (2015). Effects of the Change in Working Status on the Health of Older People in Japan. *PLoS One, 10*(12), e0144069.

Ministry of Health, L. a. W., Japan. (2009). *Guidelines for the comprehensice project on nursing care prevention /daily living support*. https://www.mhlw.go.jp/file/05-Shingikai-12301000-Roukenkyoku-Soumuka/0000052670.pdf

NHS. (2017). *Supporting routine frailty identification and frailty through the GP Contract 2017/2018*. https://www.england.nhs.uk/publication/supporting-routine-frailty-identification-and-frailty-through-the-gp-contract-20172018/

Puts, M. T. E., Toubasi, S., Andrew, M. K., Ashe, M. C., Ploeg, J., Atkinson, E., Ayala, A. P., Roy, A., Rodríguez Monforte, M., Bergman, H., & McGilton, K. (2017). Interventions to prevent or reduce the level of frailty in community-dwelling older adults: a scoping review of the literature and international policies. *Age and Ageing, 46*(3), 383-392.

Rockwood, K., & Mitnitski, A. (2007). Frailty in relation to the accumulation of deficits. *J Gerontol A Biol Sci Med Sci, 62*(7), 722-727.

Rowe, J. W., & Kahn, R. L. (1997). Successful aging. *Gerontologist, 37*(4), 433-440.

São José, J. M. d., Timonen, V., Amado, C. A. F., & Santos, S. P. (2017). A critique of the Active Ageing Index. *Journal of Aging Studies, 40*, 49-56.

Shi, S., Olivieri-Mui, B., Oh, G., McCarthy, E., & Kim, D. H. (2022). Analysis of Functional Recovery in Older Adults Discharged to Skilled Nursing Facilities and Then Home. *JAMA Netw Open, 5*(8), e2225452.

UN. (2017). *World Population Ageing*. https://www.un.org/en/development/desa/population/publications/pdf/ageing/WPA2017_Highlights.pdf

UNECE. (2013). *Project: 'Active Ageing Index (AAI)' 2013 Concept, Methodology and Final*

Results. UNECE.

Wang, Y. C., Chen, Y. M., Yu, H. W., Wu, S. C., Chan, S. Y., Yang, M. C., & Lee, Y., C. (2020). The Impact of Different Patterns of Home- and Community-Based Services on Nursing Home Admission: National Data from Taiwan. *Social Science & Medicine, (Accepted).*

WHO. (2002). *Active ageing: a policy framework.*

WHO. (2015). World report on ageing and health. *Geneva: World Health Organization.*

WHO. (2017). Integrated care for older people: guidelines on community-level interventions to manage declines in intrinsic capacity.

WHO. (2018). *Ageing.* https://www.who.int/news-room/facts-in-pictures/detail/ageing

WHO. (2019a). *Integrated care for older people (ICOPE): guidance for person-centred assessment and pathways in primary care.* https：//www.who.int/ageing/health-systems/icope/en/.

WHO. (2019b). *Integrated care for older people (ICOPE): Implementation Framework guidance for systems and services.* https：//www.who.int/ageing/publications/icope-framework/en/

WHO. (2020). *Decade of Healthy Ageing: Plan of Action.* https://www.who.int/publications/m/item/decade-of-healthy-ageing-plan-of-action

Winstead, V., Yost, E. A., Cotten, S. R., Berkowsky, R. W., & Anderson, W. A. (2014). The impact of activity interventions on the well-being of older adults in continuing care communities. *J Appl Gerontol, 33*(7), 888-911.

Yu, H. W., Wu, S. C., Chen, H. H., Yeh, Y. P., & Chen, Y. M. (2022). Relationships between reablement-embedded home- and community-based service use patterns and functional improvement among older adults in Taiwan. *Health Soc Care Community, 30*(6), e4321-e4331.

Zimmer, Z., & Lin, H. S. (1996). Leisure activity and well-being among the elderly in Taiwan: Testing hypotheses in an Asian setting. *J Cross Cult Gerontol, 11*(2), 167-186.

13

「連這個都不會你是白〇嗎！」職場霸凌與心理危害預防

劉曦宸

一 前言

2023年，臺劇《人選之人—造浪者》引起一陣風潮。劇中女主角有一句話：「我們不要就這樣算了好不好？」也頓時成為一股流行。就在網路上熱烈討論《人選之人—造浪者》之際，民進黨婦女部的前黨工陳汘瑹在臉書上發表一篇文章，[1]開啟了臺灣#metoo的第一槍，她在文中提到與《人選之人—造浪者》雷同、但真實發生在她身上的故事：一位工作上的前輩對她毛手毛腳，但告訴主管時，主管卻以似是而非的道理「安撫」她。隨後，類似的故事一一浮現，不僅是政治圈，藝文界、教育圈、政府機關、演藝圈等都陸續有受害者自述過去

1　陳汘瑹臉書文章短網址：https://reurl.cc/aVQjaG（2023/5/31）

的經歷，而這些經歷都有一個共通點，就是受害者與加害者之間有權勢上面不對等的關係，而且被害者很害怕說出來之後不能被社會接受，反而為自己帶來更深的傷害。

然而職場上只有與「性」有關的霸凌嗎？2018年9月，成大醫院的體外循環師在工作地點拿刀刺傷一名護理師後，在臉書上發文：「終結霸凌」，再至警察局自首投案。[2]根據媒體後續的報導，該體外循環師疑似是在工作場所中受到同事及主管的霸凌、積怨太深、憤而犯案。2019年8月，監察院針對此事件提出糾正，新聞稿中描述受刺傷的護理師在案發之前對體外循環師有言語暴力、肢體暴力、心理暴力等行為，主管處理的方式也讓情勢更為惡化，因此才發生這起重大的職場暴力事件（監察院，2019）。

而除了傷人，遭遇霸凌者也可能自傷。2019年5月，一場記者會敘述著澎湖醫院總務主任超時工作、遭受言語霸凌和不當調職等狀況憂鬱自殺的案件。[3]近期也有報導指出，有國小代課老師疑似因在職場上被公開羞辱、言語霸凌、不公平對待而輕生。[4]2022年6月，則有

---

2 相關新聞連結：https://www.setn.com/News.aspx?NewsID=435371（2018/9/28）、https://news.ltn.com.tw/news/society/paper/1235842（2018/9/30）

3 相關新聞連結：https://news.ltn.com.tw/news/life/breakingnews/2782042（2019/5/7）

4 相關新聞連結：https://www.mirrormedia.mg/story/20220912pol005/ https://www.mirrormedia.mg/story/20220912pol006/

新聞報導有警察疑似因為言語霸凌而舉槍自盡的事件。[5]當然，也不是所有職場霸凌的結果都危及生命，許多不堪霸凌者選擇的是離開職場，例如日前有位具亞斯伯格症的幼教老師不時遭到主管調侃腦子有問題，再加上家長於網路上的霸凌，只能先離開職場再提出申訴，為自己討個所謂的公道。[6]

職場上的霸凌事件對於當事人的傷害其實不亞於其他職場上的危害，我們會對工作環境中的化學、物理、生物性等危害採取預防措施，同樣地，對於霸凌、暴力、騷擾等危害也應該採取全面性（而非針對個人、個案）的預防措施。接下來，我們將先了解一下，什麼樣的狀況叫作職場霸凌、職場暴力、或職場騷擾，它們會以什麼樣的形式存在於職場上，臺灣的暴露狀況又是如何呢？我們可以採取什麼樣的措施來防範？

二　什麼是職場霸凌？暴力？騷擾？

目前「職場霸凌」還沒有一個統一、通用的定義，不過基本上都

---

https://www.mirrormedia.mg/story/20220912pol007/
https://www.mirrormedia.mg/story/20220912pol008/（2022/9/13）

5 相關新聞連結：https://news.ltn.com.tw/news/society/breakingnews/3961855（2022/6/16）

6 相關新聞連結：https://www.mirrormedia.mg/story/20230611soc003（2022/6/13）

有一個特性，就是「長期的、持續性的、負面的」舉動（Einarsen, 2000）。根據美國心理學會（American Psychological Association，簡稱APA）的定義，「霸凌」是一種直接對其他人（尤其是較年輕、較小、較弱，或相對弱勢的人）持續威脅或攻擊的身體行為或言語虐待（APA, 2018），而「網路霸凌」（cyberbullying）是指透過數位科技（如手機、電子郵件、社群媒體、通訊軟體、遊戲平臺等）的重複性言語攻擊或騷擾行為，目的在讓目標害怕、生氣、或羞愧（APA, 2018; UNICEF, 2023）；澳洲人權委員會（Australian Human Rights Commission）說明「職場霸凌」是上司或工作上接觸到的其他人或團體對我們的一種言語、身體、社會或心理的虐待，它也包含「騷擾」這種形式（Australian Human Rights Commission, 2011），澳洲職業安全衛生署（Safe Work Australia）定義職場霸凌是指直接與工作有關、重複、不合理的行為，而職場暴力及侵犯（aggression）是指在工作場所或在工作中遭到的虐待、威脅，或攻擊；[7]倫敦大學學院（University College London，簡稱UCL）定義霸凌是恐嚇、不友善、侮辱、羞辱等的攻擊行為，但合法、合理、具有建設性的績效考核或行為，或者是在工作上給予員工合理的指導不算是霸凌，而騷擾是侵犯一個人的尊嚴，或創造一個恐

7　澳洲職業安全衛生署網站：Bullying（https://www.safeworkaustralia.gov.au/safety-topic/hazards/bullying）及Workplace violence and aggression（https://www.safeworkaustralia.gov.au/safety-topic/hazards/workplace-violence-and-aggression）。

嚇、不友善、侮辱、羞辱的攻擊性環境的不當行為（UCL Report + Support），英國健康安全執行署（Health and Safety Executive，簡稱HSE）定義職場暴力為任何與工作有關的虐待、威脅，或攻擊（HSE）。Einarsen（2000）認為，霸凌與騷擾都是一種系統性的攻擊和暴力；騷擾可能不是故意的貶抑或威脅，霸凌則是故意的、可能會造成心理傷害的重複性舉動，職場暴力則是在工作上任何虐待、威脅、恐嚇、攻擊的舉動（Westmaas, 2022）；加拿大的職業健康安全中心（Canada Centre for Occupational Health and Safety，簡稱CCOHS）也說明騷擾常被視為暴力的一種，它可以是任何使一個人感到貶抑、窘迫、羞辱、煩惱、不安的行為或言語虐待，包含文字上的、手勢、恐嚇、霸凌等不適當的舉動（CCOHS, 2023）。

1998年國際勞工組織（International Labour Organization，簡稱ILO）提出職場暴力已是全球性的問題，而他們統計的暴力種類包括他殺、身體上的攻擊或性侵、性騷擾、心理暴力等，其中，心理暴力包括霸凌，ILO定義職場霸凌為具報復性、殘忍、有惡意，或羞辱的攻擊行為（ILO, 1998）；2002年WHO發表全世界第一份暴力與健康的報告書，定義暴力為故意使用身體的力量或權勢去威脅或真正的傷害自己或他人（包括社區團體），而所謂的傷害可能是身體或心理上的受傷、造成不良的發展或剝奪，甚至死亡（WHO, 2002）；2003年，ILO定義職場暴力是一個人直接在他的工作上遭遇攻擊、威脅、損害、受傷、不合理的行動、事件或行為，可分為內部暴力及外部暴力（ILO, 2003）；2019年，ILO制定第190號「暴力與騷擾公約」（C190 - Violence and Harassment Convention），定義暴力與騷擾是不管只發生一次或重複發生，有可能造成身體、心理、性別、經濟上的危害，不被接受的行為舉止或者是威脅（ILO, 2019）。

所以我們來整理一下：騷擾和霸凌都算是一種暴力，只是都是長期的、重複的行為，騷擾可能比較是不自覺的、不是故意的，但霸凌就帶要使目標感到受脅迫、受羞辱、受傷害的目的性；所有的暴力都是帶有惡意、不被接受的負面行為，可能會造成施暴對象身體、心理、或社會層面（如經濟上）的迫害。以上概念，我們整理描繪成圖13-1，不過在這裡要再提醒一下，無論是外文還是中文的文獻資料，

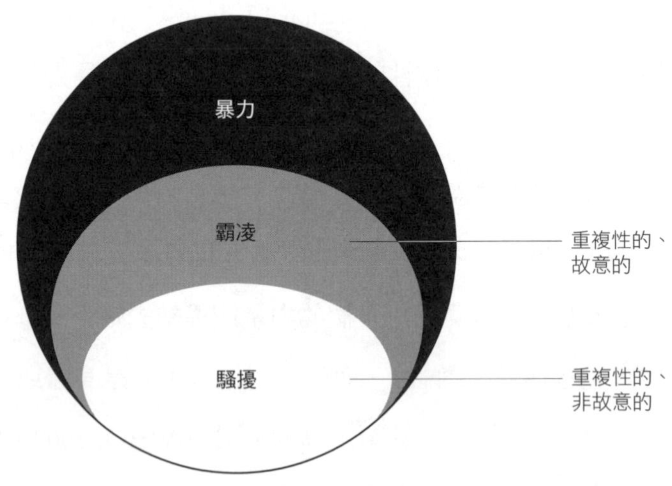

圖13-1　暴力、霸凌、騷擾之間的概念圖

目前暴力／霸凌／騷擾的用法都還沒有非常明確的界線，在閱讀資料時還是得由內文的描述來判斷作者的意思。

三 職場霸凌／暴力的種類

WHO將暴力分為身體的（physical）、性的（sexual）、心理的（psycho-logical）、剝奪或忽略（deprivation or neglect）四個種類（WHO, 2002）；ILO將職場暴力分為外部的及內部的（ILO, 2003）。不過，雖然國際組織對暴力是如此的分類，每一個國家對職場霸凌／暴力的分類卻都略有不同。

澳洲職業安全衛生署也將職場暴力的來源分為外部及內部，但也細分其形式可能為身體的或心理的、言語的（用文字或是在網路上的）、一次性的或重複性的、直接的或間接的（例如透過網路）（Safe Work Australia, 2021），然而，澳洲各州政府對於職場暴力及侵犯也都有不同的詮釋。[8]英國HSE列出職場暴力包含言語虐待或威脅以及身體上的攻擊，但有關霸凌、騷擾、家庭虐待則不是HSE負責的範圍（HSE）。加拿大CCOHS是對職場暴力與騷擾進行分類，包括威脅行為、言語或文字威脅、言語虐待和身體攻擊（CCOHS, 2023）。

---

8 例如新南威爾斯州工作安全局（SafeWork NSW）對職場暴力及侵犯的解釋：https://www.safework.nsw.gov.au/resource-library/violence-workplace-guide、維多莉亞洲工作安全局（WorkSafe Victoria）對職場暴力及侵犯的解釋：https://www.worksafe.vic.gov.au/occupational-violence-and-aggression-safety-basics。

除此之外，這邊還想特別提出的是日本有一個別於其他國家討論職場霸凌／暴力的名詞：職權騷擾（パワーハラスメント，power harassment）。根據日本厚生勞動省的定義，職權騷擾是指職位較高、或較有經驗（前輩），或一群人（團體）進行的一些超過業務範圍、難以拒絕、會傷害受害者身心狀態的行為，包括身體上或心理上的攻擊、孤立、過大或過小的要求、侵害個人隱私等（雇用環境・均等局，2018）。

總結而言，職場霸凌／暴力可以用二種方式分類：其一，用來源分，分成內部（如長官、同事）及外部（例如服務對象）二種；其二，用方式分，大致可分為身體上的攻擊、言語上的威脅或虐待、性方面的騷擾或侵犯、心理上的剝奪、孤立或忽略。

四　臺灣對職場霸凌的定義

那麼，臺灣是如何定義職場霸凌的呢？傅柏翔（2023）以法律的定義來討論臺灣對於職場霸凌的看法，他認為，職場霸凌可以分為「職場內不受歡迎的行為」、「不合理的職場管理互動行為」、「重複、持續的行為」及「不法侵害」四個層次：「職場內不受歡迎的行為」並不一定就是職場霸凌，這樣的見解呼應了前面提到UCL的定義（UCL Report + Support）：如果是合法、合理、具有建設性的績效考核或行為，或者是在工作上給予員工合理的指導就不算是霸凌；那麼，「不合理的職場管理互動行為」就會被認定為職場霸凌嗎？以臺灣的法律來看，也不全然是。傅柏翔盤點臺灣的法律，《民法》、《刑法》有關於侵權、傷害、恐嚇、公然侮辱等的規定，《就業服務法》、《性別平等工作法》也有對於就業歧視、職場騷擾相關的規範，但若遭到不合理對待的員工沒有特殊身分，不符合歧視或騷擾的標準，也沒有嚴重到民、刑事不法侵害的程度，僅是符合ILO第190號公約的定義（ILO, 2019），就不在臺灣目前法律保障的職場霸凌之內。

除了《民法》、《刑法》、《就業服務法》、《性別平等工作法》，《職業安全衛生法》對於「執行職務因他人行為遭受身體或精神不法侵害」也有相關規定。我國勞動部依據《職業安全衛生法》及《職業安全衛生設施規則》制定〈執行職務遭受不法侵害預防指引〉（職業安全衛生署，2022），指引中將「執行職務因他人行為遭受身體或精神不法侵害」定義為勞工因執行職務，於勞動場所遭受雇主、主管、同事、服務對象或其他第三方之不法侵害行為，例如職場暴力或性騷擾等，但是，什麼是「不法侵害行為」在指引或是法律當中都沒有明確說明。

對於「職場霸凌」定義的模糊不清，傅柏翔（2023）試圖從法院個別判決中找答案，他發現：法院判決霸凌的原則是「重複、持續的行為」。這樣的發現與我們上一段整理職場霸凌的各種定義一致，但是，卻無法滿足ILO第190號公約所述「不管只發生一次或重複發生，有可能造成身體、心理、性別、經濟上的危害，不被接受的行為舉止或者是威脅」皆稱為暴力／騷擾的內容。

五　臺灣的現況

根據勞動部勞動及職業安全衛生研究所2013年所做的「工作環境安全衛生狀況認知調查」，我國過去一年之間曾遭遇過任何一種形式的職場暴力的受僱者佔所有受僱者的10.0%，其中以言語暴力最高（佔所有受僱者8.3%），其次為心理暴力（佔4.3%）；若以受僱的部門來看，除了性騷擾外，公部門的受僱者在過去一年間遭遇各種形式的暴力比率都較私部門受僱者高（Liu & Cheng, 2018）。2022年最新的「勞動環境安全衛生認知調查」結果顯示，過去一年之間曾遭遇過任何一種形式的職場暴力的受僱者佔所有受僱者的13.7%，最高二種暴力形式還是言語暴力（佔所有受僱者12.4%）及心理暴力（佔5.8%），且暴力來源最主要為服務對象及其家屬為主，次要為上司（李貞嫺、彭佳玲，2023）。

為預防職場暴力、維護勞動者權益，2013年《職業安全衛生法》修訂雇主對執行職務因他人行為遭受身體或精神不法侵害之預防，應妥為規劃及採取必要之安全衛生措施（第6條第2項第3款），根據此法，勞動部於2014年制定〈執行職務遭受不法侵害預防指引〉，之後於2017年、2013年進行二次修訂，建議事業單位在預防職場不法侵害時採用臺灣職業安全衛生管理系統（Taiwan Occupational Safety and Health Management System，簡稱TOSHMS）架構進行規劃與實行（職業安全衛生署，2022），然而觀察勞動部歷年的調查，臺灣職場暴力的暴露狀況似乎仍有上升的趨勢（李貞嫻、彭佳玲，2023），那麼，為什麼我們推動預防職場暴力將近十年的時間，臺灣職場暴力的暴露狀況卻好像在惡化呢？

六 臺灣預防職場霸凌／暴力方式的檢討

我們先從頭來看看本章前言中列舉的例子。

「性騷擾」是職場霸凌／暴力中經常被討論的題目，從歷年的工作／勞動環境安全衛生調查也可以看到，相較於其他形式的職場霸凌／暴力，受僱者遭遇到職場性騷擾的比率並不高（約1.3%）（李貞嫻、彭佳玲，2023；Liu & Cheng, 2018），但是，從臺灣#metoo事件的新聞來看，我們對於職場性騷擾事件的處理方式做得其實並不好：在職場上勞資權力結構不對等的狀況下，受害者提出性騷擾申訴時有可能會遭到淡化處理，若身分被識別出來，還可能被同儕認為小題大作，以至受害者因職場氛圍充滿敵意而被迫離職。這樣的情況在傅柏翔（2022）討論我國職場性騷擾處理機制時也可以看到，傅柏翔認為我國設計處理職場性騷擾的機制需要考慮更多的情況並做改善，也提到有關職場性騷擾的兩部法律——《性騷擾防治法》及《性別平等工作法》——的立法目的是在創造友善的環境，然而從上述的討論來看，我們國家的性騷擾防治其實並沒有真正在做「防」、「治」，充其量只是在事件發生之後做亡羊補牢的因應而已。

《性騷擾防治法》及《性別平等工作法》對性騷擾的防治策略主要就是「設立申訴管道」，「申訴」一定是在事件發生之後，且現行設計的機制有失效之虞（傅柏翔，2022）；不只是性騷擾的申訴機制成效不彰，監察院（2019）也認為是成大醫院未落實職場暴力事件通報之後的處理，才使受霸凌者轉為施暴者，讓暴力帶來的效應不斷地發酵、惡化；邊立中等（2019）訪問17位曾遭受職場暴力並有提出內部申訴經驗的臨床護理師，發現受害員工在提出申訴之後，雖然可能會遭遇到主管的漠視、以息事寧人的態度處理，但相對於內部暴力，公司（醫院）對於外部暴力還是多少會提供協助與支持。由此可見，在職場霸凌／暴力的處理方式上面，處理者是否為事件本身的利害關係人會決定事件處理的走向，因此，並不只是性騷擾的處理機制需要考量到加害人的角色來修整（如某些暴力事件是透過外部單位調查）（傅柏翔，2022，2023），所有的職場霸凌／暴力事件的處理都應該再做更細緻的檢討。

再者，事件發生之後的處理，已是我們公共衛生三段預防中的末段措施，我們必須加強初段與次段預防的策略。《職業安全衛生設施規則》第324-3條明定事業單位必須參照〈執行職務遭受不法侵害預防指引〉進行職場暴力預防，預防的方式是透過職場上的危害辨識、風險評估，制定出平時、不法侵害發生時、及不法侵害發生後的因應措施。不法侵害的危害辨識，可利用過去曾經發生過的資訊來找出有可能發生的事件類型、加害的來源、誘發的場景、施暴的方式等，〈執行職務遭受不法侵害預防指引〉也有提供「職場不法侵害預防之危害辨識及風險評估表」[9]給事業單位做危害辨識的參考，執行風險評估者可就辨識出的危害的可能性（發生機率：可能、不太可能、極不可能）及嚴重度（傷害程度：嚴重傷害、中度傷害、輕度傷害）進行評估，再對照「簡易風險等級表」確認該危害的風險等級（高度、中度、低度）。

在平時的因應部分，〈執行職務遭受不法侵害預防指引〉建議作業場所環境先進行改善，例如維持好物理環境中噪音、照明、溫濕度等的控制，創造舒適的環境來避免內部的人情緒緊繃；檢查工作場所的設計，保持通道、空間的暢通，監視器及警報系統的準備等，以避免加重暴力事件引發的結果；以及設計好各種行政管制措施，來確保人員的進出等。之後，以「適性配工」和「工作設計」兩個面向調整人力：適性配工可以避免因為人力配置不足或資格不符時引起的糾

---

9 〈執行職務遭受不法侵害預防指引〉附錄一「職場不法侵害預防之危害辨識及風險評估表」可至職業安全衛生署網站下載：https://www.osha.gov.tw/48110/48713/48735/135152/post（2022年第三版）

紛、導致暴力事件發生；工作設計則可以透過流程的簡便來降低人際衝突的發生。再者，要建構反不法侵害的組織文化及設計教育訓練課程：組織文化分為組織行動及個人行為二個層次，組織行動包括主管對於「不法侵害零容忍」的承諾，以及明定發生不法侵害事件之後的懲處方式；個人行為則針對各種角色（高階管理階層、主管、勞工）設計教育訓練課程，讓高階管理階層具備相關的領導力、主管能夠自己審視言行並管理員工行為、勞工之間可以尊重彼此的價值觀互相扶持，另外也為特定的職務提供危害預防與溝通技巧的教育訓練，使相關人員具備需有的防治技能。

那麼，實際上在職場裡執行的成效好嗎？葉佳倫、王安祥（2021）分別訪問勞、資、政三種身分的受訪者來討論目前我國的職場霸凌／暴力預防制度，（雖然受訪人數很少）訪問結果可以初步觀察到：員工對於申訴管道的信任度其實是不夠的，而〈執行職務遭受不法侵害預防指引〉中提到的教育訓練，無論是內容上或是頻率上也很不足以應付「預防」這件事。對於職場霸凌／暴力的申訴處理不確實，以及對於預防職場霸凌／暴力的技能不足這樣的狀況，也許就是目前職場霸凌／暴力的盛行無法下降的原因。面對這樣的問題，也許我們可以用成之約等人（2020）提到的「員工協助方案」（Employee Assistance Programs，簡稱EAP）解決。

EAP是現進行職場健康促進時人力資源（Human Resources）人員

經常使用的方式，尤其是使用在有關人際關係、情感問題的主題上；提供EAP的人員可以是公司內部的、外部的、或是混雜內外部的人（Chenoweth, 2011），成之約等人（2020）建議我們運用EAP進行職場霸凌／暴力防治時，需要先釐清員工的需求和EAP人員是否具備相應的專業技能，然後決定要以何種方式（內部、外部或混雜）來提供EAP，透過提供EAP建立所有利害關係人對制度的信任感，進而解決無法落實職場霸凌／暴力預防的問題。

另方面，傅柏翔（2023）建議以積極抗辯的方式誘發事業單位積極地建立職場暴力預防機制；他認為：既然職場霸凌／暴力事件的申訴，會因為勞資權力結構不對等的關係無法達到防治的成效，不如參考美國法處理職場霸凌／暴力事件的方式，用法律當作一個工具，誘使事業單位先行設計出優於法律的預防及應變機制，以利「如果」發生需要上法院「被求償」時可以「積極抗辯」（也就是向法院提出「我有非常盡心盡力地做了什麼什麼預防措施」，以積極的作為來向法院請求免責）；積極抗辯，也許能夠誘發出事業單位「積極」發展各種優於法律、政策的預防和應變機制，避免現在流於僅是符合法規建立一個申訴管道，但沒有實際作為的形式狀態。

所以，總結來說，若我們以公共衛生的三段預防來看，臺灣目前所施行的職場霸凌／暴力預防，在初段及次段預防的部分有〈執行職務遭受不法侵害預防指引〉的建議，依法事業單位需要做危害辨識、風險評估，進一步在平時因應時，要進行作業場所環境、人力配置上的改善，以及建構組織文化和推行教育訓練，但是，我們可以從文獻中發現，實際上有專業知能推動這些預防工作的人力並不多，教育訓練的質和量也不是很足夠；而霸凌／暴力事件發生後的末段預防處理又僅有「申訴」一途，申訴流程的設計並沒有避免勞資權力結構不對等的問題，受害勞工很可能被以淡化、息事寧人的方式處理，更糟糕的是還可能遭到二次霸凌，使得受害勞工處於更窘迫的困境，或是使其他受害者更害怕使用申訴管道，隱忍職場霸凌／暴力的存在。為解決以上兩個臺灣在預防職場霸凌的重要障礙，也許可以透過：（一）提供EAP使初段、次段預防能夠有專業的人力落實，（二）調整法律的內容，達到1. 以積極抗辯誘發事業單位建立優於法律、政策的預防及因應模式、2. 透過外部調查的機制解決霸凌事件的利害關係人在申訴程序中影響處理的結果。

七　結語

職場霸凌會造成受害者與其周圍的人身體或心理健康的傷害，近年來，一直為國際上關注的職場危害，不過對於職場霸凌的預防，我們國家還沒有做得很完善。

首先，我們要釐清我們要預防的「職場霸凌」的範圍。國際上大多對於職場霸凌的定義是「長期、重複、帶有目的、要使目標感到受脅迫、受羞辱、受傷害的惡意行為」，但2019年ILO制定第190號公約，定義暴力及騷擾是指「不管只發生一次或重複發生」，有可能造成身體、心理、性別、經濟上的危害，不被接受的行為舉止或者是威脅；由於目前職場霸凌／騷擾／暴力尚未有一個明確的定義，經常是混合著使用，因此，如果我們要預防的不只是「霸凌」，還包括「暴力」、「騷擾」，就要思考一下在我國的法律上是否要涵蓋「非重複、持續」的不合理行為，或者，我們需要在《職業安全衛生法》中，更明確地定義何謂「不法侵害」。

再者，我們從勞動部的調查中發現，我國職場霸凌／暴力的盛行率有上升的趨勢，這樣的狀況可以回頭推論我國職場霸凌／暴力的預防政策成效不彰，也許，在初段預防的部分我們需要增強專業人力的量能，透過加強教育訓練的質與量，在職場上提供專業的EAP，使員工相信事業單位推動的職場霸凌預防措施並真正地使用；另外配合法律條文的修改，讓法律成為工具，以積極抗辯的方式誘使事業單位積極建立優於政策的預防及因應措施；最後，在末段預防的申訴管道部分，可以在法律中考量職場霸凌事件中施暴者的角色，建立外部調查機制，避免霸凌事件的利害關係人左右調查結果，也使受害者更願意，並真正受到保護地使用申訴的機制。

問題與討論

1. 你曾經聽過哪些霸凌／暴力／騷擾的事件？你知道當事人是怎麼處理的嗎？當時的處理方式帶來怎樣的結果？
2. 有句話說：「可憐之人必有可恨之處」，你覺得職場霸凌要如何界定？以成大醫院的案子為例，職場中施暴者也有可能是受害者，像這樣的狀況，你覺得要如何預防？
3. 你認為法律應該介入職場霸凌的預防多深？比方《職業安全衛生設施規則》規定事業單位要參照〈執行職務遭受不法侵害預防指引〉進行暴力預防，指引中建議事業單位要建構出「反不法侵害的組織文化」，可是，組織文化是可以被法律規定來建立的嗎？你有什麼好方法來建立組織文化？

參考文獻

成之約、范淑婷、黃敏惠（2020）。我國企業與勞工因應職場霸凌的現況檢討及作法。臺灣勞工季刊，61，24-31。

李貞嫻、彭佳玲（2023）。勞動環境安全衛生認知調查-2022年。

傅柏翔（2022）。職場性騷擾制度之細緻化與程序再進化挑戰：雇主為加害人之爭議初探。萬國法律，246，2-14。

傅柏翔（2023）。職場霸凌的法律定義及處理法制之潛在選項——臺灣法現況及美國法之啟發。臺北大學法學論叢，126，77-182。

葉佳倫、王安祥（2021）。我國職場霸凌預防制度之研究。勞資關係論叢，23（2），54-79。

監察院（2019）。成大醫院未落實執行職場暴力事件通報，釀成林姓體循師持刀刺傷醫護人員之不幸事件，監察院糾正成大醫院。監察院新聞稿。https://www.cy.gov.tw/News_Content.aspx?n=124&sms=8912&s=14186

職業安全衛生署（2022）。執行職務遭受不法侵害預防指引。
邊立中、黃玉妮、鄭雅文（2019）。醫院職場暴力的通報與申訴：曾遭受職場暴力的護理人員之經驗。長庚護理，30（3），281-295。
APA. (2018). https://dictionary.apa.org/bullying
Australian Human Rights Commission. (2011). Workplace bullying: Violence, Harassment and Bullying Fact sheet. https://humanrights.gov.au/our-work/employers/workplace-bullying-violence-harassment-and-bullying-fact-sheet
C190 - Violence and Harassment Convention.(2019). https://www.ilo.org/dyn/normlex/en/f?p=NORMLEXPUB:12100:0::NO::P12100_ILO_CODE:C190
CCOHS. (2023). Violence and Harassment in the Workplace. https://www.ccohs.ca/oshanswers/psychosocial/violence/violence.html
Chenoweth, D. H. (2011). Building a Healthy Worksite Environment. In Worksite Health Promotion (3rd ed.). Human Kinetics.
Einarsen, S. (2000). Harassment and bullying at work: A review of the Scandinavian approach. *Aggression and Violent Behavior, 5*(4), 379-401.
HSE. Violence and aggression at work. https://www.hse.gov.uk/violence/employer/index.htm
ILO. (1998). Violence on the Job - a Global Problem. https://www.ilo.org/global/about-the-ilo/newsroom/news/WCMS_007970/lang--en/index.htm#N_1_
ILO. (2003). Code of practice on workplace violence in services sectors and measures to combat this phenomenon. (MEVSWS-COP-2003-10-0201-1-EN.Doc/v2). Geneva: ILO Retrieved from https://www.ilo.org/wcmsp5/groups/public/---ed_protect/---protrav/---safework/documents/normativeinstrument/wcms_107705.pdf
Liu, H. C., & Cheng, Y. (2018). Psychosocial Work Hazards, Self-Rated Health and Burnout: A Comparison Study of Public and Private Sector Employees. *J Occup Environ Med, 60*(4), e193-e198.
Safe Work Australia. (2021). Preventing workplace violence and aggression. Canberra: Safe Work Australia. https://www.safeworkaustralia.gov.au/sites/default/files/2021-06/Guide%20for%20preventing%20workplace%20violence%20and%20aggression.pdf
UCL Report + Support. Definitions we use - Bullying, Harassment, Sexual Misconduct, Domestic Abuse. https://report-support.ucl.ac.uk/support/definitions-we-use-bullying-harassment-sexual-misconduct-domestic-abuse
UNICEF. (2023). Cyberbullying: What is it and how to stop it. https://www.unicef.org/end-violence/how-to-stop-cyberbullying

Westmaas, L. (2022). Bullying, Violence, and Harassment. In Conflict Management: Perspectives for the Canadian Workplace. Fanshawe College Pressbooks. https://ecampusontario.pressbooks.pub/conflictmanagement/
WHO. (2002). World report on violence and health.
雇用環境・均等局（2018）。パワーハラスメントの定義について。https://www.mhlw.go.jp/content/11909500/000366276.pdf

14

「請勿吸菸、飲食、嚼食口香糖或檳榔」：大眾運輸的衛生整潔與現代性

黃令名

一 引言

臺北捷運在1996年通車之後，除了捷運本身穩定的運行之外，更是因為捷運系統內高度的秩序、整潔的空間、令人嘆為觀止的車站建築以及嚴格的飲食限制而聞名於國際。而在高雄、桃園、臺中的捷運系統以及新北市的兩個輕軌系統完工通車之後，即便捷運運行的形式各異，也還是延續了臺北捷運在秩序、整潔還有空間美學上的特色，甚至是青出於藍、更勝於藍，形成臺灣捷運系統的獨特性格。

2020年Covid-19疫情全球大爆發，每日載運數以萬計乘客的捷運系統瞬時成為大眾注目的焦點。捷運系統匯集大量不特定群眾以及身體接觸點繁多的特點，讓民眾擔心傳染病會快速在捷運系統內傳染，因而讓各個捷運系統的運量跌落谷底。而在本土疫情大爆發的初期，

確診者足跡「流竄」的新聞受到極大的關注，載運都市大量人流到都市各個角落的捷運系統，瞬間從乾淨、有秩序、安全的環境轉變成為最高風險的場域。許多醫療與衛生專家，也親身示範各種搭乘捷運的「標準動作」，幫助不得不繼續使用捷運系統的民眾趨吉避凶，也求在通勤路上的心安。

面對百年一見的世紀大疫情，長期以來以乾淨著稱的臺灣捷運系統是如何應對病毒這種看不見的敵人以及乘客心中的恐懼？而捷運系統這樣具備高度秩序與整潔的空間，背後的文化與制度性根源又是從何而來？這個章節從臺北捷運通車後在管理、維護以及乘客行為的歷史脈絡出發，了解臺灣的捷運系統是如何打造出禁止飲食、高度秩序與整潔的環境，並且介紹目前相關的研究成果，說明臺灣捷運系統內的秩序與整潔，是出於臺北捷運的技術官僚以及乘客對於「現代性」的追求。接著，本文針對臺灣其他的捷運系統和軌道運輸中的清潔秩序現象，說明臺灣特殊的「捷運化現象」，並且討論在Covid-19疫情大流行期間，各地的系統是如何運用其原本旨在追求清潔與秩序的治理資源，轉向疫情的對策。最後，針對包括捷運化現象、後疫情時代的捷運空間以及開放飲食的議題，進行延伸的分析與討論。

二　禁止飲食、整潔、秩序與疫情

臺灣的捷運系統相較於國內其他的大眾運輸，尤其是和同樣是軌道運輸的臺鐵以及高鐵，乘客最能夠感受到的不同之處就是嚴格的禁止飲食規定。事實上，臺灣的捷運系統並非全世界唯一禁止飲食的捷運系統，包括香港、新加坡都厲行嚴格的禁止飲食政策，而中國也在2020年宣布在地鐵內禁止飲食。然而，臺灣捷運系統內的禁止飲食政策，不僅執行徹底，乘客的配合意願也很高，甚至是以法律的層級在《大眾捷運法》中明定在捷運系統內禁止飲食以及嚼食檳榔或口香糖，而且跟新加坡或是中國相比，臺灣的政治制度與社會氛圍又相對開放自由，這也使得臺灣捷運系統內的禁止飲食政策令人印象深刻。

另外一方面，與禁止飲食政策有關的，就是臺灣捷運系統的整潔程度。無論就直覺上或是捷運公司人員的說法，[1]禁止飲食政策很大程度上幫助臺灣每日數以萬計的乘客使用的捷運系統維持清潔，但是車站與列車的清潔與否，並不僅僅與飲食有關，包含塵土、水漬、紙屑、垃圾，甚至是看不見的氣味、細菌與病毒，都會使得捷運系統「不清潔」。因此，臺灣捷運系統內的高度清潔，不只是意味著禁止飲食的功效，更是反映出在系統內對於空間的高度治理與對於清潔目標的追求與實踐。

和車站的清潔同樣被有效實踐的，還有車站與列車上的秩序與乘

1 在2023年4月19日、4月20日以及4月27日分別針對高雄捷運公司、新北大眾捷運公司以及桃園大眾捷運公司的訪談中，負責列車與車站清潔的工安、車務與站務人員均表示《大眾捷運法》中禁止飲食的規定很大程度上幫助他們維持系統內的乾淨。

客文明化（civility）的舉止（Lee, 2021）。我們當然同樣可以在北韓的平壤地鐵上看到高度的秩序，但這顯然是來自於北韓高壓的政治體制與保守的社會氛圍，而臺灣的捷運系統完成於臺灣已經民主化之後的1990年代中後期，在捷運系統中的秩序與舉止顯然非威權政體的直接作用，而且更可以從中去思考，像是排隊上下車與進出站、博愛座禮讓、電扶梯靠右站立的集體行動，以及對環境清潔的維護與禁止飲食政策的成功實行，背後是出於什麼樣共同的制度與文化根源。

最後，我們更可以從中觀察到這樣的制度與文化根源，以及在捷運系統中的治理性（governance），在面對長達三年的Covid-19疫情大爆發，又是如何應對冠狀病毒這個人人懼怕卻又看不見的對手，從而更進一步考察臺灣的捷運系統在追求秩序與整潔背後的「現代性」時，所衍生的公共衛生意涵。這個章節除了回顧過去學者對於捷運空間的整潔與秩序的討論還有歷史分析之外，也透過訪談、實地參訪、書面回覆等方式了解臺北捷運、高雄捷運、桃園捷運、新北捷運以及臺中捷運等五個捷運公司面對車站整潔以及疫情對策的作法與挑戰，從而更深刻地討論，以捷運系統為代表的臺灣大眾運輸系統，是如何在運送以百萬計的人流時，實踐環境的衛生整潔與秩序，進而追求集體的卓越。

三 現代化的追求

臺北捷運木柵線在1996年通車之後將近三十年，包括臺北、新北、高雄、桃園、臺中等五大都會紛紛進入了「捷運時代」。捷運工程不僅動員了大量的知識、資源和人力，並且很大的程度上改變了臺灣都市的面貌，尤其是在擁有相對完整捷運路網的臺北，更是徹底重新形塑了無論是在空間、生活形式，甚至是人員與資源的流動分配。另外一方面，如同前面所述的，臺北捷運所營造出來的整潔、有秩序的空間結合捷運初次出現在臺灣都市中的新體驗，也引起了許多非工程領域研究者的注意。

最早將研究焦點放在臺北捷運的，是日後也成為捷運工程師的楊子葆（1991）。楊子葆從技術官僚的角色出發，回顧臺北戰後到1980年代交通發展與政策，指出臺北經歷了以三輪車、公車，到汽車三個階段的交通發展，而也是進入到以汽車為主的交通環境造成了臺北市極為嚴重的壅塞與停車問題，才推出興建捷運系統方案作為「萬靈丹」解決問題。楊子葆的研究時間主要針對臺北捷運規劃與興建時期，自然是無法針對臺北捷運系統內的空間有所分析，但是其政治經濟學視野的分析，指出捷運的出現確實對於臺北而言是一個全新的交通手段，並且是在技術官僚的主導下出現。王鴻楷（1995）也同樣以技術官僚的視角出發，分析捷運木柵線何以出現工程延遲、爆胎、火燒車等事故，呈現了臺北捷運的打造不僅是工程上具有高度的複雜性，在擔任主導角色的技術官僚之間，也同樣會面臨各種溝通、協調的複雜與阻礙，使得捷運木柵線的施工與通車遭遇了重重的難關。

王志弘（2002）將臺北的搭乘經驗視為一「流動經驗」，並且挪用Henri Lefebvre的空間分析三元論，建立捷運系統作為「美學化之流動地景」的意涵，討論其中的再現、認同與權力議題。王志弘從捷運相關的現象觀察中，指出臺北捷運透過指標、科技經驗等，再現了捷運系統高科技的意涵，並且再現出了資本、國家與乘客之間的權力關係。捷運系統的規則將捷運空間轉變為規訓空間（disciplinary space），讓眾人在反覆操練的過程裡予以內化，成為身體實踐和價值判定的「自然」部分，並且在遵守空間規範，適應捷運列車的行止加速度和列車固定的關開門節奏時，培養速度心態（mentality of speed），接受效率的意識形態（頁94）。然而，乘客的捷運經驗，卻也顯示出捷運秩序的脫軌，以及乘客透過其身體力行所顯現的主體性，而非在空間中單純為資本與國家所宰制的客體。對於本文來說，捷運經驗的支配性修辭蘊含美學化、視覺化和文本化的權力運作和象徵營構，建構對於城市高科技化與自動化的想像。

簡而言之，臺北捷運系統中的整潔、秩序，以及乘客有條有理的行動與節奏，目的是在追求並且實踐一種高科技與現代化的象徵，捷運系統內的整潔，並不單純像是現代的公共衛生都市一樣，將衛生視為主要的目標，透過國家、知識與資本的力量貫徹實踐而來。相反地，對於現代性的美學追求是目標，而捷運空間內的整潔是手段。

而這種追求現代化與高科技象徵的制度性根源，則是延續自日治時期以降，經過國民黨政權的威權時代，並且在民主化時期產生轉型的治理性（王志弘，2005）。王志弘針對李登輝擔任市長時期的「排隊運動」為主要的分析對象，以「治理」的概念，指出從1979年到1981年的排隊運動，是為威權紀律型排隊向消費效率型排隊轉型的過程，而且也顯現了這兩種不同型式的排隊同時出現的特質。所謂「威權紀律型」排隊，指的是包括日本殖民當局和國民黨政權在內的國家力量，運用其權威，使民眾整齊劃一地行動、排隊，彰顯國家內部的團結與國民的素養。排隊運動正逢臺美斷交（1979年1月1日），時機的巧合顯現了官方治理的邏輯：排隊運動的紀律與秩序修辭，與「國族危機」的自強論述，彼此呼應；日常生活慣例的秩序，拉抬到了民族尊嚴與國族存續的高度，貫穿期間的是文明素養的企圖（王志弘，2005，頁97）。而「消費效率型」的排隊，則是在於在消費場合中透過排隊的行為，讓消費現場的服務提供能夠更為公平且有效率。因此，都市治理的文化向度逐漸脫離中華國族意識和反共論調，轉而愈趨強調以消費生活為根基的文化現代化和素養；排隊現象也更加淡化了道德和秩序紀律意涵，相形之下，凸顯了服務、效率和平等導向的排隊意義。若以美學觀點來論，過去講求紀律秩序的威權美學，至此已經逐漸被以都市中產階級講求舒適、效率和優雅的消費導向美學取代了（王志弘，2005，頁127）。

人類學家李安如（2009）則以「文化親密」（cultrual intimacy）的概念，說明在臺北捷運的空間中，人們會建立起群體的「文化親密」感受，因而形塑出臺北捷運乘客乃至於臺北市民的集體認同，區隔出臺北與其他都市的不同。臺北捷運的每日使用經驗，幫助臺北市民形成一種集體意識，定位臺北在全球經濟的變動之下作為全球城市的認同，並且對比外地遊客在捷運系統中的脫序行為而形成臺北作為與全球經濟接軌的全球城市與其他城市之間的差異與區隔。不同於像是王志弘等人的批判，李安如注意到了臺北捷運空間中的整潔和秩序，並非單純只是管理當局的支配性修辭或是懷柔手段，而是很大的程度上，由市民基於對捷運系統的進步性的認同，透過其舉手投足建構而成。因此，臺北捷運中的秩序，能夠得到大部分乘客的認同，並且在捷運通車二十多年後，仍然持續不衰。臺北捷運雖然一度被等同於政府無能的證據，今天它已成為臺北居民榮譽感的象徵。然而，捷運的正面形象不只是政府高壓或臺北捷運公司管理政策的結果，而是由每天通勤者共同主動參與而成（頁95-96）。

王志弘和李安如都注意到臺北捷運中的整潔與秩序，一定程度上是根源於興建捷運的技術官僚與捷運乘客在面對城市與國家面臨國際的政治經濟變局時，透過集體的舉手投足來參與這樣高度整潔與秩序的空間的形成，從而形塑都市或是國家的認同。然而，臺北捷運的乘客在缺乏動員與科技和制度上的形塑的狀況之下，殊難想像會自動自發地參與在世界上少見的清潔的捷運空間。「排隊運動」的討論觸及了國民黨政權希望透過都市空間中的秩序，來體現中華民國的文明素養，但是一方面王志弘強調臺北捷運中的秩序是為追求消費效率，而非1979年排隊運動的國家色彩；另外一方面，黨國政權對於秩序的要求確實可以被認為是臺北捷運秩序的其中一個根源，但是黨國秩序的追求，與臺北捷運系統內的整潔與秩序之間的連結，需要更清楚的闡釋。

我過去針對臺北捷運早期發展史的研究（黃令名，2016）就顯示，臺北捷運從規劃設計階段開始，到施工以及後續的經營，形成了一群可以被稱為「捷運人」的技術官僚與工程師，而且這群技術官僚與工程師共享著在捷運系統內追求「現代性」的價值，因而從臺北捷運正式啟動之後，就從設計、施工到捷運公司成立後的營運與管理上，力求透過捷運系統內的先進性來改變臺北，希望透過臺北捷運的建設和營運，建構出捷運的「科技生活形式」（technology as forms of life）。就「捷運人」自身而言，能夠設計並且實踐高精度、高品質的工程；針對市民與捷運乘客而言，能夠成為「現代性」的實踐。而表現在捷運營運上的，就是在捷運公司成立初期，將「清潔」列為與「安全」和「準時」同樣重要的公司營運目標，並且透過包括協助訂定《大眾捷運法》、車站清潔規範、車站內的監視科技等方式，建立整潔的環境和有秩序的乘客。

總而言之，臺灣的捷運技術官僚對於進步性與現代性的追求，透過具體的技術實踐與管理作為，召喚出了一群透過細微的舉手投足實現城市或國家認同的乘客，共同營造出臺北捷運整潔有秩序的環境，並且從整潔與秩序衍生出原本因為捷運乘載萬千人流的特性而不易維持的衛生品質。不過，還有幾個本章節企圖回應的問題需要更進一步來討論。首先，我們知道了臺灣的捷運技術官僚就是驅動臺灣人打造出整潔且高度秩序的捷運空間的動力，但是中間的歷史過程是怎麼發生的？第二，上述的討論仍然限縮在臺北捷運，但是就現況來看，臺灣另外四個捷運系統顯然在空間內的整潔與秩序與臺北捷運沒有太大的差別，這又應該如何解釋？最後，這種營運方以及使用方共同打造的整潔環境與治理性，在面對Covid-19的世紀疫情時，會產生什麼樣的變化？尤其捷運本質上容易助於流行病的散布，臺灣捷運系統所具備的這種特質，會如何應對？這是我們下一個小節要仔細討論的。

四　整潔體制與疫情對策

（一）捷運「現代性」的起源

將捷運系統打造為一個追求進步性、現代性的空間，並非是臺北捷運的乘客忽然不約而同、有共識地造成的，而是歷史脈絡跟制度性機制的產物。如前一小節引用我過去的研究（黃令名，2016）所述，臺北捷運系統在規劃設計階段，負責規劃以及後續興建的臺北市政府捷運工程局（簡稱臺北市捷運局）的技術官僚就抱持著對於現代性的追求來推動與實踐臺北捷運的工程，例如在1987年，臺北捷運工程尚未實質開工時的海外參訪報告中，捷運工程局副局長吳孟桂就留下這樣的文字：

「總之，新，進步，要重視，要追求。我們可以強調我們的國情，我們的特色……尤其我們要有不只是在建捷運的想法，而且更要注意其『附加加值』，也就說：捷運是根本，捷運還會帶動起什麼（吳孟桂、劉德黎、帖台之，1987，頁132）？」

而臺北市捷運局在隔年工程即將展開之際出版的《台北都會區捷運系統建設計畫問答專輯》，主要目的在於讓市民更加了解從來沒有在臺灣出現過的捷運系統為何，以及捷運系統會為臺北帶來什麼樣的改變，並且以淺顯易懂、圖文並陳的方式呈現。其中提到捷運系統能夠給臺北以及臺灣帶給什麼好處的小節，最先列出的答案並非是運輸上的益處，而是：

「捷運系統能為社會創造多方面的利益，大體而言，捷運系統的效益為：一、國家與社會效益：1. 提高國際經濟地位。2. 提升交通運輸與科技。3. 為我國技術水準及經濟成長之展示櫥窗（臺北市政府捷運工程局，1988，頁16）。」

總而言之，早在臺北捷運正式施工之前，主導捷運系統工程的技術官僚就已經將捷運系統詮釋成為一種實踐城市與國家進步性和現代性的科技，而非單純提供市民在都會區內的移動手段而已。而這種對進步性與現代性的追求，具有雙重意涵：一方面是以捷運科技改造國家與人民，建立出一套捷運系統內外的生活方式；另外一層意義，就是透過建設捷運系統，產生出一套專屬於「捷運人」的科技生活形式，在這樣的生活形式中，「捷運人」將擁有獨特的世界觀與價值觀，形成一個以臺北市捷運局為核心的科技相關團體（黃令名，2016，頁33）。

而臺北捷運雖然初期是來自英國且甫協助規劃香港地鐵的英國大眾捷運顧問司（British Mass Transit Consultants，簡稱BMTC）擔任總顧問，但是在臺北市捷運局成立前後的1980年代中期，美國政府透過美國在臺協會強力介入，先是在臺北市政府自行提出中運量捷運系統規劃因而與交通部運輸計畫委員會與BMTC提出的捷運系統規劃衝突時，由三家美國工程顧問公司組成的臺北捷運顧問工程司（Taipei Transit Consultants）進行路網整合規劃，之後在臺北市捷運局成立時，再次施壓臺灣方面就工程計畫總顧問重新招標，最後由另外三家美國工程顧問公司組成的美國捷運顧問司（American Transit Consultants，簡稱ATC）取代BMTC成為臺北捷運工程的總顧問。ATC的成員在參與臺北捷運工程之前，曾參與過舊金山灣區捷運系統（Bay Area Rapid

Transit)、華盛頓都會區捷運系統(Washington Metropolitan Area Transit Authority),以及亞特蘭大都會區捷運系統(Metropolitan Atlanta Rapid Transit Authority)的計畫,並且將在這些地方設計與建造捷運的經驗、技術規格以及設計理念帶進了臺北(Huang, 2020)。

這三個美國都會區捷運系統建設的1960年代到1970年代,美國已經形成了以汽車為核心的都市運輸系統,為了呼應由美國總統林登・詹森提出的「偉大社會」(the Great Soiety)政治理念,規劃設計這些捷運系統的工程師透過將車站與列車尺度放大,並且設計極具指標性的車站建築,企圖透過營造舒適的乘車環境來吸引小客車駕駛轉向使用捷運。而美國顧問的設計理念與臺灣的捷運技術官僚與工程師追求現代性的企圖不謀而合,因此在技術規格上除了依循美國顧問的建議將車站與車廂的尺度放大之外,也在淡水線的高架段特別設計「中國傳統建築的現代詮釋」的建築特色以及興建極具指標性的捷運劍潭站,而在日後臺北捷運的擴張以及其他都會區的捷運興建時,追求指標性的車站建築也就成為了各地捷運工程局的重要目標(Huang, 2020)。

然而,從舊金山灣區、華盛頓、亞特蘭大三地的捷運系統的營運現況來看,僅僅是建築與設計並無法保證有吸引力的乘車環境與空間,捷運系統的管理、維護,以及乘客的行為舉止顯然還是不可或缺的環節。在臺北捷運確立由臺北市政府以及臺北縣政府依路線長度比例出資成立公有的臺北大眾捷運股份有限公司（簡稱臺北捷運公司）之後，部分臺北市捷運局的成員進入捷運公司投入捷運系統的管理與營運，將追求現代性的企圖帶進了捷運的營運方針之中，並且實現在具體的政策上。

在全臺灣第一條捷運臺北捷運木柵線通車的1996年，《台北捷運公司八十五年度年報》的刊頭語〈我們的精神標語SMART〉就明確宣示臺北捷運公司的營運目標：

「即安全、現代、準點、可靠、技能。其中S代表安全（Safety），也就是致力確保系統及旅客的安全；M代表現代（Modernity），以現代化的觀念及方法經營捷運事業；A代表準點（Accuracy），發揮準點的特質，以掌握捷運的競爭優勢；R代表可靠（Reliability），捷運事業的永續經營，有賴乘客對捷運的信賴，而信心的維持建立在系統運轉的穩定；T代表技能（Technology），應加強對系統技術之研究與突破，以提升系統維護的自主性（臺北大眾捷運股份有限公司，1996，頁1）。」

在以臺北捷運公司第一任董事長陳朝威為名寫作的〈序言〉最後面又提到：

「公司將秉持『正義』、『真誠』、『卓越』的經營理念，繼續致力於提供更安全、乾淨、便捷、舒適、準點、親切的運輸服務，讓捷運系統成為民眾日常生活的好夥伴（臺北大眾捷運股份有限公司，

1996，頁3）。」

從《八十五年度年報》宣示臺北捷運公司營運理念與目標的刊頭語和〈序言〉，都可以看到臺北捷運公司成立之初，就已經將「現代」視為重要的經營理念，而且特別要注意到的是「乾淨」也成為了這家新成立的捷運公司排在「便捷」、「舒適」、「準點」以及「親切」之前的重要營運目標。而在往後幾年的年報，也延續了「SMART」的經營理念，並且持續將「乾淨」放在了臺北捷運的營運目標上。在實作上，除了訂定具體的清潔標準與規範給外包的列車清潔廠商之外，也指示站務員以站內的監視系統監看車站內的清潔狀況以及外包廠商是否有確實清潔。

除了臺北捷運公司的管理與政策之外，保持臺北捷運系統整潔的最關鍵要素，就是《大眾捷運法》的規定。《大眾捷運法》在1988年公告實施作為捷運系統興建的依據，之後經過了六次的修正成為目前的法條內容。綜觀《大眾捷運法》的修法歷程，最主要的改變，除了對於捷運的定義從原來只限定具備完全優先路權的軌道運輸系統改為納入具備優先號誌與路權的輕軌，以及加強對身障者的保障之外，就是在保持捷運系統的清潔的相關條文。在1997年，捷運木柵線與淡水線通車之際，政府提出了《大眾捷運法》第50條罰則的條文修正，將在捷運系統內抽菸、飲食、吐痰、吐檳榔渣、亂丟紙屑、菸蒂、口香糖、果皮等行為列為可裁罰1,500至7,500新臺幣的行為。然而，並非所有的立法委員都認同這次的修正案。時任民進黨立委的蔡煌瑯就在委員會中提到，檳榔是臺灣的國粹，因此裁罰嚼食檳榔並不應該納入捷運母法之中，這樣的立法也是一種歧視。時任新黨立委的周荃與民進黨立委陳其邁也擔憂將在捷運系統中飲食視為違法行為可能會有違憲的疑慮並且侵犯人權（立法院公報，1996，頁212-213）。交通部官員承認將禁止飲食入法主要的目的就是要保持捷運系統中的整潔，而時任臺北捷運公司副總經理的范良銹也在回答質詢時，嘗試將整潔問題與捷運營運的安全掛鉤，指出食物的碎屑可能會引起捷運設備的故障（立法院公報，1996，頁214-215）。最後，委員會同意僅將於捷運系統內吐檳榔渣列為違法行為，而嚼食檳榔不在此限。

這次《大眾捷運法》修正案的起因，正是臺北捷運公司在木柵線與淡水線通車之後所遭遇的狀況。最初，捷運公司訂出公司規定禁止在捷運系統內飲食，甚至一度不允許餐飲商家進駐捷運車站中的店面，但後因發現招商困難而作罷。然而，並非所有的乘客都願意遵守捷運公司所訂出的規定。許多乘客仍然在捷運系統中飲食、抽菸、嚼食檳榔或口香糖，捷運公司的員工僅能口頭勸阻，甚至還多次引起爭執（游鴻程，1996a）。為了解決這些違規問題，有官員甚至建議對違規乘客拍照並且公告在車站中（游鴻程，1996b）。在這次《大眾捷運法》的修正前，臺北捷運公司派出了150名人力在木柵線勸導乘客不要在捷運系統中飲食，而在修法通過後的當天，捷運公司總共對45

名淡水線的乘客開出禁止飲食的勸導單，並且強調捷運警察將會對在捷運系統中飲食的乘客開罰（周維新，1997）。比起臺北捷運數以萬計的乘客數量來說，違規的數量顯得稀少。2007年一整年，總共只有231件禁止飲食的開罰案件（姜穎，2008）。

然而，經過這次修正的《大眾捷運法》仍然允許乘客在捷運系統中嚼食檳榔與口香糖，只要不吐出來就不會開罰，但是臺北捷運公司仍然堅持對嚼檳榔與口香糖的乘客開罰造成許多爭議。臺北市政府為了解決爭議，函請交通部解釋《大眾捷運法》中關於飲食的相關罰則（游鴻程，1997）。最終，到了2004年，立法院再次修正了《大眾捷運法》，將嚼檳榔與口香糖列為開罰項目，而此時同樣是民進黨籍的立法委員也不再如同蔡煌瑯一樣為嚼食檳榔與口香糖辯護，甚至認為罰則不夠重，因為口香糖會造成捷運設備故障的風險而有安全上的疑慮（立法院公報，2004，頁102），採取了和范良銹數年前相同的看法，因此在捷運列車上嚼食「國粹」自此成為違法行為。

捷運乘客也贊同在捷運系統中禁止飲食的政策方向。2000年，臺北市政府交通局決定將禁止飲食的規定從捷運系統擴及市內公車，交通局在受訪時就表示許多市民與外國觀光客都很喜歡臺北捷運的整潔環境，而這樣整潔的環境就是因為《大眾捷運法》的規定與罰則。在詢問過公車司機的意見之後，發現大部分的公車司機也認同禁止飲食的政策。即便公車乘客並不會因為在公車上飲食而被罰款，但是公車業者還是認為整潔的公車環境會讓市民自動自發遵守規定（聯合報，2000）。將近一年後，民調顯示86%的市民支持在公車上禁止飲食的規定（周維新，2001）。

吳孟桂在1987年的海外參訪報告除了提到透過興建臺北捷運來實現對進步性的追求，他也還具體建議：

「以新為定點，以先驅者的精神為決心，積極鑄造『捷運文化』，為臺北都會區捷運的推動激增力量，為臺北都會區捷運歷史的第一章光耀內容（吳孟桂、劉德黎、帖台之，1987，頁124）。」

透過捷運系統的設計與建設、捷運公司營運方針的訂定與執行、捷運母法的訂定與執法，最後加上市民與乘客的支持，在捷運系統內禁止飲食、保持清潔以及在本文中因主題因素較少談到的高度秩序的現象，終於形成了在臺北捷運系統內的特殊「捷運文化」，意味著吳孟桂當年的希望顯然已經實現。

（二）疫情對策：從整潔體制轉換為防疫體制

隨著高雄之後，桃園與臺中也有擁有了自己的捷運系統，新北市也在升格之後成立新北大眾捷運股份有限公司，營運淡海、安坑兩個輕軌系統，並且在2023年接手臺北捷運環狀線的營運，全臺六個直轄市已有五個擁有捷運系統。加上臺鐵2000年展開的「臺鐵捷運化」工程陸續完工投入服務，臺灣高鐵也在許多曾參與臺北捷運的技術官僚與工程師的投入之下，在設計與營運規劃上銳意效法臺北捷運，讓臺灣高鐵在追求現代性的這個特色上宛若是一條「大型捷運」（董建宏、李安如，2009）。臺中與嘉義也興建了仿效拉丁美洲的「公車捷運」（Bus Rapid Transit）系統，[2]在軟硬體上仿效捷運系統的營運。因此，臺灣人的「捷運經驗」，早已經不限於臺北，而是擴散到全國的軌道運輸系統。

臺北捷運重視車站與列車的整潔，並且以車站內的監視科技作為維持車站清潔的手段，很大程度上隨著臺北捷運的人員擴散到高雄、桃園、臺中、新北等捷運系統之後，也成為各捷運公司在營運上的焦點。作為臺灣第二個捷運系統，高雄捷運公司雖然具有民營的身分，但是在營運上也是以公營的臺北捷運公司為效法對象，訂定各種具體的清潔規定。例如列車方面，分為端點站清潔與機廠清潔，端點站清潔為每當列車行駛到端點站之後，就由當站的清潔人員上車進行簡單的清潔，並且由司機員移動到列車另一端時目視檢查是否有需要特別清潔的狀況；機廠清潔則是每天列車收班後，由專門負責機廠清潔的外包清潔人員上車進行全車的清潔與消毒，尤其是針對把手、座椅等接觸點。每一個車站至少派駐一位清潔人員，並且視車站的運量派駐

---

2 雖然名為「公車捷運」，但是臺中和嘉義兩地的公車捷運都不屬於《大眾捷運法》管理的對象，臺中更在2015年將臺灣大道公車捷運系統更名為「優化公車專用道」。因此，簡稱為BRT的公車捷運系統在臺灣的語境中，僅能屬於「捷運化的公車」。

至多到四位清潔人員。而清潔人員的任務，除了車站的地板與廁所清潔，還有牆面清潔與車站出入口的花圃整理與外觀維護，其中廁所規定一小時清潔一次。垃圾桶則訂出了一般垃圾桶三分之二滿、廁所垃圾桶一半滿就更換垃圾袋的標準，電扶梯則是每八小時以酒精消毒一次。而擁有全臺第一個輕軌捷運系統的高雄捷運，自行摸索出了輕軌車站的清潔政策。首先，由於輕軌車站均為室外開放式車站，未設有付費區，每站派駐清潔人員不符效益，因此改採清潔人員巡迴清潔的方式為之。另外，也因為輕軌車站身處戶外的特性，不像一般的捷運車站設置垃圾桶，避免車站在無人管理的狀態下堆積垃圾。

新北捷運系統在接手環狀線西環段以及安坑輕軌通車前，僅營運淡海輕軌一條輕軌路線，也因此在通車的前三年與高雄捷運公司簽訂顧問合約，由高雄捷運公司實際負責淡海輕軌的營運，並且從中培養新北大眾捷運公司的新進人員。因此，在清潔車站與列車的標準策略上，很大程度上是比照高雄輕軌的方式，但還是有一些新北捷運自行在淡海輕軌摸索出來的運作模式。除了端點站的紅樹林站和漁人碼頭站有固定派駐兩名清潔人員之外，五名清潔人員中的一名就同樣採取巡迴式清潔，若是遇到需要清潔的狀況而清潔人員不在就由站務員前去支援。另外，還排定大、中、小三種不同規模的清潔時程，固定針對戶外車站以不同時間頻率進行不同程度的清潔。例如戶外站體外觀的清潔，就屬於間隔較長才要進行的大清潔。然而，因為淡海輕軌除了紅樹林站和漁人碼頭站之外均沒有水源可沖洗站體，在需要進行站體清潔的時候，就出動水車來提供水源。這樣的經驗也驅使新北市政府捷運工程局在興建安坑輕軌時，特別在每一站都規劃自來水，以利開始營運後的清潔。另一項比較特別之處，在於淡海輕軌的車站有許多插畫家幾米設計的銅雕，因此特別以漂白水清潔而非酒精以免銅雕變色。

桃園捷運在清潔方面也如同淡海捷運一樣針對車站的清潔進行分級，依照難易程度分為日清潔、週清潔、月清潔、季清潔、半年清潔、年清潔，尤其桃園捷運和臺中捷運一樣，均只有一條以高架路線為主的捷運線，因此在車站外觀與月臺的清潔上需要花費更多的時間與心力，尤其車站均為強調通風的綠建築設計，除了營運初期會造成月臺積水和電扶梯故障的問題之外，在為了防止電扶梯故障而增設的玻璃護罩也常因為灰塵與水垢堆積造成乘客的批評與抱怨。桃園機場捷運還要面對航空油汙對於不鏽鋼站體的侵蝕以及A1臺北車站的「竹林流水」造景所造成的落葉與竹子枯死問題，最後竹林流水的公共藝術就以仿真竹林取代真正的竹子解決落葉與枯死問題。桃園機場捷運另外一個清潔上的特殊狀況，就是A12第一航廈站於付費區內設有廁所，使得搭機乘客會將其與機場廁所的清潔程度比較，並且投訴車站的廁所清潔不如機場，也形成了桃園捷運公司在清潔上的挑戰。

從上述臺灣各捷運公司對於列車與車站的清潔策略與實踐來看，

在臺灣的捷運系統中，顯然已經形成一套聚焦在場站整潔的清潔體制。這樣的體制除了根源於臺灣捷運技術官僚與工程師追求進步性與現代性的企圖之外，還加上了各地捷運公司的具體政策實踐、《大眾捷運法》提供的法律資源，以及從臺北捷運的經驗中形成在乘客認知中的捷運文化，成功運作出即便是在戶外的輕軌車站也要追求整潔的制度性力量。而這樣的整潔體制，在遇到了2020年初開始在全世界爆發的Covid-19大流行時，又會產生什麼樣的變化？

首先，包括全臺五個捷運系統以及臺鐵、高鐵等軌道運輸系統，全部都在驗票閘門增設人力或是體溫感測器檢驗乘客是否有發燒，並且裝設酒精噴霧，這是在疫情期間各車站最顯眼的改變。接著，在既有的清潔標準上，增加對於車站內的「接觸點」的消毒，也就是售票機、電扶梯、票閘、電梯按鈕等。新北捷運還與工研院合作，由工研院研製抗病毒科技鍍膜，固定在淡海輕軌的各接觸點噴灑，但有意思的是，新北捷運和工研院雖然對於科技鍍膜防範冠狀病毒兩週的時間很有信心，但仍然維持疫情開始後的加強清消，原因在於要讓乘客看到捷運公司確實有在針對車站內進行消毒，才會安心使用捷運系統。高雄捷運在疫情爆發期間，則是調整清潔人員的工作，減少像是車站出入口外觀、花圃維護、電扶梯側板清潔的工作，轉而增加接觸點的清消和提高更換垃圾袋的頻率。甚至在必要的的時候，也會讓站務人員穿上消毒衣在列車上噴灑消毒液，或是請志工、安心上工計畫的人力進入車站協助防疫工作。而原來用以監視清潔人員是否確實清潔的監視系統，則是轉為監視清潔人員是否落實防疫措施。

高雄捷運在疫情期間的清潔遇到一個小而困擾的技術問題，那就是廁所的清潔在Covid-19大流行期間成為焦點，尤其是使用漂白水或次氯酸水來進行環境消毒，然而漂白水和次氯酸水會殺死車站汙水處理系統中的好氧菌，降低汙水處理的效能，甚至可能導致汙水排放超標。但在防疫為重的考量下，仍然使用漂白水進行對廁所的清潔，使得汙水排放的指數一度在及格邊緣。而桃園捷運在面對同樣的問題時，則是與外部廠商共同研究，使用四價銨來進行廁所清消，在防範病毒之餘，避免汙水排放超過標準。

由於疫情期間各捷運系統運量大幅減少，僅有以室外車站為主的淡海輕軌受到的影響較小，加上捷運乘客除了初期對於戴口罩的習慣尚未建立仍須勸導之外，疫情在臺灣爆發後大多數都具有防疫意識，因此捷運公司對於乘客間的防疫措施反而較能放心。然而，捷運公司內部的防疫問題，反而是另一個外部不容易察覺的核心任務。例如桃園捷運在疫情大爆發初期，就曾經有司機員染疫，使得共處在司機員休息室的十多名司機員必須被匡列、隔離兩週，以桃園捷運約有兩百名司機員的狀況來說，等於是一人染疫就會讓將近十分之一的司機無法出勤，儼然對於營運是巨大的威脅。對此，各地捷運公司都採取了分割休息室、劃定特定對外接待區、遠端會議、透過通訊軟體而非實體交接工作等方式，減少公司員工接觸的機會。桃園捷運的列車上還放有防護衣，以防列車上有乘客忽然可能因為染疫而身體不適需要司機員協助時，避免司機員受到感染。

總地來說，在Covid-19大爆發的期間，臺灣各地的捷運公司將其整潔體制轉換成為防疫體制，在內部透過人員調動、工作目標與程序調整等方式，暫時放棄部分整潔目標，轉向減少捷運系統內外的染疫風險，確保系統能夠持續運作；在外部，則是動員額外的人力與資源，投入車站的各種防疫工作。由於防範病毒的作業與平時的整潔作業多有相似之處，加上捷運系統現成的整潔體制就有利於面對病毒的全面動員，而捷運文化也早就訓練出一批願意配合捷運公司策略的旅客，使得疫情期間的「戰平轉換」可以以各種方式展開。

五　疫情過後

Covid-19的全球大流行以及相關的政策在2022年後半到2023年陸續落幕，包含臺灣在內的世界各地也慢慢往疫情前的生活方式邁進，臺灣的五個捷運系統也開始迎回原來的乘客，甚至桃園捷運和臺中捷運兩個較新的捷運系統都創下了運量上的歷史新高。不難想像的是，隨著Covid-19疫情的結束，捷運系統內的防疫體制也將回歸原本的整潔體制，雖然大部分的捷運乘客仍習慣持續配戴口罩。我們可以繼續觀察的是，在疫情之後的整潔體制是不是因為疫情而產生了什麼樣的變化，也可以思考捷運系統內的整潔體制除了作為防範流行病的預備體制之外，還有什麼樣的可能性。

在臺灣捷運系統的整潔體制的建構與運行中，很顯然作為公權力代表的《大眾捷運法》以及場站主責單位的捷運公司扮演了積極且重要的角色，隨著捷運文化的建立，乘客的主動合作也成為整潔體制的重要力量。既然捷運文化與實作已經在這二十多年來成熟，那是不是有一種可能性，就是公權力與「公司」的力量可以稍微後退，讓乘客／公民自身來負起更多對捷運空間的進步性責任？然而，從過去幾次關於《大眾捷運法》是否要修法開放飲食的討論，臺灣民眾似乎仍然期望公權力與「公司」能夠「代民巡狩」。

問題與討論

1. 請問你贊成在捷運系統中開放飲食嗎？理由為何？
2. 有沒有在Covid-19全球大流行的時候（2020～2022年）搭乘過捷運、公車、鐵路、高鐵等大眾運輸捷運系統的經驗？有的話，可以分享搭乘時候的經驗與想法嗎？

參考文獻

王志弘（2002）。流動地景與時空操演：臺北捷運系統與新都市經驗。地理學報，31，83-115。

王志弘（2005）。秩序、效率與文明素養：台北市「排隊運動」分析。政治與社會哲學評論，14，95-147。
王鴻楷（1995）。官僚之決策能力——台北捷運個案為例（研究計劃編號NSC83-0301-H-002-109）。
立法院公報（1996）。立法院第三屆第一會期交通、司法委員會審查「大眾捷運法部分條文修正草案」案第三次聯席會議紀錄。立法院公報，85（39），191-225。
立法院公報（2004）。立法院第五屆第四會期交通委員會第十四次全體全體委員會議紀錄。立法院公報，93（7），83-104。
吳盂桂、劉德黎、帖台之（1987）。東北南亞捷運行。臺北市政府捷運工程局。
李安如（2009）。地鐵作為「文化親密」的空間：以臺北市大眾捷運系統為例。考古人類學刊，70，79-108。
周維新（1997年6月16日）。捷運違規勸導 吃零食抽菸最多。聯合報。
周維新（2001年5月21日）。公車禁飲食86%贊成。聯合報。
姜穎（2008年6月1日）。禁食換乾淨空間 捷運族：很驕傲。聯合晚報。
游鴻程（1996a年3月15日）。免費乘客 有些「鴨霸」。聯合晚報。
游鴻程（1996b年4月26日）。車廂內飲食 擬公布照片。聯合晚報。
游鴻程（1997年7月10日）。嚼口香糖搭捷運受罰 有爭議。聯合晚報。
黃令名（2016）。通往「現代」的曲折軌道：臺北捷運的詮釋彈性與科技生活形式。科技醫療與社會，22，9-61。
楊子葆（1991）。台灣都市交通政策的政治經濟學分析——台北都會區大眾捷運系統計畫之個案研究。台灣社會研究季刊，3（2），33-103。
董建宏、李安如（2009）。進步性交通建設與台灣都市文化轉變：以台北捷運與台灣高鐵為例。經濟前瞻，124，101-105。
臺北大眾捷運股份有限公司（1996）。臺北捷運公司八十五年度年報。臺北大眾捷運股份有限公司。
臺北市政府捷運工程局（1988）。臺北都會區捷運系統建設計畫問答專輯。臺北市政府捷運工程局。
聯合報（2000年6月21日）。公車環保月 下月起宣導禁食。聯合報。
Huang, L.-M. (2020). *The Birth of the Taipei Metro and Technological Hybridity under American Hegemony: The History of the Rail Mass Transportation in Postwar Taiwan* [Doctoral dissertation]. Georgia Institute of Technology.
Lee, A. (2021). Civility and its discontents: Subway Etiquette, Civic Values, and Political Subjectivity in Global Taiwan. *Mobilities, 16*(4), 476-492.

15

群體健康的守門人：以風險為基礎的化學管理決策

羅宇軒

一 引言

2022年8月，國際知名冰淇淋品牌Häagen-Daz被驗出含有農藥環氧乙烷，因而對出口至全球80個國家的冰淇淋產品發起緊急回收令。2023年1月，我國食品藥物管理署公布邊境查驗不符食品資訊，發現知名韓國泡麵辛拉麵也被檢出環氧乙烷殘留，1,000箱共1,128公斤的辛拉麵全數退運或銷毀。環氧乙烷為已知的人類致癌物，國際癌症研究組織（International Agency for Research on Cancer，簡稱IARC）將其列為第一級致癌物。目前在臺灣現行法規下，食品中不得檢出環氧乙烷；而歐盟法規則訂定食品添加劑混和物不得含有超過0.1毫克／公斤的環氧乙烷。此外，新聞上蔬果農藥超標、戴奧辛鴨蛋、芬普尼雞蛋、孔雀石綠魚與鎘米等食安報導層出不窮。判定化學物質殘留是否「超標」，乃是根據化學物質管理機構所訂定的行政標準所裁定，以確保化學物質暴露不致對人體健康造成危害。在食品中有農藥殘留容許量標準、食品添加物使用範圍及限量暨規格標準、食品中汙染物質及毒素衛生標準，與食品中微生物衛生標準等管理規範；飲用水有飲用水水質標準；空氣有室內空氣品質標準、固定汙染源空氣汙染物排放標準、移動汙染源空氣汙染物排放標準，以及特定行業空氣汙染物排放標準等。然而，這些在食品裡的殘留標準與環境介質中的排放標準是如何被制定，它們又如何能夠保障社會大眾的群體健康呢？

二　化學品：安不安全？

首先，第一個問題需要問的是，這個化學物質會對人體造成什麼樣的健康危害？是急毒性還是長期毒性呢？是肝毒性、腎毒性、呼吸系統毒性、神經毒性、免疫毒性，還是發育與生殖毒性呢？這個化學物質會不會導致腫瘤與癌症的發生？若會導致毒性，其作用機轉為何？在動物實驗觀察到的毒性作用機轉是否在人體內也能夠成立？妥切回答這些問題可以協助我們了解化學物質對於動物或人體可能帶來的健康危害，專注於最敏感的毒性終點。

倘若現在已了解化學物質會帶來的健康危害，接下來我們需要知道暴露到多少化學物質，會開始引起負面的健康效應？想當然，我們不可能直接在路上隨便綁架一個人過來，每天餵他／她吃固定量的化學物質，然後觀察他／她會不會得到癌症。因此，傳統方法是執行哺乳動物實驗測試，通常是老鼠，並將老鼠分成控制組與多個暴露劑量的實驗組。其中，控制組老鼠將食用一般、未受汙染的食物或水，而實驗組老鼠則攝取添加化學物質的食物或水，並根據添加化學物質的多寡，分為不同的實驗組別（如極低、低、中、或高暴露組）。假設中暴露組的老鼠在實驗期間開始展現毒性效應，我們稱這個劑量為最低明顯不良反應劑量（Lowest-observed-adverse-effect-level，簡稱LOAEL），而低劑量則為無明顯不良反應劑量（No-observed-adverse-effect-level，簡稱NOAEL）。化學物質真正的毒性起始劑量則可能介於此兩者之間，傳統上通常使用最保守的情境，也就是無明顯不良反應劑量當作毒性起始劑量。但NOAEL會因為動物實驗的劑量組別設計有所差異，因此國際上目前多以模式擬合動物實驗數據所得到的基準劑量（BenchMark dose，簡稱BMD）來當作毒性起始劑量。

但是我們最終關心的還是化學物質對於人的健康影響。要如何從動物實驗數據得到在人體內的毒性起始劑量呢？保守起見，動物實驗得到的毒性起始劑量還會再除以不確定性因子，又稱安全係數，才會得到在人體內的健康參考劑量（Reference dose，簡稱RfD）、每日可接受攝取量（Acceptable daily intake，簡稱ADI）或每日可耐受量（Tolerable daily intake，簡稱TDI）。這些安全係數通常用來解釋老鼠到人之間在代謝與毒性表現上的差異，以及人跟人之間的個體差異。此外，若動物實驗數據不完整（如只有亞慢毒性資料或是LOAEL）或缺乏資料（如發育與生殖毒性資料），化學物質管理機構可能會添加額外的安全係數以得到在人體內的毒性起始劑量。也因此，不同的化學管理機構根據不同的安全係數考量，對同一個化學物質可能會得到不同的人體毒性起始劑量。例如，針對飲用水中的全氟辛酸，美國聯邦機構環境保護署將其管理濃度設為70 ppt，在加利福尼亞州則設為10 ppt（Post, 2021）。根據最新的我國飲用水水質標準（截至2022年5月23日），我國目前尚未對飲用水中的全氟辛酸訂有管理標準。

那麼，在蔬果內的最大農藥容許殘留量（Maximum residue level，簡稱MRL）是如何制定的呢？由於人每天會吃各式各樣的蔬菜水果，而每種蔬果可能或多或少會有微量農藥殘留，因此須將某蔬果內的農藥殘留乘以國人對於該種蔬果的攝食量後，再將透過不同蔬果攝取到該農藥的量加總，最後方能得到農藥的總暴露量。在風險評估的概念下，這個總暴露量需要小於前述所得到的每日可接受攝取量。因此反過來說，若我們收集足夠的國人攝食量資訊與欲評估化學物質的每日可接受攝取量，即可以訂定在各種蔬菜水果內的最大農藥容許殘留量。最大農藥容許殘留量是一個行政執法的標準，同樣一個農藥在不同蔬果內，可能因為國人對其攝食量不同，而訂有不同的最大容許殘留量。例如，根據我國農藥殘留容許量標準，農藥達滅芬在半結球萵苣的容許殘留量訂為10 ppm，但在甘藷裡則訂為0.05 ppm，落差之大，主要的原因即來自於國人對於半結球萵苣與甘藷攝食量差異。

下一個問題回到了人身上，我們所欲評估的群體，針對這個化學物質，在環境中暴露到了多少量呢？化學物質可能在空氣、土壤、水等暴露基質間流佈，最後透過呼吸、攝食與皮膚暴露途徑進入人體。倘若我們針對這個化學物質，系統性地評估並加總經由所有暴露途徑的暴露量，我們可以進而計算出人體內一生中每日平均暴露量（Lifetime average daily intake，簡稱LADD）。

最後也是最關鍵的問題——我們需不需要擔心這個化學物質呢？藉由比較受評估化學物質的一生中每日平均暴露量與每日可接受攝取量，我們可以決定是否需要採取行動以控制風險。若計算出的平均暴露量大於可接受攝取量，則我們需要採取行動以減少源頭的暴露，以降低風險；反之若暴露量低於可接受攝取量，則毋需多慮此化學物質對於身體健康的影響。

以上所述，即為美國國家科學院於1983年公布的化學品健康風險評估與管理架構，主要包括四個步驟：有害物質鑑定（Hazard identification）、劑量反應評估（Dose-response assessment）、暴露評估（Exposure assessment），與風險特性化（Risk characterization）。風險評估者所評估出來的結果可供政策決策者參考，以決定採取何種風險管理（Risk management）措施來減少或轉移風險，以及何種風險溝通

（Risk communication）策略向社會大眾溝通化學物質的健康風險以及所採取風險管理措施。

三　以風險為基礎的決策：挑戰與改變

儘管自1983年公布的化學品健康風險評估與管理架構以來，已然過了四十個年頭，此化學品風險評估四步驟仍然適用於各種法規管理值的制訂。然而，日新月異的科技發展與動物實驗減量的國際潮流，為既有化學品健康風險評估注入活水，衍生許多新興議題與挑戰，原先無法處理的風險不確定性也逐漸有機會透過新興的研究方法完整描述。此節將介紹21世紀對於健康風險評估的重要議題與挑戰，期能促進我國以風險為基礎進行政策決策的發展方向。

（一）毒理資料缺口

傳統上，化學物質的毒理資料多來自於慢性動物試驗，以了解化學物質的暴露終其一生會帶來什麼樣的效應。然而這些動物毒性測試往往所費不貲，須耗費大量的時間、人力與金錢。用作化學品風險評估的毒理數據常來自於大／小鼠慢性試驗，需要為期90天到2年的暴露期間。以90天重複劑量亞慢性小鼠毒性試驗為例，根據國立臺灣大學醫學院毒理學研究所毒性試驗暨食藥安全中心設置辦法，即須花費新臺幣220萬元（國立臺灣大學醫學院附設醫院，2019）。目前對於眾多化學物質的毒性資料，乃至於其對於人類可能造成的長期健康風險，所知仍相當有限。截至2023年，美國環保署所整合的化學物質資料庫CompTox Chemicals Dashboard共收錄120萬餘種化學物質，其中僅有572種化學物質具有充足毒理資料，在整合風險資訊系統內受到較完整的評估。實驗動物減量為國際上所倡議的發展趨勢。如2003年，歐盟即通過法案禁止利用動物實驗測試化妝品成品或其原料（Association），而我國《化妝品衛生管理條例》業已完成修法，自2019年起，臺灣的化妝品業者將不得再對化妝品之成品或原料進行動物實驗。美國環保署亦宣示該機構目標於2035年前停止資助或使用哺乳動物的毒性研究（Grimm, 2019）。然而，面對化學物質巨量的毒理資料需求，近年來國際上倡議使用新興替代方法以取得化學物質的毒性與生物活性機制資料。

前述新興替代方法包含體外細胞測試與計算毒理學。體外細胞測試方法蓬勃發展中，從傳統的二維細胞培養到更加貼近實際生理情況的三維培養，如懸浮體培養、類器官培養與微流體組織晶片等，結合體學（omics-）分析，試圖以非動物試驗測試來了解化學物質與生物體之間的交互作用。此外，從具成本低、可快速培養優勢的不朽癌症細胞株，到可以代表人與人之間變異性的人類誘導多能性幹細胞分化的細胞株，近年來可供細胞測試的平臺如雨後春筍般地冒出，利用高通量篩選進行特定分子機制的測試已臻成熟。美國跨聯邦機構的合作計畫Tox21與ToxCast即利用高通量篩選技術，快速地收集化學物質的生物機制資料。截至2022年為止，已收集超過10,000個化學物質的生物活性資料，若結合既有毒理資料與大數據分析，或可建立毒性預測模式，進而減少實驗動物的使用。

計算毒理學即為利用既有毒理資料、化學結構資訊、生物活性資料，以及數理模型填補資料缺口的新興替代方法。計算毒理學可主要分為兩大類：交叉參照法（Read-across）與（量性）結構活性關係模式（〔Quantitative〕structure-activity relationship，簡稱〔Q〕SAR）。交叉參照法乃利用化學或生物活性對化學物質作分組分類，隨後以特性最相似、且已有毒理資料的化學物質填補目標物質的資料缺口；（量性）結構活性關係模式則是利用回歸模式建立已知化學物質結構、生物活性與毒性之間的關係，進一步利用目標化學物質的結構特徵／生物活性預測其毒性反應。此兩者皆為歐盟化學物質登記、評估、授權與限制法（Registration, evaluation, authorization, and restriction of chemicals，簡稱REACH）可接受的非動物測試替代方法。

目前在美國Tox21與ToxCast等高通量篩選計畫裡所得到的生物活性資料，最常用作第一階段篩選（Screening）用途。其在美國環保署內分泌干擾篩選計畫（Endocrine disruption screening program，簡稱EDSP）內的應用即為一例。由於內分泌系統的運作會影響到各種不同的毒性表現，從發育與生殖毒性、免疫毒性、神經毒性、代謝症候群、心血管疾病，到與賀爾蒙相關的癌症等，化學物質的內分泌干擾特性為決定其毒性相當重要的作用機轉。目前已知化學物質的內分泌干擾特性主要是透過與核受體（Nuclear receptor）的作用而形成，最廣為人知的作用機轉包含雌激素受體（Estrogen）、雄激素受體（Androgen）、甲狀腺素受體（Thyroid）、與類固醇生成機制（Steroidogenesis），統稱EATS內分泌干擾機轉。藉由探討Tox21與ToxCast計畫內與EATS相關的生物活性篩選資料，美國環保署內分泌干擾計畫得以快速地從成千上萬種化學物質中揀選出潛在具內分泌干擾活性的化學物質，以進一步安排高階的動物實驗測試，確認其在長期暴露下，對動物或人可能造成的影響。此外，美國環保署也利用此大量測試資料，建立化學物質對於雌激素受體與雄激素受體的量性結構活性關係模式（Judson et al., 2015; Mansouri et al., 2020），可供未來新化學物質相關內分泌干擾特性的預測與篩選。

（二）風險評估前的優先排序

在化學物質管理機構經費與人力皆有限的情況下，如何針對為數眾多的化學物質進行管理優先排序，為相當實際且重要的課題。傳統上受限於毒理資料的缺乏與暴露評估的限制，過往風險評估前的優先排序多以定性或半定量的方式進行（Chou et al., 2019）。但正由於近年來高通量生物活性篩選計畫的蓬勃發展，結合高通量暴露體學資料，吾人得以量化的方式進行風險優先排序，以協助化學物質管理機構訂定化學物質的優先管理／研究清單。2021年，本章作者開我國之先河，利用農業藥物毒物試驗所的蔬果、稻米內農藥殘留監測資料，結合國人攝食資料，取得國人對於農藥的累積日均攝入量，並自高通量生物活性資料庫內擷取這些農藥與11種內分泌相關的核受體生物活性資料，利用暴露—生物活性比值方法與針對374種農藥進行優先排序，排序結果指出，我國抑真菌劑的使用與殘留為日益重要的課題，可供化學物質管理相關機構參考並優化未來的採樣策略（Luo & Wu, 2021）。隨後，同一研究團隊亦利用新北市衛生局自2014年至2021年間，針對食品中動物用藥殘留的採樣資料，利用前述類似的研究方法，針對294種農藥與動物用藥進行優先排序。結果顯示，食品中四環黴素類抗生素在肉品的殘留為未來我國值得關注的重要議題（Luo et al., 2023）。以上兩個個案研究，皆為利用高通量暴露體學資料與新興方法學，協助風險評估前優先排序的具體實踐，除了提出優先關注清單外，還可協助管理機構審視目前的採樣策略是否有不足之處，以促進以科學為基礎的政策決策。

（三）個體差異

同一族群內，每個人可能會擁有獨特的基因多型性、生活習慣、疾病狀態，以及其他環境共暴露。因此，不同個體可能對同樣的化學物質暴露，在代謝上產生差異，進而導致不同的毒性表現。傳統考量個體差異的方法為添加一假定的不確定因子，以代表化學物質在毒物動力學（Toxicokinetics, 3.16）以及毒物效力學（Toxicodynamics, 3.16）的個體差異性。然而，這種基於經驗而得的假定通用不確定性因子可能會高估／低估真實的個體差異性，因此全球衛生組織的國際化學安全計畫（International Programme on Chemical Safety，簡稱IPCS）即建議在健康風險評估的過程中優先使用屬於該化學物質的個體差異資料（Chemical-specific adjustment factors，簡稱CSAFs）（IPCS, 2005）。化學物質代謝與毒性表現的個體差異可以透過實驗的方式取得，如以族群為基礎的Collaborative Cross小鼠實驗模型（Luo et al., 2019）或體外細胞測試模型（Abdo et al., 2015）等。然而，化學物質的個體差異實驗資料取得不易，除了實驗方法外，還可以透過以生理基礎的藥物／毒物動力學模型，納入標的族群的生理參數如心輸出量、器官血流量、器官重／體積，以及關鍵酵素的代謝參數等，以模擬化學物質最終在代謝上或毒性表現上的個體差異（IPCS, 2005）。如美國環保署近年以R語言開發的高通量毒物代謝體學套件（High-throughput Toxicokinetics，簡稱Httks）中，即綜整了美國各族群的基本生理參數及個體差異的考量（Ring et al., 2017），代入受評估化學物質專屬的生理基礎的藥物／毒物動力學模型，即可模擬美國族群內對於該化學物質的CSAFs。

目前我國健康風險評估實務上多沿用舊有的通用假定不確定因子以代表個體差異。然而如同前述，族群內的個體差異實可以透過更完整地描述，以降低風險評估的不確定性。考量我國國情與研究經費規模，相較於較為昂貴、需要較多樣本數的族群基礎實驗測試方法，建構我國國民關鍵酵素、生理參數的個體差異與本土資料，並將其整合於化學物質特定的藥物／毒物動力學模型中，便可取得臺灣族群適用的CSAFs。透過藥物／毒物動力學模式降低不確定性，或許為實務上完善本土健康風險評估較為可行的方向。

（四）混合物的健康風險評估

美國國家研究委員會於1983年所定義、且沿用至今的健康風險評估步驟，主要基於單一化學物質的簡化情境進行評估（Council, 1983）。然而，真實生活中皆為多重化學物質的混合物暴露，化學物質間若存在著如協同（1+1>2）、增強（1+0>1）、拮抗（1+1<2）等交互作用，則會影響到化學物質健康風險評估的準確性。但由於環境混合物的組成過於複雜，實務上通常仍以單一化學物質的簡化情境進行評估。若為結構相當類似的同一類化學物質，則多基於加成性的假設評估混合物的毒性，如烤肉裡常見的多環芳香烴類物質（Collins et al., 1998）、常用於不沾鍋塗層的全多氟碳化物（Bil et al., 2021; Bil et al., 2022），以及食品中常見的吡咯里西啶生物鹼（Merz & Schrenk, 2016）

等。然而，同一族化學物質間彼此是否存有其他交互作用，仍須仰賴實驗測試方可得知。

混合物的毒性／活性測試方法，主要可區分為成分測試法與全物質測試法。有鑑於自然存在的混和物多組成複雜，成分測試法主要個別測試混合物內的主要成分，以主要成分的毒性／活性以代表混合物整體的毒性／活性。全物質測試法則不只關注物質中的單一主要成分或代謝物，而是考慮整個物質，包括所有代謝物和分解產物。也因此，全物質測試法可完整呈現物質中不同成分之間的複雜相互作用以及它們對身體或測試系統的影響，為取得混合物真實毒性／活性的較佳方法。

先前本章作者利用人類誘導多能性幹細胞分化的心肌細胞，測試17種能量飲料與其成分（如咖啡因、牛磺酸、維生素B等16種主要成分）的體外心肌效應（Luo et al., 2021）。結果顯示，能量飲料內的主要成分單一物質測試結果並無法充分解釋RUNA與Kickstart能量飲料所造成的QT間期延長效應，指出這些主要成分間可能存在著協同或增強作用，或能量飲料內的次要成份亦可造成QT間期延長效應，進而造成RUNA與Kickstart能量飲料混合物顯著的體外心肌效應。從這個研究案例中，我們可以了解到單一物質的測試結果並無法充分反映環境混合物的實際毒性／活性，若時間資源允許，直接測試混合物本身方能得到最真實的混合物效應。

結合快速的未知物分析化學技術以及細胞生物活性測試方法，或可協助即時應對環境緊急災變。傳統上環境汙染物質的分析多基於先驗知識（prior knowledge）的已知物分析，如在工廠附近的環境汙染物質檢測項目可能會基於工廠所使用的化學物質所訂定；例行的食品農藥／動物用藥殘留檢驗也是基於法規已知的農藥／動物用藥品項進行檢驗。然而，在環境緊急災變下，潛在環境汙染物的來源眾多且未知，利用高解析質譜儀未知物分析可以一窺環境汙染混合物的全貌，以規劃未來的特定汙染物定量分析。此外，結合汙染場址現址採樣（如土壤、水體樣本等），利用細胞試驗進行全物質測試，可促進汙染場址整治的優先排序。舉例來說，2017年哈維颶風席捲德州休士頓，造成大規模淹水，將墨西哥灣受汙染的土壤反向回沖至住宅區，造成群體健康的疑慮。德州農工大學Ivan Rusyn教授所率領的團隊即在休士頓船舶航道與加爾維斯敦港採集土壤樣本，經化學萃取後，利用人體初級細胞或人類誘導多能性幹細胞分化的特化細胞（包括肝細胞、神經細胞、心肌細胞、與內皮細胞）等多種不同細胞株，整體了解這些土壤樣本汙染物所造成的細胞生物活性，並利用細胞生物活性的結果提供汙染場址整治的優先排序建議（Chen et al., 2021）。與此同時，該團隊也對所採集的土壤樣本進行傳統針對多環芳香烴類化合物的定量分析，並利用多環芳香烴類化合物所的致癌風險提供汙染場址整治的優先排序建議。該團隊發現，相較於傳統的多環芳香烴類化合物定量分析，利用細胞生物活性測試結果可以提供較有「保護性」的整治優先排序建議。此結果也證明除了多環芳香烴類化合物以外，環境中還有其他潛在未知的化學物質可能造成所觀察到的細胞生物活性，再次指出全物質測試在未來混合物風險評估中，所扮演著舉足輕重的角色。

日常生活中，環境混合物的存在俯拾皆是，食品添加物即為典型的混合物例子。根據我國的「食品添加物使用範圍及限量暨規格標準」，食品添加物依照其使用範圍可分為防腐劑、殺菌劑、抗氧化劑、漂白劑、保色劑、膨脹劑、品質改良劑、營養添加劑、著色劑、香料、調味劑、黏稠劑、結著劑、食品工業用化學藥品、載體、乳化劑與其他等共17大類。依其使用方法又可再分為單方食品添加物與複方食品添加物，而單方食品添加物需正面表列於「食品添加物使用範圍及限量暨規格標準」中，方為合法食品添加物。而複方食品添加物則是由前述合法的單方食品添加物所組合而成。基於國際貿易與實務行政考量，目前我國單方食品添加物須查驗登記，複方食品添加物則無須查驗登記。惟實務上食品添加物的使用多為複方食品添加物，我們對於其中各種單方食品添加物潛在交互作用的了解仍有限，值得進一步了解其對於健康的影響。舉例來說，阿斯巴甜與醋磺內酯鉀皆為我國合法的人工甜味劑。在單獨使用情況下，阿斯巴甜的甜度約為蔗糖的180倍，而醋磺內酯鉀的甜度則約為蔗糖的200倍。但若按2：

1的比例混合使用阿斯巴甜與醋磺內酯鉀，其產生的甜度不再是蔗糖的180～200倍，反而可增強至大約350倍！由於傳統單方食品添加物的安全性多基於單一化學物質的動物實驗毒理數據，在不同情況下可能低估實際複方食品添加物的效應，利用全物質測試法測試實際複方食品添加物，或為未來進一步探討、促進食品安全的研究領域。

四 結語

健康風險評估作為一個歷史悠久的跨領域學科，一直是為群體健康把關的守門人，從空氣汙染標準、農藥殘留標準，到各式各樣的化學物質殘留標準，皆可以看到健康風險評估的蹤跡。然而隨著科技的發展、實驗動物減量使用的呼籲，以及對於複雜混合物的考量，就如同人工智慧工具即將帶來的產業革命一般，健康風險評估領域在未來數十年的發展可能也會有嶄新的面貌。站在取得化學物質毒性／活性新舊方法的十字路口，唯一不變的是，健康風險評估將一直是群體健康的守門人，從以科學為基礎的管理決策，保障大眾的健康。

問題與討論

1. 你最關注哪些風險相關的議題？為什麼？
2. 檳榔在眾多國家已經被禁止販賣與禁止食用，你覺得我國需不需要進一步管制檳榔呢？為什麼？

3. 化學物質的使用有利有弊，有潛在健康疑慮的同時，往往也可以帶來實用的經濟效益。假設你是化學物質的管理者，你要如何權衡這些利弊得失，考量哪些因素以協助你制定化學物質管理政策呢？

參考文獻

國立臺灣大學醫學院附設醫院（2019）。國立臺灣大學醫學院毒理學研究所毒性試驗暨食藥安全中心設置辦法。https://www.mc.ntu.edu.tw/toxico/Fpage.action?muid=5&fid=120

Abdo, N., Xia, M., Brown, C. C., Kosyk, O., Huang, R., Sakamuru, S., Zhou, Y. H., Jack, J. R., Gallins, P., Xia, K., Li, Y., Chiu, W. A., Motsinger-Reif, A. A., Austin, C. P., Tice, R. R., Rusyn, I., & Wright, F. A. (2015). Population-based in vitro hazard and concentration-response assessment of chemicals: the 1000 genomes high-throughput screening study. *Environ Health Perspect, 123*(5), 458-466.

Association, E. A. R. (n. d.). *A history of the EU cosmetic testing ban.* https://www.eara.eu/a-history-of-the-eu-testing-ban

Bil, W., Zeilmaker, M. J., & Bokkers, B. G. H. (2022). Internal Relative Potency Factors for the Risk Assessment of Mixtures of Per- and Polyfluoroalkyl Substances (PFAS) in Human Biomonitoring. *Environ Health Perspect, 130*(7), 77005.

Bil, W., Zeilmaker, M., Fragki, S., Lijzen, J., Verbruggen, E., & Bokkers, B. (2021). Risk Assessment of Per- and Polyfluoroalkyl Substance Mixtures: A Relative Potency Factor Approach. *Environ Toxicol Chem, 40*(3), 859-870.

Chen, Z., Jang, S., Kaihatu, J. M., Zhou, Y. H., Wright, F. A., Chiu, W. A., & Rusyn, I. (2021). Potential Human Health Hazard of Post-Hurricane Harvey Sediments in Galveston Bay and Houston Ship Channel: A Case Study of Using In Vitro Bioactivity Data to Inform Risk Management Decisions. *Int J Environ Res Public Health, 18*(24).

Chou, W. C., Tsai, W. R., Chang, H. H., Lu, S. Y., Lin, K. F., & Lin, P. (2019).

Prioritization of pesticides in crops with a semi-quantitative risk ranking method for Taiwan postmarket monitoring program. *Journal of Food and Drug Analysis*, *27*(1), 347-354.

Collins, J. F., Brown, J. P., Alexeeff, G. V., & Salmon, A. G. (1998). Potency equivalency factors for some polycyclic aromatic hydrocarbons and polycyclic aromatic hydrocarbon derivatives. *Regulatory Toxicology and Pharmacology*, *28*(1), 45-54. <Go to ISI>://WOS:000076997500005

Council, N. R. (1983). *Risk assessment in the federal government. Managing the process.* National Academy Press.

Grimm, D. (2019). *U.S. EPA to eliminate all mammal testing by 2035*. https://www.science.org/content/article/us-epa-eliminate-all-mammal-testing-2035

IPCS. (2005). *Chemical-specific adjustment factors for interspecies differences and human variability: guidance document for use of data in dose/concentration-response assessment.* World Health Organization.

Judson, R. S., Magpantay, F. M., Chickarmane, V., Haskell, C., Tania, N., Taylor, J., Xia, M., Huang, R., Rotroff, D. M., Filer, D. L., Houck, K. A., Martin, M. T., Sipes, N., Richard, A. M., Mansouri, K., Setzer, R. W., Knudsen, T. B., Crofton, K. M., & Thomas, R. S. (2015). Integrated Model of Chemical Perturbations of a Biological Pathway Using 18 In Vitro High-Throughput Screening Assays for the Estrogen Receptor. *Toxicol Sci*, *148*(1), 137-154.

Luo, Y. S., & Wu, T. H. (2021). Utilizing High-Throughput Screening Data, Integrative Toxicological Prioritization Index Score, and Exposure-Activity Ratios for Chemical Prioritization: A Case Study of Endocrine-Active Pesticides in Food Crops. *J Agric Food Chem*, *69*(38), 11427-11439.

Luo, Y. S., Chen, Z. W., Blanchette, A. D., Zhou, Y. H., Wright, F. A., Baker, E. S., Chiu, W. A., & Rusyn, I. (2021). Relationships between constituents of energy drinks and beating parameters in human induced pluripotent stem cell (iPSC)-Derived cardiomyocytes. *Food and Chemical Toxicology*, *149*. <Go to ISI>://WOS:000632256600011

Luo, Y. S., Chiu, Z. Y., Wu, K. Y., & Hsu, C. C. (2023). Integrating high-throughput exposure assessment and in vitro screening data to prioritize endocrine-active potential and dietary risks of pesticides and veterinary drug residues in animal products. *Food Chem Toxicol*, *173*, 113639.

Luo, Y. S., Cichocki, J. A., Hsieh, N. H., Lewis, L., Wright, F. A., Threadgill, D. W., Chiu, W. A., & Rusyn, I. (2019). Using Collaborative Cross Mouse Population to Fill Data Gaps in Risk Assessment: A Case Study of Population-Based Analysis of Toxicokinetics and Kidney Toxicodynamics of Tetrachloroethylene. *Environ Health Perspect*, *127*(6), 67011.

Mansouri, K., Kleinstreuer, N., Abdelaziz, A. M., Alberga, D., Alves, V. M., Andersson, P. L., Andrade, C. H., Bai, F., Balabin, I., Ballabio, D., Benfenati, E., Bhhatarai, B., Boyer, S., Chen, J., Consonni, V., Farag, S., Fourches, D., Garcia-Sosa, A. T., Gramatica, P., ... Judson, R. S. (2020). CoMPARA: Collaborative Modeling Project for Androgen Receptor Activity. *Environ Health Perspect*, *128*(2), 27002.

Merz, K. H., & Schrenk, D. (2016). Interim relative potency factors for the toxicological risk assessment of pyrrolizidine alkaloids in food and herbal medicines. *Toxicol Lett*, *263*, 44-57.

Post, G. B. (2021). Recent US State and Federal Drinking Water Guidelines for Per- and Polyfluoroalkyl Substances. *Environ Toxicol Chem*, *40*(3), 550-563.

Ring, C. L., Pearce, R. G., Setzer, R. W., Wetmore, B. A., & Wambaugh, J. F. (2017). Identifying populations sensitive to environmental chemicals by simulating toxicokinetic variability. *Environ Int*, *106*, 105-118.

第四篇

倡議與評估工具

16

第三部門：非政府組織在公衛領域的角色

孫友聯

一　前言：非政府組織的重要性

長期以來，「非政府組織」（Non-Government Organization，簡稱NGO）在各領域的表現，普遍受到國、內外社會的肯定和支持，例如「國際特赦組織」（Amnesty International，簡稱AI，1977年、1978獲聯合國人權獎）、「國際反地雷組織」（International Campaign to Ban Landmines，簡稱ICBL，1997年）及「無疆界醫師組織」（1999年）等，都曾經獲得諾貝爾和平獎的殊榮。國內也有包括總統文化獎、民間基金會頒發的各項獎項，肯定NGO對於社會的貢獻等。無論是提供社會弱勢支持、人道救助的公益性服務工作，抑或是倡議某個議題、價值，甚至某種程度上被視為反政府、對抗體制的各項社會運動，社會對於所謂「非政府組織」的理解已超脫「慈善救濟」、「自願服務」及「非營利」（Non-Profit Organization，簡稱NPO）等純粹利他行為的印象，更以追求「社會公益」、「社會正義」、「社會平等」等基於「權利」而行動的認知典範移轉，NGO在社會各領域中的發展，也就更具重要性。

然而，無論是理論上的分析或實務上的理解，NGO都已經成為各國社會政策立法研究中不能忽視的關鍵因素（Crucial factor），相對於國家、政府的角色，NGO在特定結構或情境中無論扮演行動者（Actor）或代理人（Agent）的角色，往往就成為標示政策決策過程曲折路徑的重要決定性因素之一。

擺放在臺灣的政策分析脈絡之中，公民社會在歷經了全世界第二長戒嚴時期的試煉後展現無比爆發力，更在社會噤若寒蟬中白色恐怖氛圍中，反覆練習著突破威權國家體制箝制言論自由的民主習題，而除了黨外等政治力之外，人民透過社會運動的組織與行動，在民主化進程中倡議各項議題，更成為促進臺灣政治民主和社會進步的重要推手。然而，有鑑於NGO在社會中角色日趨重要，並已經成為學術和實務上一門獨立的學門，礙於篇幅，本章無法面面俱到含蓋非政府組織的所有面貌，而是嘗試透過對NGO在理論上和實務上的基本理解，並以「公共衛生」領域相關政策過程為例，從中勾勒其在公衛領域中的角色，並期作為未來公共衛生學科發展及學生職涯選擇之參考。

二 非政府組織的類型

隨著NGO在社會各領域的角色越趨重要，相關研究也逐漸受到學術界的重視，國內外更經已累積了豐碩研究成果，從經營管理、財源籌措、方案設計、服務提供、政策倡議、政府關係，以及政治網絡分析等，豐富了社會對認識NGO運作的想像。在臺灣，許多大專院校或研究機構紛紛設置「第三部門」或「國際非政府組織」研究中心，例如政治大學「第三部門中心」、中山大學及亞洲大學「國際非政府組織研究中心」、東吳大學「都會地區非營利事業研究中心」等。而「台灣第三部門學會」（Taiwan Association of Third Sector Research，簡稱TATSR）也於2010年10月2日正式成立，成為促進國內第三部門相關研究和對話的重要NGO。

然而，除了學術機構之外，基於臺灣的外交困境，政府機關亦投入相當多資源促進NGO的國際交流，例如外交部於2000年10月就已成立「非政府組織國際事務委員會」（簡稱NGO委員會），以協助國內NGO參與國際事務和合作工作。該專屬單位下設置參與評估科、援助合作科及培力發展科，將合作的NGO團體略分為公共政策類、經濟工商類、醫療衛生類、科技能源類、運動休閒類、公共政策類（婦女）、學術文化類、人道慈善類、社會福利類、青年志工類、環保能源類、農林漁牧類及其他類等業務類別。雖然，各國非政府組織亦因不同需求而有更多元的類別，但不失為理解國內NGO的基本圖像。

關於NGO的定義、類型，目前已不乏有相關教科書針對其成員屬性、功能、主要工作內容，以及與「政府」之互動關係而區分為若干領域範疇，但隨著各國社會的自由與開放，類別也越趨多元。以下我們可以從聯合國、世界銀行的界定，以及國內相關法規的內涵，嘗試為這個特殊的社會領域勾畫出一個更為清晰的認知圖像。

三 非政府組織的定義與功能

迄今，學術領域尚未對「非政府組織」在定義和分類上有一致的意見，有者從組織目標、經費來源、政府關係及成員屬性來界定，但也有從其非營利、志願性、組織性和公益性等特質，作為理解不同類別型態的依據。然而，隨著公民社會（Civic Society）運作的日益成熟，NGO的角色和功能也越受到重視，以下，我們可以從聯合國的定義，以及國內人民團體相關法規，為探知非政府組織的輪廓，刻劃出基本的描繪。

雖然人類社會「非政府」的社會組織由來已久，但一般認為，「非政府組織」這個名詞始於1945年6月通過的聯合國憲第十章經濟及社會理事會章第71條：**「經濟暨社會理事會得採取適當辦法，俾與各種非政府組織會商有關於本理事會職權範圍內之事件。此項辦法得**

與國際組織商定之，並於適當情形下，經與關係聯合國會員國會商後，得與該國國內組織商定之」。而1952年該理事會的第288（X）號決議中，再次將：**「凡不是根據政府間協議建立的國際組織都可被看作非政府組織」**，雖然這項決議主要是針對「國際性」的組織，但不啻確立NGO在聯合國各項事務中的角色，同時奠定了國際性和在地性NGO的契機。

然而，直到1968年聯合國經濟暨社會理事會（United Nations Economic and Social Council，簡稱ECOSOC）通過重要的1296號決議文（ECOSOC, 1968），成為聯合國和NGO之間合作關係的重要法律框架，更進一步的確立了NGO在ECOSOC及聯合國體系中其他機構中獲得「諮詢地位」，活動也越來越廣泛地納入了聯合國體系的運作。其中，ECOSOC設立了專責單位負責審核及認可符合諮詢地位和觀察員身分的NGO，而這些NGO的宗旨與使命，除不得與聯合國憲章的精神、宗旨以及原則相牴觸之外，其所關註的議題應與ECOSOC負責的業務有關，其中包括國際經濟、社會、環境、文化、教育、衛生保健、科學、技術、人道主義和人權等範疇。經受認可且註冊的組織，除有權出席ECOSOC及聯合國的各項會議，更可以針對關注議題進行口頭或書面意見陳述，大大地提升了NGO的國際地位。

在聯合國體系中的各政府間合作組織，包括世界銀行、聯合國開發計劃署、國際開發協會、糧農組織、世界糧食署、聯合國環境規劃署、農業和發展國際基金、WHO、聯合國兒童基金組織、聯合國難民事務高級專員公署，以及聯合國教科文組織等，都致力於發展與各國際和在地NGO的合作關係，以補足國家組織之間合作上的限制。尤其是若干國際人道援助工作，必須透過國際和在地組織的協調，才能確實把救援資源有效輸送到需要的人手中。其中，世界銀行把合作的NGO定義為：「**任何民間組織，只要其目的是援貧濟困，維護窮人利益，保護環境，提供基本社會服務或促進社區發展，都稱為非政府組織**」（World Bank, 1995），並認為，NGO的參與可以透過創新方法和促進社區參與，促使世行資助項目可以更加持續性和有效性，同時也可以協助擴大資助項目和服務覆蓋範圍，並提升人們對相關利害關係人不同觀點的認識（World Bank, 1995）。

在國內，《人民團體法》第4條將人民團體分為「職業團體」、「社會團體」及「政治團體」等三大類別。根據同法第39條，職業團體係以協調同業關係，增進共同利益，促進社會經濟建設為目的，由同一行業之單位，團體或同一職業之從業人員組成之團體，例如公會、農會、工會、商業或工業同業公會等；而社會團體則是以推展文化、學術、醫療、衛生、宗教、慈善、體育、聯誼、社會服務或其他以公益為目的，由個人或團體組成之團體。[1]其中，依據內政部《社會團體

1 詳見《社會團體許可立案作業規定》。

許可立案作業規定》第三點，社會團體的分類及設立目的屬性，如下：

（一）**學術文化團體：**以促進教育、文化、藝術活動及增進學術研究為主之團體。

（二）**醫療衛生團體：**以協助醫療服務，促進國民健康為主之團體。

（三）**宗教團體：**以傳布宗教教義或促進宗教發展為主之團體。

（四）**體育運動團體：**以普及全民運動，增進身心健康；發展競技運動，強化運動技術水準；蓬勃運動產業及運動學術研究為主之團體。

（五）**社會服務及慈善團體：**以辦理社會服務及慈善活動為主之團體。

（六）**國際團體：**以辦理國際交流活動，促進我與他國人民間之認識及連繫為主，經外交部認定之國際組織同意在我國設立之國內總會組織或經外交部同意之我與他國間之對等交流團體。

（七）**經濟團體：**以農業（農林漁牧狩獵業）、工礦業（礦業、製造業、水電燃料瓦斯業、營造業）、服務業（商業、運輸倉儲及通信業、金融保險、不動產及工商服務業等）等經濟性任務或相關學術研究、發展為主之團體。

（八）**環保團體**：以提升環境品質，從事環境保護，維護環境資源為主之團體。

（九）**宗親會**：以姓氏相同者為主所組織之宗親團體。

（十）**同鄉會**：以原籍貫或出生地（以省市、縣市區域為準）相同者於他行政區域組織之同鄉團體，或區域同鄉團體聯合海外同鄉團體組織之世界同鄉總會。

（十一）**同學校友會**：以聯絡有正式學籍之國內小學以上學校畢業（或已離校肄業）或經教育部承認之國外大學以上學校畢業（或研修結業）同學校友情誼為主之團體。

（十二）**其他公益團體**。

至於政治團體，則是以共同民主政治理念，協助形成國民政治意志，促進國民政治參與為目的，由中華民國國民組成之團體。然而，為建立政黨公平競爭環境，確保政黨之組織及運作符合民主原則，以健全政黨政治，《政黨法》已於2017年11月10日三讀通過。未來，陳舊的《人民團體法》將正式走入歷史，而內政部已經提出《社會團體法草案》，並研議再提出《職業團體法草案》，作為國內各類職業團體設立和運作的法律依據。目前，部分職業團體之法律規範，包括依《工會法》成立之產業、職業及企業等工會組織；另在政府行之有年的「人必歸業、業必歸會」政策原則之下，依《工業團體法》、《商業團體法》等成立的相關工業、商業團體，屬於一種同業公會。[2]而各專業職業基於執業管控之需求，亦在其專業管理相關法規中「強制」加入公會作為執行許可之要件，例如「醫師公會」、「護理師公會」、「律師公會」、「會計師公會」及「社工師公會」等。依據2020年5月通過的《公共衛生師法》，未來通過專技公共衛生師考試合格的「公共衛生師」專業職業人員，亦依法強制加入「公共衛生師公會」方能在某個地區上執業。2023年6月5日臺北市公共衛生師公會正式成立，成為亞洲首個公共衛生師公會。

另外一種國內常見的NGO是「財團法人」組織，即一般所謂的「基金會」。為健全財團法人組織及運作，促進財團法人積極從事公益，增進民眾福祉，2018年6月27日立法院三讀通過《財團法人法》，並於同年8月1日正式實施。根據該法第2條定義，財團法人係以從事公益為目的，由捐助人捐助一定財產，經主管機關許可並向法院登記之私法人，其中包括部分「政府捐助」和「民間捐助」之基金

---

2 例如依據《工業團體法》第13條規定：「同一區域內，經依法取得工廠登記證照之公營或民營工廠，除國防軍事工廠外，均應於開業後一個月內，加入工業同業公會為會員；其兼營兩種以上工業者，應分別加入各該業工業同業公會為會員」。一般認為，這要的規定高度具「國家統合」的色彩，國家管制的意味濃厚。依2020年5月15日三讀通過的《公共衛生法》第11條：「公共衛生師執業，應加入執業登記處所所在地公共衛生師公會。公共衛生師公會不得拒絕具有入會資格者入會」。

會。[3]長期以來，許多財團法人基金會組織活躍於社會各領域中，除公益性的服務提供之外，更對國內社會政策、人權促進、司法改革及推動民主化等事務扮演積極行動者的角色。例如「台灣醫療改革基金會」、「董氏基金會」、「罕見疾病基金會」、「民間司法改革基金會」、「伊甸基金會」等。

從上述聯合國及世界銀行對NGO的定義，以及國內相關法規及政府人民團體主管機關的分類，我們已經大致可描繪出常見NGO的基本樣貌。但本文的主題為「非政府組織在公共衛生中的角色」，因此以下不擬對NGO的類別和發展進行過多理論性的探討，更無意深究不同NGO之間在組織、策略上的差異，而是擺放在臺灣的社會脈絡之中，刻劃其作為一個「實體組織」（Substantive Organization）的社會影響力，無論其是以「立案或未立案」、「正式或非正式」、「自願性或強制性」、「倡議型或服務型」，以及「個別或聯合（盟）性」等組織型態運作，甚至在透過對NGO在促進某項政策立法及各項社會行動中的角色，也更能了解NGO的發展及其功能。例如，2004年由台灣勞工陣線、台灣女人連線等發起「民間監督健保聯盟」，雖非正式立案之組織，但在二代健保修法期間發揮積極的社會對話角色。

綜合以上說明，簡略描述NGO的運作，具備以下幾點功能：

---

3 詳見《財團法人法》之規定。

（一）彰顯社會公益及利他價值

許多NGO的成立宗旨，就是以提供某種自願性、救濟性和扶助性等社會服務為主要目的，尤其是針對特定弱勢議題或族群的服務型組織，組織成員透過捐贈或直接提供服務等，不僅協助了弱勢者度過難關，更彰顯社會公益的價值，發揮「人溺己溺、人饑己饑」的利他精神。例如宗教、慈善及任何以提供社會服務的組織。

（二）倡議社會進步價值

許多NGO行動的目的，無論是正式或非正式的組織型態，在於倡議某個社會價值的改造，讓社會往組織目標宗旨所期待的方向發展。這些組織往往以「社會運動」的倡議模式行動並發揮影響力，透過單獨或串連的運動策略進行政治遊說、施壓、抗議，要求政府針對關注的議題有所作為，包括提出具體政策和立法。國內的社會運動領域甚廣，包括原住民、勞工、人權、女權、性別、環保、動保、健康、土地、居住正義等。

（三）補充政府與市場功能之不足

無論是基於基本權益或福利，政府提供人民大部分的基本服務，惟在資源有限和分配優先順序的考量之下，往往無法滿足所有需求進而需要由市場補足。然而，市場過度強調商業利益，又將造成需求者購買不起的問題，進而導致政府和市場在某些福利服務「失靈」的窘境，而某些NGO的公益性角色，補充了政府與市場功能不足的問題，避免人們因此遭遇社會排除風險而陷入生活困頓。

（四）監督政府施政及其他社會組織行為

一般將NGO稱為社會的「第三部門」，扮演著相對於「第一部門」（政府）及「第二部門」（企業組織）的社會角色。雖然，大部分NGO的主要行動都與監督政府施政和倡議政策立法有關，甚至於發起陳情、抗議、公民不合作和不服從的行動，要求政府傾聽多元意見。而針對第二部門的企業和營利組織，尤其是針對規模龐大的跨國企業，越來越多的NGO亦透過勞動、環境或人權監察等行動，督促企業遵循法制和落實企業社會責任（Corporate social responsibility，簡稱CSR），以促進社會的永續發展。除對抗之外，許多NGO亦是政府和企業的密切合作夥伴，透過互補的角色提供社會公益服務。例如，接受政府補助或承接政府專案服務，以及企業捐贈之基金會組織，提供特定社會弱勢支持性的服務。

（五）提供社會對話的促進多元性

在一個自由開放的社會，NGO蓬勃發展代表著社會的多元性和開放性，而不同組織之間的合作與對話，也成為促進和重構社會多元發展的重要基礎。尤其在部分高度價值衝突性的議題，因為社會意見嚴重歧異，而不同意見的紛擾往往導致政府政策的停滯不前，因此，透過社會對話，則能更有效率地取得某種社會共識，讓政策往前跨出一步，例如同性婚姻和廢除死刑等議題。

（六）活絡公民參與公共事務的途徑和管道

NGO作為一個「實體組織」，成為公民社會運作中穩定的參與管道，讓公民可以更系統性表達對某個公共事務的意見，並凝聚有效共識後串連起來採取共同行動，促進某個制度或社會政策改革。尤其，隨著網路和通訊科技的日新月異，社會意見的表達日趨多元、快速，但NGO仍然在公民社會運作和行動中，扮演主要且關鍵的角色。

（七）促進國際公民及公共事務的交流

不只是針對國內事務，NGO在各項國際事務中的角色亦是重要。如前述聯合國經濟社會理事會認定具諮詢性地位的國際非政府組織（INGO），更在許多國際人權議題中發揮關鍵的角色。臺灣，無論是基於經濟、民主和社會力的實力，或因外交困境的趨使之下，NGO的國際參與成為展現臺灣軟實力，拓展國民外交和發揮國際影響力的重要管道之一。

四 非政府組織的社會關係：國家、產業、社會

在威權國家，政府對於人民基於該國憲法、《世界人權宣言》及各國際公約所保障的自由結社權，往往採取打壓的態度，甚至動輒羅

織各項罪名箝制言論自由，限制人民組織的行動以確保其統治合法性。以臺灣為例，規範人民組織的《人民團體法》原名為《非常時期人民團體組織法》（1942年立法），惟1949年5月20日宣布戒嚴，人民各項行為都受到政府高度的監視和控制，社會也陷入噤若寒蟬的苦境；一直到1987年解嚴以後，為延續威權體制的統治，政府仍通過《動員戡亂時期國家安全法》及1988年通過的《動員戡亂時期集會遊行法法》，與1989年更名為《動員戡亂時期人民團體法》併稱所謂的「國安三法」。[4]1992年，隨著臺灣的民主化發展，規範人民組織更名為現行的《人民團體法》，迄今該法第8條仍維持濃厚威權管制的「許可制」，惟在內政部提出的《社會團體法草案》改採與現行《工會法》一致的「登記制」。[5]

相對而言，許多威權國家迄今仍以極為嚴格的法律限制NGO的發展，以箝制言論自由和民主發展。例如中國政府於2016年通過「境外非政府組織境中活動管理法」，名為：「為了規範、引導境外非政府組織在中國境內的活動，保障其合法權益，促進交流與合作」為立

4 隨著臺灣民主化發展，戒嚴時期的各項箝制言論自由法規，包括《懲治叛亂條例》及各項以《動員戡亂時期》為名的法案先後於1991年廢止。

5 現行《人民團體法》第8條第一項：「人民團體之組織，應由發起人檢具申請書、章程草案及發起人名冊，向主管機關申請許可。而內政部提出的《社會團體法草案》第8條第一項：「申請登記為社會團體者，應於舉行成立大會，訂定章程，並選任理事及監事後三個月內，檢具下列文件，以書面或網際網路方式向主管機關申請登記」。

法宗旨，行限縮了NGO等人民團體的動能性，以確保威權政權的統治之實。另外，2019年引起全球關注的「港版國安法」（即中華人民共和國香港特別行政區維護國家安全法），亦明文禁止和限制個人或組織之言論自由。

以下，本文簡略描述NGO與政府（第一部門）、產業（第二部門），以及社會團體（第三部門）之間的關係，刻劃NGO作為一個成立宗旨、目的明確的「實體組織」，在社會各層面的作用與影響力。

首先，作為相對「政府組織」的「民間」實體組織，「非政府組織」與「政府」之間的關係，往往扮演著即監督、對抗而又互補和合作的多元角色。事實上，幾乎所有NGO關注和涉入的議題都和政府施政有關，因此監督政府提出並落實相關保護和保障政策，普遍成為各NGO的主要工作。例如人權、勞工和環保等。同時，NGO也可能採取一種對抗的角色或策略，迫使政府提出或放棄某個政策規劃，進而時常被貼上「反政府」的標籤。例如勞工及農民團體反對加入WTO、反對與中國簽定服務貿易協議、反對數位身分證及全民指紋建檔等。現在部分威權國家，政府仍視NGO為敵對關係，甚至動輒以暴力鎮壓方式打壓其發展空間。

NGO亦在許多人群服務、人道救援及外交工作上，與政府合作並建立密切的夥伴關係。在國內，政府將許多社會福利服務提供、照護設施或工作、活動及研究計畫等，以「公辦民營」、「委託」或「承攬」的方式，由非營利NGO承辦相關業務。但某種程度上，這種合作模式亦為NGO批判，認為政府從應扮演的角色中撤退。此外，在國際上，相對應國家間政府的組織，國際非政府組織（INGO）的角色也日益重要，尤其是前述具聯合國諮詢性地位的組織。而許多跨國性NGO，都在各項人權促進、人道救援等工作上扮演關鍵的角色。例如國際特赦組織、無疆界醫師組織、樂施會及紅十字會等。至於臺灣，外交部亦成立專屬單位促進臺灣NGO的國際合作，一來彰顯人道精神，同時也提升臺灣的國際能見度。

其次，NGO與產業或企業之間的關係，同樣是即合作又對抗。無論是國際或國內，企業透過成立慈善、教育或文化基金會（Foundation）的方式彰顯企業社會責任（CSR）非常常見，企業透過公司法人或個人捐贈的方式，提供社會弱勢方案性或人道協助，其中與公共衛生關係最為密切的例子，如「比爾及梅琳達・蓋茲基金會」（Bill & Melinda Gates Foundation），該基金會為WHO的最大非政府捐款來源，同時亦資助「全球疫苗與免疫聯盟」、「兒童疫苗計劃」等經費，在改善國際間健康與貧窮問題，扮演著舉足輕重的地位。

當然，NGO亦經常採取監督、抵制、法律訴訟等手段，迫使企業部門賠償、補償對社會某些傷害性行為，尤其是針對勞工權益及環境公害事件。例如全球勞動權益監督的「清潔成衣行動」（Clean clothes Campaign，簡稱CCC）、「公平勞動協會」（Fair Labor Association，簡稱

FLA），以及以香港大專師生及工會成立的「大學師生監察無良企業聯盟」（Students and Scholars Against Corporate Misbehavior，簡稱SACOM）等。近年來，國內亦有NGO發起監督花蓮亞泥礦業開發環境汙染問題，以及國內鋼鐵廠投資越南河靜鋼鐵廠汙染事件的法律訴訟等。

最後，則是NGO與社會其他部門的結盟關係。除了個別行動之外，國內NGO經常採取「聯盟」（Alliance）的策略倡議各項政策改革，一來克服單一團體資源不足，以及單打獨鬥的窘境，二來透過各團體人力、物力及專業領域的互補，往往對於政府機關產生一定的壓力。例如，以成立近四十年的台灣勞工陣線為例，過去成立或參與的聯盟性組織就非常多，其中與促進健康人權與資源合理分配有關的組織，包括「搶救全民健保聯盟」、「民間監督健保聯盟」、「民間推動國民年金」、「附加年金推動聯盟」、「人權公約施行監督聯盟」、「兩岸協議監督聯盟」、「社會住宅推動聯盟」、「公共托育催生聯盟」等，與其他NGO建立了長期穩定的協力關係，除培養在共同關注議題上合作的默契，更發揮更大的「草根專業」力量，共同推動各項政策改革。

五　臺灣公衛發展中的非政府組織

1971年行政院衛生署正式成立（2013年7月23日升格為衛生福利部），而國立臺灣大學也在1972年成立臺灣第一個「公共衛生學系」，同年，「中華民國公共衛生學會」（於2000年正式改名為台灣公共衛生學會）成立，是為臺灣第一個公衛的學術專業組織。該組織以「結合公共衛生專業人才，以促進專題研究水準、分享最新資訊、聯繫會員友誼、加強國際交流」為成立宗旨，並推動相關學術交流活動、發行學術專業刊物。其機關刊物《中華民國公共衛生學會雜誌》於1982年12月15日創刊（2001年更名為《台灣公共衛生雜誌》），為國內權威公衛學術期刊，內容涵蓋公衛各領域之研究成果，回應解決臺灣社會與全球公衛問題的迫切知識需求。

而2023年6月5日正式成立「台北市公共衛生師公會」，其成立宗旨則是「以協助政府推展公共衛生政策，建立公共衛生專業服務體系，確保受服務對象之權益，維護會員權益及謀求會員福利」。若依現行《人民團體法》第4條之人民團體分類，前者屬於的「社會團體」，而依《公共衛生法》第11條執業管制需求而成立的後者，則和「醫師公會」、「社工師公會」一樣，屬於一種「職業團體」。國內其他促進公共衛生議題的團體尚包括「臺灣公共衛生促進協會」、「台灣職業安全健康連線」等，然而，無論組織類型是社會團體或職業團體，這種帶有學術和專業角色的團體，往往都積極參與在國內重大公共衛生（事件）、健康照護、長期照顧及職業安全衛生等政策發展中，同時也提升了國內健康人權。

在國外，公衛專業團體也扮演積極的政策倡議角色。以勞動條件為例，2016年11月1日美國公共衛生學會（American Public Health Association，簡稱APHA）發表「透過提高最低工資改善健康狀況」（Improving Health by increasing the Minimum Wage）的政策聲明（APHA, 2016）。此聲明強調，收入是健康的決定因素之一，並且與基本需要、其他健康社會決定因素都有關係，因此主張政策應透過聯邦政府、州政府與地方郡縣市政府三層次的治理結構，確保勞工得到可滿足基本生活必需的可生活薪資水準（livable wages）。基本工資政策應確保使四口家戶的收入高於貧窮線、工資水準應與通貨膨脹與生活成本連動，並且應特別關注領取基本工資者當中的特定邊際或弱勢族群。在此政策聲明之前，美國公共衛生學會也在1995年至2013年間針對不良勞動條件對健康公衛的影響發表過三份政策聲明，包括「充份就業與公共衛生」（Full Employment and Public Health）（APHA, 1995）、「提高所得以保障健康」（Raising Income to Protect Health）（APHA, 2000），以及「針對支持帶薪病假和家庭休假政策」（Support for Paid Sick Leave and Family Leave Policies）政策聲明（APHA, 2013）等。這些例子顯示，作為非政府組織，專業團體本於其自身專業領域知識與倫理價值，也能夠影響對衛生政策的形塑發揮影響力。

六 結語

從以上的概括性介紹，本文大致已勾勒出NGO在各領域中的角色，尤其是作為一個成立目標宗旨明確，又往往具一定程度動員力和影響力的實體組織，NGO早已成為民主社會治理中不可或缺的要角，更成為社會政策研究不能忽視的重要因素。擺放在臺灣的社會脈絡觀察，從威權時期的噤若寒蟬，到民主化過程的大鳴大放，作為公民多元意見的發聲管道，NGO組織的多樣性和開放性，更讓臺灣公民社會日趨成熟、穩健。其中，值得一提的是，在所謂「社會運動」場域，各NGO的行動不僅展現出民間的創意，其與政府、企業等部門之間合作與競爭的互動關係，除有助於社會以更深層的社會對話來消弭歧見、尋求共識，促進社會的進步發展。

就以促進「健康平權」這個高度政治和價值取向的議題為例，無論是基於《世界人權宣言》或WHO憲章等所揭示的內涵，或是政府依據該國憲法及民主政治對於國民的承諾，各國政府無不透過社會福利或社會保險制度，提供人民一定程度的健康權維護，但對於倡議健康平權的NGO而言，權益保障是一個動態的概念，而因應新問題的出現，相對就會有新的改革和補充需求。就如同1978年《阿拉木圖全民健康宣言》（Alma-Ata Declaration-Health for All by the Year 2000）提出「不容有健康不平等的情事」的呼籲，各國政府和NGO更關注造成健康不平等（Health inequities）的若干系統性和結構性因素，並提出解決方案。

此外，有鑑於包括出生、生長、生活（包括社區及居住環境）、工作及衛生體系是否健全等「健康社會決定因素」（Social determinant of Health），對民眾健康狀態的影響日益顯著，且這個因素又往往受到全球、國家（各級政府）預算、權力和資源分配狀況的影響，進而導致可避免、不必要及系統性的國家內部以及國與國之間不公平的健康差異，WHO於2005年設置「健康問題社會決定因素委員會」，並於2008年8月發表報告，呼籲各國透過改革日常生活條件、解決權力及預算和資源分配不公平，以及測量問題和評估行動，提高民眾對健康社會決定因素等三個行動原則，消弭各國健康不平等問題（WHO, 2008）。

然而，「健康平權」內涵重構的動態發展，亦成為許多以提升健康人權為組織宗旨NGO的著力重點，透過專業知識的掌握和轉譯，透過在民主體制中的能動性和機會，監督政府施政和提出具體改革方案。以臺灣為例，雖然政府的基礎公共衛生政策，以及1995年開始實施的全民健康保險，某種程度上已經解決了大部分的健康平權和就醫可近性問題，但基於城鄉差距、社會階層、性別和族群差異等因素所造成的若干不平等問題，就成為各病友、人權、勞工、女權、性別及原住民等NGO重點關注的議題。惟各團體之間也有可能因對於某些議題的基本立場不同，進而產生競爭關係和相對的遊說工作，例如是否同意健保實施差額負擔或提高部分負擔等議題。

顯然，政治民主化提供了NGO更大的運作空間，而無論是中央或地方選舉，政黨政治競爭也讓各團體有機會透過組織動員、政策遊說和施壓影響政策，例如提出各項說帖要求候選人簽署或列入政見等。而媒體自由與開放亦讓社會多元意見被看見，尤其是在解除報禁、解嚴和廢止出版法令之後，媒體生態日趨多元，開創社會對話機會，以及隨著通訊科技發展，「自媒體」廣泛地被使用作為理念傳播工具，再再顯現NGO組織具高度彈性，透過不同策略提升健康平權議題的社會能見度，而組織工作者「草根專業」的技能，不只扮演監督者的角色，同時也具備提出合理可行的解決方案的能力。

相對於政府組織較不具彈性的科層化體制，以及企業組織追求利潤的限制，集非營利、公益、草根及高度共同性的NGO，其運作具備了更彈性的優勢，更能快速回應組織所關注的議題。綜合以上的描述，歸納NGO在社會運作中的優勢，如下：

（一）組織成員往往同質性極高，有助於快速凝聚共識和提出具體意見。

（二）組織較社會其他組織更為彈性，比較不易產生官僚化和科層化的情況，運作的效率相對比較高，成本也比較低。

（三）具備對特定關注議題草根專業的批判和論述能力，能夠快速表達多元意見。

（四）組織化的發展累積一定的群眾基礎，有助於行動動員和政策施壓。

（五）通常以組織宗旨和務實經驗為導向規劃方案，有助於落實目標。

（六）通常是長期性的關注特定議題，有助於長期和永續性的關注。

相對地，NGO組織的運作往往也潛在若干問題與困境，包括：

（一）大型的組織可能會產生科層化的限制，而規模較小的組織雖然比較彈性，但動員能力亦可能有限。

（二）財務籌措不易，尤其是倡議型的組織，往往因財務困難而影響其能動性。

（三）人力和物力的匱乏，造成行動力受到一定的限制。惟臺灣NGO往往以「聯盟組織」克服這個問題。

（四）同質性組織可能基於競爭關係，或因對同一議題的不同見解而無法形成共同的行動，抵銷組織影響力。

（五）因為資源多仰賴社會的捐贈，較無法提供組織工作者商業組織的績效獎勵機制，人員的流動力較高。

從臺灣過去的發展經驗，無論是在戒嚴威權時期，或是現在的民主開放，NGO都扮演了積極促進社會改革的角色，其功能也受到社會各界的肯定。多元發展的NGO不僅承接解決許多社會問題的艱難工作，補充政府及社會其他組織之不足，更也穩定僱用一定數量的工作者，成為社會穩定的重要基礎。然而，NGO作為一個值得投入的志業，無論是倡議型還是服務型組織，作為人群服務和議題倡導的工作，除了專業知識之外，應對所有事務都採取開放的態度，培養對政策、法案和議題「草根專業」的能力，透過不斷對話尋求解決問題的社會共識。

最後，謹以《反貧困》一書作者湯淺誠（2010）的重要提醒，提供任何有志從事人群服務工作者參考：「當需要幫助的人連求助的力氣都沒有，我們就要走到他前面去！」

問題與討論

1. 請設想一個你認為當前臺灣最重要的公共衛生問題，並上網搜尋資料，看看此問題是否有哪個或哪些NGO當前正在進行倡議？若目前沒有，請嘗試搜尋歷史檔案或報章文獻，看看過往歷史中，有沒有NGO曾經倡議過？
2. 請直接回想就印象所及，一般而言或在某議題上最有名的一個NGO，請你蒐集該團體相關資料，說明 (1) 依據《社會團體許可立案作業規定》，該NGO的團體性質為何？(2) 他們的倡議模式主要為何？他們曾與哪些團體、個人或政府部門合作？

參考文獻

Lawrence O. Gostin（2017）。全球衛生法（頁143-186）（楊秀儀審閱）。元照出版。（原著出版於2014年）

湯淺誠（2010）。反貧困：逃出溜滑梯的社會（蕭秋梅譯）。早安財經。（原著出版於2008年）

APHA (2000). *Raising Income to Protect Health*. America Public Health Association Policy Statement Policy Number: 200020. https://www.apha.org/policies-and-advocacy/public-health-policy-statements/policy-database/2014/07/30/11/27/raising-income-to-protect-health

APHA (2013). *Support for Paid Sick Leave and Family Leave Policies*. America Public Health Association Policy Statement Policy Number: 20136. https://www.apha.org/policies-and-advocacy/public-health-policy-statements/policy-database/2014/07/16/11/05/support-for-paid-sick-leave-and-family-leave-policies

APHA (2016). *Improving Health by increasing the Minimum Wage*. America Public Health Association. https://www.apha.org/policies-and-advocacy/public-health-policy-statements/policy-database/2017/01/18/improving-health-by-increasing-minimum-wage

APHA. (1995). *Full Employment and Public Health*. America Public Health Association Policy Statement. https://apha.org/policies-and-advocacy/public-health-policy-statements/policy-database/2014/07/30/14/06/full-employment-and-public-health

ECOSOC (1968). E/RES/1296 (XLIV). *Arrangements for consultation with non-governmental organizations*. UN. Economic and Social Council.

WHO (2008). *Closing the gap in a generation: health equity through action on the social determinants of health - Final report of the commission on social determinants of health*. https://www.who.int/publications/i/item/WHO-IER-CSDH-08.1

World Bank (1995). *Working with NGOs: A Practical Guide to Operational Collaboration between the World Bank and Non-Governmental Organizations*. Washington, D.C.: World Bank Group. https://documents.worldbank.org/en/publication/documents-reports/documentdetail/814581468739240860/working-with-ngos-a-practical-guide-to-operational-collaboration-between-the-world-bank-and-nongovernmental-organizations

17

國際人權公約
對公共衛生的意義與影響

李柏翰

一 前言

自立法院2009年制訂《公民與政治權利國際公約及經濟社會文化權利國際公約施行法》（簡稱《兩公約施行法》，2009年12月10施行）後，國際人權規範正式進入國內的法律秩序。爾後，我國再陸續通過其他人權公約施行法，如《消除對婦女一切形式歧視公約（CEDAW）施行法》（2012年1月1日施行）、《兒童權利公約（CRC）施行法》（2014年11月20日施行）以及《身心障礙者權利公約（CRPD）施行法》（2014年12月3日施行）。

這些施行法第2條共同揭示，公約中關於權利保障之規定具有國內法之效力。在國內法及政策制訂之層面，各施行法之目的係為將國際人權規範在地化，故無論係行政機關在決策或執行公務，或法院在審理案件時，皆應考量國際人權規範。

四份人權公約施行法幾乎長得一模一樣，皆承認各公約規定具國內法效力外，第3條亦要求相關規定之適用與解釋「應參照公約意旨」及依各人權公約所設置之「委員會對公約之解釋」。各施行法都有規定，在適用或解釋公約時，應考量各委員會所為之權威性解釋。除《兩公約施行法》外，《CEDAW施行法》立法說明中即表示，所謂「解釋」包括附錄、增補及決議，而《CRC施行法》與《CRPD施行法》的立法說明中明確指出「解釋」包括一般性意見、總結意見、決議、對國家報告之審查，以及接受個人申訴之處理等各類意見。

各級政府機關在行使職權時，更應符合各公約之人權保障規定——除避免侵害人權並保護人民不受他人侵害外，亦應積極促進各項人權之實現。我國雖非聯合國的會員國，也不是這些公約正式締約國，但透過國際人權保障國內法化（internalisation）的方式，公約中與健康權相關之規定，必然對我國公共衛生產生影響，除決策時應考慮人權原則外，亦包括公民參與、權利救濟等制度設計（李柏翰，2019）。

首先，須先澄清健康權全稱為「享有最高可達到標準之生理與心理健康的權利」（the right to the enjoyment of the highest attainable standard of physical and mental health），這裡所謂「最高可達到標準的健康」被視為人類社會追求自由或任何事物之基本條件。健康權的國際法依據包括1946年WHO憲章的前言、1948年《世界人權宣言》（Universal Declaration of Human Rights）第25條、各項聯合國人權公約等。在《中華民國憲法》中，雖沒有特定條文提到健康權，但在第十三章基本國策中明示「國家為增進民族健康，應普遍推行衛生保健事業及公醫制度」（第157條）。

從健康權的角度來看，僅設定國策方向顯然保護不足。臺灣自1950年陸續開辦勞保、公保及農保等職業保險，至1995年才整合原先散落於各社會保險體系中的健康保險，建立全民健康保險制度，成為臺灣最重要社會政策之一。惟就融合進國內法律規範中之健康人權而言，近用醫療的權利並不等同健康權，健保雖促進了就醫平等卻不等於全面的健康正義，因為健康人權亦涵蓋了社會結構、工作安全、生活品質等各層面政策制度之其他社會決定因素（social determinants of health）對個人健康及選擇之影響（吳全峰，2019）。

將健康視為人權有其重要的法律意義，重新界定了個人健康與公共衛生之間的關係：有權利即有義務，始會產生權利擁有人（rights-holders）與義務承擔者（duty-bearers）之間的法律關係，違反義務時即應產生相應的法律責任。人權義務承擔者（即國家政府）也因此能依人權要求限制傷害人民健康權的第三方（如企業）。

本章將先梳理國際人權法律體系（第一部分）及其對國內公共衛生的影響（第二部分），然後會討論「以人權為基礎作為方法」（human rights-based approach）之公共政策包括哪些面向與原則，以及人權規範在公衛措施中所遭遇的契機與困境（第三部分）。

二　國際人權規範體系與監督機關

要討論人權規範對公共衛生的影響，需先了解各國際公約所建構成的國際人權體系。二戰後多邊主義復甦，各國希望建立以主權平等、人權保障為基礎，以實現國際和平的聯合國，這點從《聯合國憲章》前言就看得出來：「我聯合國家之人民，同茲決心，欲免後世再遭今代人類兩度身歷慘不堪言之戰禍，重申基本人權、人格尊嚴與價值，以及男女權利平等及各國不分大小皆權利平等之信念……」此精神更被彰顯於聯合國宗旨中，「促進國際合作……不分種族、性別、語言、或宗教，增進並激勵對全體人類之權利及基本自由之尊重」。

《聯合國憲章》本身即是一份國際條約，依其職能與權限所建構之聯合國人權機關，即是所謂的「憲章機構」（Charter-based bodies）。聯合國成立後，很快就在1946年於經濟及社會理事會下建立人權委員會（Commission on Human Rights）。其中時任中華民國代表張彭春，於1947年出任聯合國人權委員會副主席，參與起草1948年的《世界人權宣言》，並對經濟、社會與文化權利等議題提出建議，以補充原本設想的公民與政治權利清單之不足。

聯合國人權事務相關機關於2006年大幅改組，聯合國大會第

60/251號決議建立了人權理事會（Human Rights Council）取代原本的人權委員會，職能與規模大幅提升，能針對聯合國會員國進行普遍定期審查，創設了個案的申訴與救濟管道，甚至能發動特別程序，比如建立特定人權議題之工作小組，並指派特別報告員（如健康權特別報告員）及獨立專家。此外，依1993年世界人權大會通過之《維也納宣言及行動綱領》所建立的聯合國人權事務高級專員辦事處亦是與人權事務相關的重要機關。

繼《世界人權宣言》後，聯合國大會陸續通過其他人權公約，加強人權規範的法律效力。除了上述憲章機構，國際人權規範體系中更重要的組成成分其實是以各項國際人權條約為法源基礎的人權公約機構（treaty-based bodies）。對締約國來說，這些專責監督核心國際人權條約執行狀況的委員會是公約生效後所創設的國際人權機構，為落實人權保障而存在（如表17-1）。它們對公約的解釋，則成為我國理解各項施行法內涵時重要參考依據之一。

國際人權規範體系包括「憲章機構」與「人權公約機構」。它們都是廣義的國際條約，但性質略有不同。前者是國際組織的組織法，對國家的法律效力係出於會員國對組織之認可與授權，因此在會員國同意下，相關機制可能自組織原有的架構衍伸；後者就如典型的國際條約，締約國在談判、簽署並批准時，就特定國際事務向其他締約國作出法律承諾，法律效力則出於「遵守條約」的義務。目前共有九份

表17-1　核心國際人權條約及其監督機構

公約名稱	通過日期	生效日期	監督機構
消除一切形式種族歧視國際公約	1965.12.21	1969.01.04	消除種族歧視委員會
公民及政治權利國際公約	1966.12.16	1976.03.23	人權事務委員會
經濟社會文化權利國際公約	1966.12.16	1976.01.03	經社文權利委員會
消除對婦女一切形式歧視公約	1979.12.18	1981.09.03	消除婦女歧視委員會
禁止酷刑和其他殘忍、不人道或有辱人格之待遇或處罰公約	1984.12.10	1987.06.26	禁止酷刑委員會
			防範酷刑次要委員會
兒童權利公約	1989.11.20	1990.09.02	兒童權利委員會
保護所有遷徙工人及其家庭成員權利國際公約	1990.12.18	2003.07.01	遷徙工人問題委員會
身心障礙者權利公約	2006.12.13	2008.05.03	身心障礙者權利委員會
保護所有人免遭強迫失蹤國際公約	2006.12.20	2010.12.23	強迫失蹤問題委員會

資料來源：作者自行彙整。

核心人權公約，十個相應而生的條約監督機構，包括立意創新的「預防酷刑次要委員會」。

國家對國際人權監督機關之授權是透過批准國際人權公約為之。這些被授權的委員會中，有些制度是人權公約本身就內建的，包括解釋約文、回應國家報告等；然而，關於國對國或個人對國家之申訴機制等其他救濟方式則可能依不同情況而定，大部分情況是聯合國大會就原公約另訂一份「任擇議定書」（optional protocol），賦予委員會更多權力；抑或即便是公約中原本就有相關規定，也需要符合一定要件才生效（李柏翰，2019）。

了解當代整個國際人權體系後，最重要的還是國際人權法的內涵與國家義務為何，才能具體監督政府決策。根據《維也納宣言及行動綱領》第5條，當代最重要的人權原則是：所有人權皆是普遍（universal）、不可分割（indivisible），相互依存（interdependent）並彼此關聯（interrelated）的。固然各地民族特性和地域特徵有所差異，歷史文化和宗教背景也不同，但不論政治、經濟與社會體系如何，各國都有義務促進和保護人權和基本自由。因此，國際社會應站在同樣地位上、用同樣重視的眼光、以公平的態度全面看待人權。

三　國際人權義務與國內公共政策

二戰後人權被定義為「人人皆應享有之權利」，而那些被視為屬於人的權利都包括兩個面向——自由權與受益權。自由權利（freedom from⋯）涉及國家的消極義務（即「不得⋯⋯」），如人人有選擇自己的生活方式與信仰價值的自由、追求自己目標時不受他人干涉的自由、不被干涉而能隨意做自己的自由。受益權利（entitlement to⋯）則要求國家積極促進權利實現的義務（即「應⋯⋯」），如人人有實現渴望的生活方式與信仰價值的權利、追求目標時擁有社群的支持、取得好好過日子所需資源的權利（鄧衍森，2018）。

就公民與政治權利來說，以投票權為例，政府除了不得干擾選民的投票選擇外，亦應提供公平完備的制度，使投票順利完成。對經濟、社會與文化權利來說，許多時候國家為滿足積極義務，需建構一個完善且公平的社會福利制度或社會支持系統，需要的資源較多，也更考驗決策者的決心與能力。以《經濟社會文化權利國際公約》（簡稱《ICESCR》）為例，它既是國際條約也是人權公約，因此締約國負有兩個層次的法律義務——締約國就國際條約所負有的一般義務，以及為了實現人民經社文權利所負的人權法義務（鄧衍森，1998）。

經社文權利委員會在1998年第9號一般性意見中，就作了以上區分，而針對一般條約義務，委員會提到，國家必須在國內法律秩序中以適當的方式承認國際規範、必須向受到傷害的個人或團體提供適當的賠償或救濟，以及必須確保建立追究政府責任的適當手段。因此，政府適用《ICESCR》時應考慮到兩大國際法原則——國家不得援引國內法規定為理由，而不履行條約；以及當《憲法》或法律所賦予人們的權利遭受侵害時，應有權由國家法院對這種侵害行為提供有效的救濟。

基於人權法特殊性，其須確實融入到國內法律與政治制度中才有實益，因此一旦國家向國際社會及人民作了人權承諾，就有義務將國際人權公約的內容轉化為國內法律，可能方式包括增修憲法條文或納入國內一般法律當中。無論選擇何種方式，該方法必須足以確保公約規定的義務能被適當履行。生活在國家管轄區域內的人們，依據誠信原則，對所有行政機關在決策時考慮人權要求，具有合理期待。在此前提下，人們應擁有可近用的、可負擔的、及時且有效的救濟措施（李柏翰、安仰深，2022）。

（一）國際人權法中的健康權

健康權在國際法上的依據包括《世界人權宣言》第25條第1項、《ICESCR》第12條、《消除一切形式種族歧視國際公約》（ICERD）第5條第5款、《CEDAW》第11條第1項第6款與第12條、《CRC》第24條、《CRPD》第25條、《歐洲社會憲章》第11條、《非洲人類及人民權利憲章》第16條、《美洲人權公約關於經濟、社會及文化權利領域的附加議定書》第10條、《維也納宣言及行動綱領》，以及其他與精神疾病患者處遇及復原、婦女生育健康等議題相關之國際文件。

根據《世界人權宣言》第25條，「人人有權享受為維持他本人和家屬之健康和福利適當之生活水準，包括食物、衣著、住房、醫療和必要的社會服務。」健康權是「適當生活水準之權利」（the right to an adequate standard of living）一部分，包括醫療照護服務。《ICESCR》第12條則將「享受可能達到最高標準之身體與心理健康」視為一項獨立的權利。需釐清的是，健康權並非要求國家使所有人永遠保持健康，那顯然並不實際。國家的義務在於賦予人們最多且公平的機會，以追求更健康的狀態。

如本節一開始提到，所有人權皆包括自由權利與受益權利兩個面向——健康權的內涵當然也同時具有「掌握自己身體與健康，而不受到干擾」的自由，以及「平等參與醫療保健、健康促進等制度」的福利。根據經社文權利委員會2000年第14號一般性意見，健康權應理解為「為追求可能達到之最高標準之身體與心理健康，所須享有各種設施、商品、服務和條件的權利」，不僅指涉適當及時的健康照護，也包括健康的基本決定因素（underlying determinants of health），如安全潔淨的飲水、適當衛生條件、充足營養、適當住居、安全的工作與生活條件、健康教育和資訊等。

那怎麼判斷醫療照護或與健康有關的設施、商品、服務和條件是適當（adequate）的呢？經社文權利委員會提供判斷要件包括：

1. 可取得性（availability），即公平分配且充足的量；
2. 符合不歧視、交通便利、經濟上可負擔且資訊流通等之可近用性（accessibility）；
3. 符合倫理、保密，且對族群、性別、生命週期敏感之可接受性（acceptability）；

4. 科學上認可且有實證基礎之適當品質（quality）。

如本章一開始提到的，有權利即有義務。國家作為健康權的義務承擔者，應至少有三個層次的法律義務（亦如下圖17-1）：

1. 尊重義務（obligation to respect），國家不得干擾人民的自由；
2. 保護義務（obligation to protect），國家應排除其他人對人民的危害；
3. 滿足義務（obligation to fulfil），國家應積極促進、提供並推動相關制度措施。

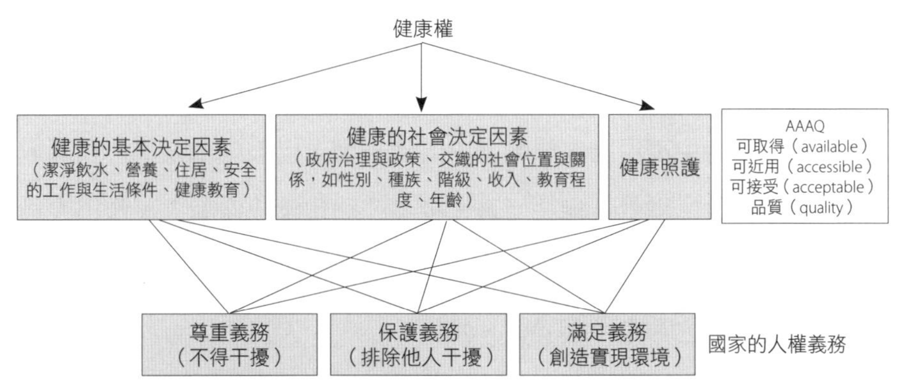

圖17-1　健康權規範及相應的國家義務

資料來源：作者自行繪製。

政府要做什麼才算履行義務呢？國家至少要有相關立法和國家健

康策略及行動計畫，建立相對應的健康權指標與基準（indicators/benchmarks），並提供救濟與可問責的制度。一旦國家對人民作出人權承諾，政府就與其管轄範圍內所有人產生人權法的法律關係，若國家違反了人權義務——不論是作為（做了不該做的事）或不作為（未做到該做的事）——就表示兩者間的法律關係被破壞了。若法律關係遭破壞，人民應該有適當的管道尋求救濟並究責，而國家就有法律責任去修補那個遭到破壞的關係（張玨等，2015）。

（二）國際人權法之國內法化

上面提到的健康權概念都圍繞在《ICESCR》，按條約法法理，一國須完成國家簽署、國內批准、國際機構的存放等程序，才會成為締約國。臺灣並非該公約締約國，照理說毋須受到拘束。中華民國在1967年就簽署了兩公約（包括《ICESCR》），遲至2009年才完成批准，只是當時中華民國在聯合國中的代表權早已被中華人民共和國取代而無法存放。惟就人權法而言，批准公約也算政府對人民作出人權承諾，展現自願遵守規範的意志，因此仍須受到自己單方承諾行為所產生法律關係之約束（張文貞，2010）。

這點也能從政府應變之實踐看得出來。在請求聯合國秘書處存放批准書遭拒絕後，立法院便制訂了《兩公約施行法》，將兩公約內容國內法化成為憲政秩序一部分。根據各人權公約之施行法，各級政府有義務先「自評」以開展人權保障工作（優先檢視清單），若有不符公約規定的情況，應於法定年限內完成增修法規並改進行政措施（兩公約為兩年，其餘為三年）。《CRC施行法》與《CRPD施行法》進一步給予五年通融期間，要求政府完成其餘配套措施，並應成立「兒童及少年福利與權益推動小組」及「身心障礙者權益推動小組」。

除了行政與立法部門外，司法機關扮演的救濟角色亦十分重要。各施行法中都有規定，在適用或解釋公約時，應考量各委員會所為之權威性解釋。施行法亦要求各級政府機關在行使職權時不得侵害人權、保護人民不受他人侵害、積極促進人權實現。為免政府球員兼裁判，應建立人權報告制度。各公約的國家報告分別由法務部（兩公約）、行政院性別平等會（《CEDAW》）、衛福部社會及家庭署（《CRC》與《CRPD》）彙整撰擬。

國家向人民及國際社會提出人權承諾，須全面檢討國內既有公衛及社福政策是否符合人權標準，而國際人權法中的健康權從此對臺灣的公共衛生決策與行政產生影響。就外部監督而言，以兩公約為例，目前發展出的具體實踐為——行政院邀請國際人權專家進行書面審查，來臺與政府、非政府組織召開審查會議，其中都會針對健康權及其他與健康相關的人權之實現與否展開討論。換言之，公約中明示承認的健康權，當然就能視為補充《中華民國憲法》原本對健康人權保障不足的情況。

在適用相關規定時，國際人權公約與《憲法》間的關係並非想像中和諧。《憲法》第141條規定中華民國原則上本就應尊重條約及《聯合國憲章》。然而，這些人權公約不僅規範國與國間的關係，更重要的是使國內憲政秩序與國際人權規範「匯流」。各國可能採取的方法包括立法模式（將國際人權內涵憲法化），如加拿大新增權利清單、波士尼亞—赫塞哥維納的新憲法、匈牙利承認國際法優先原則、南非與阿根廷表明國際人權優先、英國另立法案承認國際人權清單；抑或我國大法官採用的解釋模式（張文貞，2010；廖福特，2002、2022）。

解釋模式在我國的實踐也不完全一致。有的大法官在意見書中，直接將國際人權公約定位為我國《憲法》法源，或賦予與《憲法》具有相同內涵的人權規範等同於《憲法》。有時大法官會基於國際人權公約的普遍性，認為可作為解釋《憲法》基本權的重要考量，或直接認為解釋《憲法》得參照國際人權公約。不過也有許多時候大法官避而不談，或根本質疑國際人權公約的法律地位，主要認為《憲法》保障已臻完善，對於採納新的權利內容不宜躁進，又或者主張《憲法》才真正具有民主正當性，因此大法官應謹守分際，顧好《憲法》就好了（張文貞，2015）。

一般法院在裁判與經社文權利有關之案件時，又是如何看待人權規範的？若觀察《ICESCR》在我國法院裡的適用情況，在《兩公約施行法》生效前，曾發生當事人提及公約內容，但法院未予反應、隻字未提。或當事人提及公約相關規定時，法院認為毋需考慮國際人權公約，比如樂生療養院拆遷案中涉及適當居住權與健康權等主張，法院都以公約僅得作為指導政策走向之參考，而「不足為原告請求權之依據」。

《兩公約施行法》通過後，在某件與「勞務給付契約」相關案件中，當事人自己雖未提及公約規定，但法官認為應主動適用以保障權利受損那一方。不過這是美麗的誤會，因《兩公約施行法》在2009年12月10日才生效，而判決是該年10月30日做成，時間上法院還不受公約拘束。施行法通過初期適用兩公約規定的判決相當少，恐有許多判決處於應適用而未適用之違法狀況（徐揮彥，2014；廖福特，2010，2011），但迄今刑事與行政裁判已越來越常適用兩公約的法院實踐，法院也有意識地從各委員會之一般性意見來詮釋權利內涵，大多仍以公民與政治權利為主，經社文權利的討論仍少（蘇慧婕，2019）。

四　人權為基礎之公共與衛生政策

儘管國際人權規範滲進司法領域的速度較慢，相較下其他領域之發展更積極。自1991年聯合國大會通過關於國家人權機構地位的「巴黎原則」，至今大部分國家都已成立全國性人權機構。臺灣則在2019

年12月10日（人權日當天）制訂《監察院國家人權委員會組織法》，委員會於2020年8月1日正式掛牌。另一方面，行政院成立人權及轉型正義處，於2022年推出首部「國家人權行動計畫」盤點八個應優先推動的人權議題（包括強化人權保障體制、人權教育、平等與不歧視、強化生命權保障、居住正義、氣候變遷與人權、數位人權、難民權利保障），擬定具體行動計畫與關鍵績效指標。

對公衛政策與行政而言，兩公約國內法化最大衝擊或許在承認「健康即人權」（health as a human right）此觀點，這也是各國在面對《ICESCR》等人權公約中各項受益權利時較為謹慎的原因。一旦作出相關人權承諾，國家就需盡力確保各種權利之實現，大部分的經濟與社會權利（包括健康權）不僅要求國家做或不做的行為義務，其過程與結果也需定期受到檢視，以確保國家的作為是有效且正當的。

這裡，就必須提兩個至關重要的人權原則——不歧視原則與不倒退原則。《ICESCR》第2條第1項規定：

（一）關於經社文權利之實現，國家應盡其洪荒之力；若做不到，國家要有正當理由。

（二）若憑一己之力做不到應尋求協助，故政府不能擺爛，國際社會也不能見死不救。

（三）依各國能力，受益權允許被逐步實現，雖毋須一步到位，但也不能恣意取消或減少保障，這就是「不倒退原則」。

根據《ICESCR》第2條第2項，國家在實現各項經社文權利時，應保證人人平等，不因種族、膚色、性別、語言、宗教、政治主張、族裔、財產、出生或其他身分而遭受不合理的差別待遇。國家在履行人權義務時，應確保所有人平等享有相關設施、物資和服務，外國人原則上應受到國民待遇，而不歧視原則是一項立即義務，無法被逐步改善（李柏翰、張竹芩，2023）。惟公約也承認，若要求發展中國家完全保障外國人經濟權，亦可能不全然公平，故允許它們提出正當理由，明白表示哪些權利暫時專屬公民享有。

（一）以人權為基礎的政策觀

談了這麼多人權的概念、原則與法律實踐，再來好好來梳理「以人權為基礎」的公共衛生長什麼樣子？「以人權為基礎」必然會以國際人權規範中的基本原則為出發點，即所有人權皆是不可分且相互依賴的。由此出發，國際人權法中除了健康權、其他與健康相關的人權（如適當住居權、水權、教育權等），其他人權滿足與否當然也會影響到個人與公眾健康（Hunt, 2007）。個人健康受到許多複雜的原因影響，而一個人健康與否亦將會影響個人追求其他人權的機會，而公眾健康與否則將影響社會整體的發展。

1990年代後期迄今已有許多實證研究顯示，個人健康狀態也會影響他是否能夠享有完整的人權保障。各項人權之間不僅無法切割，個人不健康與他承擔的社會脆弱性之間也存在惡性循環，如社會汙名、孤立、排斥皆不利於個人追求或維持健康的狀態（如圖17-2所示）；不健康也會使人們無法追求其他應得的人權保障（李柏翰，2018；張珏等，2015）。經社文權利委員會就在2016年關於性與生育健康權利的第22號一般性意見中，認為健康權不僅包括醫療照護與健康基本決定因素，也包括社會決定因素（Mofokeng, 2021）。

以人權為基礎的公共衛生主要包括上面談到「健康即人權」的觀

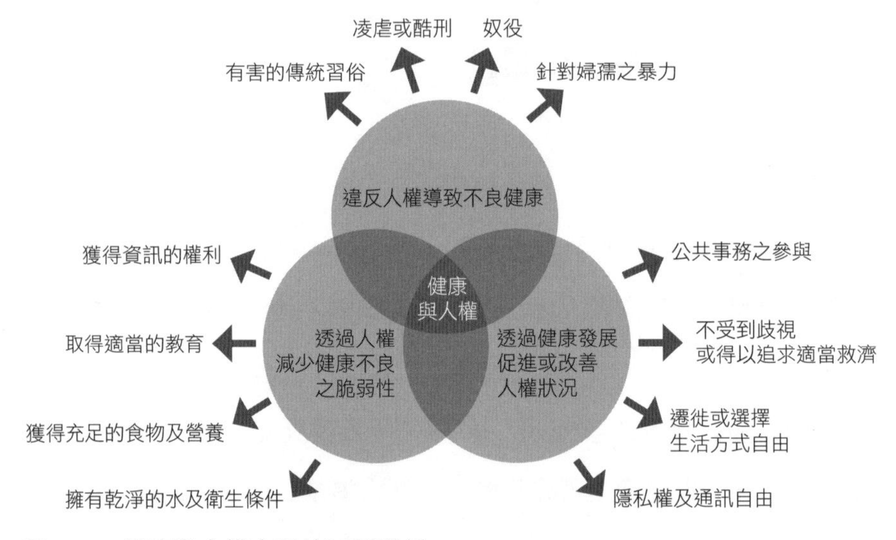

圖17-2　健康與人權之間的三種關係

資料來源：作者自行繪製。

點及這裡描述的「健康與人權」（health and human rights）的密切關係。這表示在公衛政策過程中，應隨時納入人權考量，確認政策目的是否係為了促進健康權或其他人權之實現，誰是政策的受益者，誰的權利受到影響或限制，哪些政府機關是直接的義務承擔者，而義務違反時又是誰會被究責，是否有適當且透明的救濟途徑？程序上，政策設計、實施與評估的過程中是否有充分的公民參與，是否納入受影響群體的意見與反饋，政策內容或執行結果是否符合不歧視與不倒退兩大原則，這些也都必須被考慮到。

《ICESCR》第12條第2項臚列之國家應優先關照的健康領域包括「預防、治療及撲滅各種傳染病、風土病、職業病及其他疾病」。類似地，《CEDAW》第12條也提到為婦女提供有關懷孕、分娩和產後期間所需之疾病防治服務。《CRC》第24條第2項要求國家消除兒童疾病與營養不良，而《CRPD》第25條則要求國家針對障礙者提供適合各類障礙狀況、具敏感度之健康服務，提供適當之早期診斷與介入，以預防進一步的障礙發生。

我國也有一系列法規處理各種疾病管制議題，如衛福部為主管機關的疾病管制目（如《傳染病防治法》、《COVID-19防治及紓困振興特別條例》等）、國民健康目（如《油症患者健康照護服務條例》、《菸害防制法》、《癌症防治法》、《罕見疾病防治及藥物法》等）、食品藥物管理目（如《藥事法》、《藥害救濟法》等）、心理及口腔健康目（如《自殺防治法》、《精神衛生法》、《口腔健康法》等），以及勞動部為主管機關的職業安全衛生目（如《職業安全衛生法》等）。與疾病防治有關的還包括農委會主管之《動物傳染病防治條例》。

這些法規制定時並非皆考慮到人權義務，惟近二十年來因病患權益運動興起與國際健康人權運動潮流接軌，公民社會越來越注重疾病防治對個人尊嚴、自由、隱私之影響，比如2020年通過《COVID-19防治及紓困振興特別條例》時所引發的各種辯論（Lin et al., 2020）。政府對患病者之人格、自主性與社會生活之尊重與保護也可見於2000年通過的《罕見疾病防治及藥物法》、2007年的《人類免疫缺乏病毒傳染防治及感染者權益保障條例》（由《後天免疫缺乏症候群防治條例》修正而來）及2008年通過的《漢生病病患人權保障及補償條例》。

（二）國際審查對公衛的影響

在臺灣，過往並不會從人權角度來思考公衛工作，遑論以實現人權義務的方式來理解國家在公衛立法與行政中之角色（吳全峰，2009）。然而，在各國際人權公約國內法化後，衛福部不僅要負責撰寫許多經濟和社會權利之國家報告，其社家署更承辦《CRC》與《CRPD》國際審查業務，人權規範成為檢視公衛政策正當性的標準。關於健康權及其他與健康相關人權之指標和基準，以及經社文權利的兩大原則（不歧視原則及不倒退原則）都是用來衡量國家是否履行了人權義務、人民的健康人權是否被尊重、保護且滿足的重要標準。

針對各項人權公約實施狀況，國家定期要提出國家報告，公民團體亦可提出影子或平行報告，也能在審查會議中與政府代表對話。在檢視各方書面報告並聽大家回覆問題後，國際審查委員會則會提出結論性意見與建議供政府參考，亦讓公民社會有監督問責之依據。舉例來說，2013年兩公約國家報告初次審查後，委員會建議刪除外國籍愛滋感染者限制入境之規定，後來於2015年2月4日刪除。委員會亦多次提及多元性／別認同者（LGBTI）健康不平等且醫事人員普遍欠缺敏感度的狀況，要求政府加強專業領域中之性平教育。

兩公約執行狀況之審查委員會於第二次審查時建議《精神衛生法》修法以避免強制住院濫用，加強社區照護及校園中的心理健康促進工作。《CRPD》審查委員也密切關注強制醫療的問題（李柏翰，2023），而監督《CRC》施行狀況的委員會則多次關切兒少自殺率漸增與校園霸凌等問題，教育場域中的社會支持及心理健康資源顯然不足。又委員會指出2015年心理健康促進政策白皮書及國民心理健康計畫（2017-2021）欠缺成效評估機制，亦非以人權視角制定而來（李柏翰，2021）。後來，《精神衛生法》終於在2022年11月29日完成修法。

兩公約審查委員會在第二次及第三次審查中都建議《原住民族健康法》盡速立法，保存並推廣原住民族傳統衛教慣習、確保健康照護及教育服務具有文化適當性，並在擬定、執行及評估方案的過程中應提供充足資源並確保原住民族參與。十餘年倡議後，2023年5月26日《原住民族健康法》終於在立法院三讀通過。2022年第三次審查會議後，委員會提到COVID-19防疫措施應經過人權標準之審查，針對人權限制需有補償機制，而有侵害人權之處需提供即時且有效之救濟，而國內針對疫情假訊息之處罰，多有過當而不符合比例原則。

除兩公約外，審查《CEDAW》執行狀況的委員會長期關注2018年通過的婦女健康行動計畫，認為其欠缺生命週期觀點。它與審查《CRPD》執行狀況的委員會不約而同關切障礙女性的性與生育健康不佳的狀況，統計資料也不齊全，《優生保健法》中許多規定隱含障礙歧視與對生育權不符比例原則之限制。遭受暴力對待之障礙婦女與兒童欠缺適當庇護與社會心理支持性服務，醫護設施（尤其診所與藥局）欠缺無障礙環境，專業人員欠缺障礙敏感度，也是重要問題，而行政院的身心障礙者權益推動小組在政府內部遲未建立有效的協調機制（蘇崇閔，2023）。

以上只是舉例呈現國際人權公約國內法化後，健康人權如何形塑或影響國內公衛法規與政策，委員會提出建議後，行政院各部會召開許多會議，邀集公民團體與非政府組織定義後續任務，開展一連串結論性意見之落實及管考規畫作業。比如兩公約審查委員多次強調臺灣監獄衛生標準欠佳，而《CRC》審查委員則在2022年第二次審查強調，國家應採取特別措施評估氣候變遷對兒少權利的影響，並應確保兒少有效參與政策過程。因此2023年「落實會議」中則要求衛福部、法務部、環保署等主管機關回應並規劃管考進度。

（三）人權理論與實務之限制

在國際人權公約國內法化後，各級政府機關在決策或執行公務時須考量相關人權義務，因此成為新的研究方向與論辯基礎，但人權方法並非毫無限制。人權是個現代社會中個人主義的產物，其濫觴與發展是為了對抗或防範國家暴政（李柏翰，2022），但亦隱含了難以突破的人類中心主義（anthropocentrism），而這是人權本體論上之極限，因此難以回應新的公衛典範——健康一體（One Health）（Van Patter et al., 2023）。

個人主義式之健康理解也較難處理因群體差異所造成系統性健康不平等的狀況，比如少數群體壓力（minority stress）、代際創傷（transgenerational trauma）等歷史性與集體性的社會心理問題（Lee, 2023; Stockwell, 2019），因此研究者開始探究公共衛生集體人權倡議之可能性（Meier, 2007）。國際人權框架亦是高度國家中心主義的（state-centric），視國家為唯一的義務承擔者，不僅強化了國界、國籍與管轄等概念之象徵及實質意義，也忽略國家身兼侵害者與保護者之自相矛盾的角色，難以處理治理無能或腐敗的狀況（Lee, 2021）。

受現代西方醫學之影響，當代健康權論述亦包含身心二元論，分別處理生理與心理健康，導致難以量化之心理健康被大幅忽視，難以判斷義務履行狀況（張玨等，2015），這也與醫衛專業的黑盒子與主流社會傾向接受「都是為你好」政策理由有關（葉明叡、劉曦宸，2023），家父長思惟之實踐在精神衛生領域中更加明顯。

由上述幾點人權理論的限制可見光談兩公約是不夠的，不足以分析個人能動性、行使或主張權利的能力（capability）與其所處人際網絡相互糾葛的複雜性。舉例來說，《ICESCR》裡面的規定不足以全面細緻地保障性自主、身體自主及親密關係民主化等攸關女人與性／別多元群體健康等權利；也難以回應健康權隱含健全主義之批判——如何超越資本主義社會中之功能論，賦予多元身心能力客觀價值成為一大難題，故需倚賴隨《CEDAW》及《CRPD》發展而來的規範工具，承認並拓展「健康」的多元想像與複雜關係（陳伯偉等，2023）。

五　結語

這一章我們談了很多國際人權規範如何滲入臺灣法律框架中，健康權與其他跟健康有關的權利（如平等權、身體自主權、居住權、社會保障權、教育權、工作權等）逐漸透過國際審查與政府實踐進入到公衛體系中。健康政策與實施，再也不只是也不該是專業壟斷之判斷，更涉及人民權利和意見是否被考慮到。反之，公民社會所有成員也無法置身事外，也需有機會及能力參與在政策討論中，才能真正發揮以人權方法改革公共衛生的效果。

問題與討論

1. 你會如何定義人權（human rights）、健康（health）與公共衛生（public health）這三個概念？三者之間的關係是如何？
2. 你是否參與或觀察過任何與健康促進或健康平等有關之立法倡議或社會運動——其中是否有運用到「人權」相關概念作為論述策略？若有，為何運用且如何運用？
3. 試以衛福部國民健康署所主管之一項「健康促進法規或政策」為例，討論其與健康權之間的關係，又該法規或政策是否與其他人權（健康權以外）有關？

參考文獻

李柏翰（2018）。性、健康與情感教育：「以兒童作為權利主體」的觀點。性別平等教育季刊，84，111-120。

李柏翰（2019）。突破政治綁架：國際人權在地化。法律人潮流誌，20，8-11。

李柏翰（2021）。不只是健康照護：全民心理健康及其政策意涵。月旦醫事法報告，61，44-63。

李柏翰（2022）。序論：人權崛起的歷史背景。載於法律白話文運動（編），公民不盲從：生而為人，如何有尊嚴地活著（頁13-18）。麥田出版。
李柏翰（2023）。國際障礙人權規範與標準：反對精神障礙歧視不等於反精神醫療。月旦醫事法報告，79，21-35。
李柏翰、安仰深（2022）。Righting wrongs: The judicialisation and justiciability of health-related rights in the Americas。台灣國際法學刊，19（1），199-239。
李柏翰、張竹芩（2023）。被偷走的人工流產自由：「多布斯訴傑克森女性健康組織案」之國際人權法律評析。醫藥、科技與法律，28（1），93-146。
吳全峰（2009）。從健康人權之角度論菸草控制框架公約之發展與國家菸害控制之義務。月旦法學，169，32-66。
吳全峰（2019）。健康人權挑戰與展望簡析。月旦醫事法報告，34，7-21。
徐揮彥（2014）。「公民與政治權利國際公約」與「經濟、社會與文化權利國際公約」在我國最高法院與最高行政法院適用之研究。臺大法學論叢，43（S），839-909。
陳伯偉、邱春瑜、郭惠瑜、周月清（2023）。發展障礙研究倫理基本原則與操作指引：支持障礙者參與研究。臺大社會工作學刊，2023特刊，1-42。
張文貞（2010）。國際人權法與內國憲法的匯流—台灣施行兩大人權公約之後。台灣人權促進會季刊，Spring，12-22。
張文貞（2015年）。國際人權公約與憲法解釋：匯流的模式、功能及台灣實踐。司法院大法官104年度學術研討會，臺北市，臺灣。
張玨、王長偉、顏采如、溫桂君（2015）。離開了心理健康就不能稱之為健康，心理健康司宜專責且獨立。台灣公共衛生雜誌，34（3），240-253。
張玨、李柏翰、溫桂君、張菊惠（2015）。國際人權法與心理健康權。中華心理衛生學刊，28（3），449-468。
葉明叡、劉曦宸（2023）。以健康之名？：10道公衛政策倫理難題，培養公民思辨力。聯經出版。
廖福特（2002）。引進國際人權準則—比較分析與臺灣借鏡。東海大學法學研究，17，153-224。
廖福特（2010）。法院應否及如何適用公民與政治權利國際公約。台灣法學雜誌，163，45-65。
廖福特（2011）。法院應否及如何適用《經濟社會文化權利國際公約》。臺灣人權學刊，1（1），3-25。
廖福特（2022）。經濟社會文化權利之可司法性：經濟社會文化權利委員會個人申訴案件之檢視。台灣國際法學刊，18（2），103-171。

鄧衍森（1998）。從國際人權法論健康權之法理基礎與實踐方式。東吳法律學報，11（1），55-72。

鄧衍森（2018）。國際人權法理論與實務。元照出版。

蘇崇閔（2023）。《優生保健法》修法之迫切性：從身心障礙者權利觀點論之。台灣公共衛生雜誌，42（2），144-147。

蘇慧婕（2019）。初探兩公約之司法實踐——以我國法院判決為核心（期末報告）。司法院。

Hunt, P. (2007). *Report of the Special Rapporteur on the right of everyone to the enjoyment of the highest attainable standard of physical and mental health.* United Nations General Assembly Human Rights Council Twenty-ninth session 2 April 2015 (A/HRC/29/33).

Lee, P.-H. (2021). A Pluralist Approach to 'the International' and Human Rights for Sexual and Gender Minorities. *Feminist Review, 128*(1), 79-95.

Lee, P.-H. (2023). Un(ac)countable no-bodies: the politics of ignorance in global health policymaking. *Critical Public Health, 33*(1), 48-59.

Lin, C.-F., Wu, C.-H., & Wu, C.-F. (2020). Reimagining the Administrative State in Times of Global Health Crisis: An Anatomy of Taiwan's Regulatory Actions in Response to the COVID-19 Pandemic. *European Journal of Risk Regulation, 11*(2), 256-272.

Meier, B. M. (2007). Advancing Health Rights in a Globalized World: Responding to Globalization through a Collective Human Right to Public Health. *Journal of Law, Medicine & Ethics, 35*(4), 545-555.

Mofokeng, T. (2021). *Report of the Special Rapporteur on the right of everyone to the enjoyment of the highest attainable standard of physical and mental health. Sexual and reproductive health rights: Challenges and opportunities during the COVID-19 pandemic.*

Stockwell, J. (2019). Does individual and collective remembrance of past violence impede or foster reconciliation? From Argentina to Sri Lanka. *International Review of the Red Cross, 101*(1), 97-124.

Van Patter, L. E., Linares-Roake, J., & Breen, A. V. (2023). What does One Health want? Feminist, posthuman, and anti-colonial possibilities. *One Health Outlook, 5*(1), 4.

18

公共衛生倫理：基本概念與一些快速上手的評估工具

葉明叡

一　前言

「公共衛生倫理」（public health ethics）領域發展三十多年以來，在英語世界之相關教材已經有相當累積，但對在臺灣的中文讀者而言選項仍較少。為促進對公衛倫理議題之知識交流，且利於業務繁忙的公衛從業人員閱讀，本章之目的在提供一快速簡易上手的倫理評估教學，內容包括基本概念介紹、應用分析之步驟架構，以期能應用於促進衛生實務工作與衛生研究當中遭遇到的倫理難題思辨。

「公共衛生倫理」是公衛領域之中處理規範（normative）問題的實作與研究次領域。一般我們依據Winslow的定義將公衛理解為透過有組織的社群力量促進群體健康的科學與藝術（Winslow, 1920），在當前的公衛教育訓練中，我們主要著重科學那部分的訓練，透過實證

（empirical）方式辨別造成疾病的各種致病因子、檢驗其因果關係、劑量效應關係，並測試哪些介入方法能有效移除這些致病因子，或是促進有益於健康的因子等。這些科學訓練，使衛生工作者能夠採取有效的介入行動。但科學本身並無法告訴我們，在面對到不同情境時，我們在規範上「應該」怎麼做才對，這就是倫理規範的討論範疇。

「倫理」（ethics）是規範一群人應該如何互動的一組概念、原則、標準或是價值體系。這裡的「應該」指的是「應不應該的應該」，也就是指行動者應採取某個行動，或是應該當某種樣子的人（should do or should be）。既然是規範「一群人」，這群人可能有不同的範圍邊界，可能是小至某個在地社區團體、學校，大至國家，而公共衛生界（實務工作界與學術界），也可以是這種群體。

倫理規範的來源，可能是外生的，也可能是內生的。外生規範是指來自群體外的倫理指導，例如不論一間學校內部風氣與倫理信念如何，學校總是在國家一系列教育法規與教育部的規範之下。內生規範則是指由群體內部成員，自己約定好（可能是明示約定如契約，或默契的約定成俗）我們應該要怎麼互動。任何的專業領域，通常都會有一組盛行的倫理原則，這是界定專業團體本身存在的要素之一。

對於公衛領域以及公衛從業人員而言，有兩個最主要且獲得目前普遍接受的道德要求（moral mandates）（Coggon & Gostin, 2019），一為促進群體健康，也就是盡量提升群體所有人的健康狀態至最高水準，此為效益主義的邏輯；二為消弭健康不平等，此為健康人權或健康平等的邏輯。公衛領域的倫理思辨（ethical reasoning），大概就是在處理其他倫理原則與前述兩個原則之間的衝突，或是前述兩原則本身的細部衝突。典型的衝突類型，包括國家為何能夠限制個人自主？國家為何能夠依據其聲稱的某個規則徵收、分配資源？透過倫理反思和辯證回答這些問題、最後做出倫理決策的過程，稱為「證成」（justification，或稱為合理化）。

對衛生工作而言，最後做出倫理決策，提供一個倫理上可接受、最符合倫理或倫理上最可欲的選項，是公衛倫理思辨的重要目的，因為我們主要任務是解決衛生工作當中遇到的倫理難題，我們並沒有要成為倫理理論大師、倫理信念的宣告也不是我們的主要任務（當然你可以選擇這樣做）。換言之，在進行完倫理評估之後，我們不可以各打五十大板說，大家都有些對、有些錯，我們要具體說出，對，就是要這樣那樣去做，因為這是我們澄澈倫理分析之後得出的最佳選項。最後的目的是有信心地說出你建議的倫理抉擇。

附帶一提，讀者會發現，在本章中「倫理」與「道德」兩個詞彙似乎直接混用。確實是如此。儘管他們有些意義上的差異，但對於本章的目的而言，區分二者並沒有非常必要。簡化地說，道德不同於倫理之處，主要在於道德通常有一個特定指涉的對象群體，也就是某群人在某個時空中，所擁護的某一組規範信念。相比之下，倫理可能較偏向抽象的概念、原理原則思考等。總之，就是規範一群人的互動規則就對了，此處不細究。

本章第二節介紹公衛倫理基本概念，以及與其他相關概念的關係，第三節為站在第三方角度看待公衛政策或介入，對其進行倫理評估，介紹幾個主要的公共衛生倫理分析架構，透過步驟式或條列式的要點，快速評估管制型公衛政策的倫理正當性，管制型政策的主要難題存在於國家對人民的自主限制，到什麼程度是合理的。最後則是簡單的結語。

本章主要提供實務導向的簡易技術支持，而非深度倫理理論研討，倫理討論需要一定知識基礎，但也時常沒有終極解答，是以，本章提供內容並非標準答案，而是意在開啟讀者對於規範層面思考之倫理想像，並且能夠操作基本倫理評估與分析技巧，使未來臺灣公共衛生工作之目的與手段能夠更為澄明、正當。

二　公共衛生倫理基本概念

（一）公衛倫理發展歷程概述

「公共衛生倫理」的發展起點有兩種主要理解方式。有些學者認為它是從「生命倫理學」（bioethics，或稱生醫倫理學biomedical ethics、醫學倫理medical ethics）所發展出來的一支知識體系。生命倫理學處理的也是與人類健康和疾病有關的倫理難題，不過它主要著重於個人層次行動者之間、且在臨床場域的關係，例如醫療專業人員與病人應該如何互動、臨床決策應如何進行、病人是否可以主張放棄治療或死亡。

隨著醫療技術與生命科技的發展，也不斷帶來新的倫理難題。例如器官移植在過往難以想像，但在今日已經是相當普遍的手術，既然技術已經許可，那如何取得、分配可供移植的器官，就是很重大的倫理抉擇。此時生命倫理要處理的關係，也不會再侷限於個人層次，要進行分配，必然已經是在「一群人」之間分配，國家的介入也會逐漸明顯。越來越多這類有關群體健康、群體分配的議題出現之後，也有更多的學術討論和實務應用（包括臨床的與政策的應用），公衛倫理於是逐漸成為生命倫理學的一支。

另外有些學者則認為，公衛倫理本質上處理的問題，與生命倫理學截然不同，它涉及群體健康與國家介入，這些都是生命倫理學的概念與原則難以適用的領域，例如，尊重個人自主（autonomy）幾乎是生命倫理學之中最優位的倫理原則，但在衛生政策之中，幾乎每一樣政策都會或多或少限制個人自主，這使得自主的概念對此類問題幫助有限，而公衛倫理學就是專門要來處理這部分的倫理難題。

總之，不論見解如何，大約自1990年代開始，來自醫藥衛生與哲學、應用倫理學領域的研究者，開始用「公共衛生倫理」一詞來進行學術討論，1993年美國期刊*Health Care Analysis*發行，1998年歐洲期刊*Medicine, Health Care and Philosophy*發行，他們最初主要都是從哲學思辨角度關注健康體系改革議題，至今已成為刊載公衛倫理研究的核心刊物。2000年代初，幾篇重要的學術論文在公衛、生命倫理學、醫療法律刊物中發表，提出公衛倫理的分析架構，2008年第一本以公衛倫理為名的*Public Health Ethics*由牛津大學出版社發行，顯示公衛倫理作為一專門研究領域的建立。由於健康議題的廣泛程度，以及重要性（特別是在COVID-19大流行以後突顯出的迫切性），很多並非健康領域的應用倫理學、政治理論、社會理論刊物，也有刊載相關研究成果，公衛倫理研究者的組成相當多元。

以上是以學術研究發展的角度而言，但公衛倫理難題本身的歷史，就跟公共衛生的歷史，還有人類社群的歷史差不多悠久。在任何時代的人類社群，都會遭遇與群體健康相關的問題，必須做出決策。史前時期，遷徙中的部落斷然遺棄重病、無法移動的族人，否則整個部落可能都會被嚴冬消滅；漁撈狩獵的社群發展出有利環境衡平的傳說和習俗，以避免竭澤而漁、捕盡獵物而失去糧食來源；農業文明聚落開始發展堆放廢棄物、喪葬等文化模式，確保環境衛生，實施對異邦人的警戒與隔離；城鎮將感染傳染病的市民驅逐、流放；乃至到晚近工業革命以後，隨著各種醫藥衛生知識突飛猛進，而發展出來的當代衛生政策。這些「政策」，都不斷乘載著不同時期的人們對於健康與疾病的倫理信念，還有在倫理衝突之中所做出的抉擇。我們的時代也會遇到我們的難題。

（二）倫理思辨有什麼用處？

不論身處在哪個崗位，衛生工作業務通常甚為繁重，為什麼百忙之中，我們還要費神去處理倫理問題？真的有倫理問題嗎？沒處理好會怎樣？公衛倫理的思辨主要用處有以下三者：

1. 幫助我們釐清衛生問題的價值衝突本質

衛生工作之中，充斥著許多政策介入方案選擇的衝突、資源分配的衝突、跨專業團合作時的衝突、人際互動的衝突等，不一而足。這之中的許多衝突，可能是因為與倫理沒有直接關係的原因所致，但也很有可能是因為不同立場主張者，基於各自不同的價值觀念與意識形態，所導致的衝突。

這種深層的價值衝突，時常以別種形式的衝突呈現出來，例如介入方案的選擇之爭，或是資源配置優先順序的選擇之爭，這些衝突可能以技術或是其他理由包裝，即使是專業的公衛從業人員，也時常陷入這種形式的爭執之中，公衛人員與其他領域的專業人員，以及最重要的，公衛政策影響所及的民眾之間，也可能有這些衝突。

倫理思考的第一階段用處，就是幫助我們快速掌握到衝突的本質為何，辨別是否為倫理價值上的衝突，或是其他類型的衝突。如果是其他類型的衝突，那自然就不在本章討論範圍之列。如果是倫理價值差異所生的衝突，這種時候，我們稱之為「倫理難題」（ethical dilemma）。有的倫理難題顯而易見，有的倫理難題隱藏於政策形式、方案選項爭論以及其所處結構的背後。我們首先需要辨別倫理難題的樣貌，以及此難題分別是由哪些人擁護的哪些倫理觀念差異所致。

2. 幫助我們釐清我們自己心中擁護的價值版本

在釐清了衛生工作之中所遭遇的倫理難題後，我們也要釐清我們自己，包括我們作為衛生工作者的角色、其他職務上的角色（例如，你可能同時也是一位社工師、護理師、醫師、公務員、研究者），在這些職務角色之中，我們是否有被賦予什麼專業倫理義務？以及，我們自己身為一個人，我們自己所擁護的倫理信念又是什麼？

這類反思是在日常生活中並不常見的心智活動，但是當我們遭遇到難題、進退失據時，我們會有那種想要問天的時刻，其實那就是被迫反思的時刻了。到了這種時候才被迫進行反思，我們正受困於精神上的挑戰、決策時間的壓迫等，並不是最好的時機，如果能夠在許多時候都時時保有反思和自我檢驗的習慣，會使我們在思想準備上較有餘裕，在遭遇到倫理難題、被迫做出決策「之前」就準備好，也能使我們的信念和行動更為合理、一致。

3. 幫助我們採取行動

最後就是要採取行動。這裡「行動」（action）指的是廣泛而言，身為一個衛生工作者，我們所採取的任何作為，包括我們表達對某個衛生政策的支持或不支持；我們收到上級、主管的指令時，我們決定積極投入、中等程度遵從或表示異議甚至拒絕；我們選擇關心某些議題、某些造成健康或疾病的因素（而不選其他因素）；我們與其他志同道合的同儕朋友發起某種倡議，或是在選舉時投票給某位候選人或某個政黨等。

我們採取或不採取某些行動，有眾多的內在理由，也受到眾多外在因素的限制。外在因素時常不是我們所能掌控，但內在理由，透過前述澄澈自我檢驗的告示（inform），我們可以更清楚知道自己行動的「目的」（ends）是什麼。如此，我們更可以做出真正符合自己倫理立場的行動，我們也更易於辨別，哪些檯面上的政策或行動選項，與我們自己的倫理立場相合（或是在哪些部分有細微的差異），進而使我們更清楚知道如何採取行動。

行動和目的之間的協調一致，將能使我們投入的衛生工作對自身而言更有意義，也能使衛生工作本身更有效益。對衛生工作者自己，以及對衛生工作整體而言，都有相當助益。

（三）公共衛生的兩個道德要求

Coggon與Gostin（2019）認為，對於公衛領域以及公衛從業人員而言，有兩個最主要的道德要求（moral mandates），也就是「促進群體健康」與「消弭健康不平等」，只有當一個公衛政策能夠解釋、證成這兩個道德要求時，我們才能說那是一個真正的公衛政策。

1. 促進群體健康

首先是群體，這是一種加總的思維，衛生工作不是要促進任何特定個人的健康，而是要促進這一群人的整體健康，如何判斷一個公衛介入成效比較好？第一步驟先看它取得的總體健康成果是否最大。當然，健康不像金錢，很易於加減，不過我們總是有其他方法可以來衡量，例如死亡率、疾病盛行率、健康生活品質等，總之，是一種「效用」（utility，或譯為效益）的概念。促進群體健康要求的是，衛生政策介入以後，促進這一群人的健康效用，而且越多越好。這正是「效益主義」（utilitarianism，或譯為功效主義、功利主義）所要求的倫理目的。

效益主義普遍存在於所有衛生政策的背後（其實應該說，幾乎所有的公共政策背後），指導著政策的行動，而且它是如此理所當然，幾乎不用特別為它辯護，而且常常沒有被人發現，但大家不自覺地就已經在追求這個目的。它是一種與生命倫理以及一般公民自由權利

（civil liberty）幾乎悖反的倫理原則，生命倫理把個人自主擺在最優先的考量，法律上的公民自由也保障公民在某些地方有優先（有時近乎絕對）的、抗拒國家介入的權利，但效益主義將這些價值全都置於最大化總體健康效用的目的之下。

2. 消弭健康不平等

公共衛生的第二個道德要求，則是要消弭在某一大群體之中，不同次群體之間（請注意，並不是不同個人之間）的健康分布差異（difference），尤其是當這些差異若是因為社會建構因素造成，是可避免、可預防的因素，則這些差異就是不應該存在的不平等（inequality，或批判性更強的inequity）（Whitehead, 1990）。衛生工作應該盡量消弭這些健康不平等。

讀到這裡讀者應該已經發現，Coggon與Gostin說的這兩個道德要求之間，似乎已經存在矛盾。我們到底是要最大化健康效用，還是要消弭不平等？這是很艱難的問題，這兩個道德要求之間並沒有適用的優先次序關係，要視每次遭遇到的倫理難題情況而個別權衡判斷。一個基本的判斷方法：先不管有沒有最大化，但至少先確保不要因為選用了某個政策，造成健康效用衰退。

前述這兩個道德要求，大概幫我們勾勒了公衛倫理的基調，多數學者和衛生部門主管都不會否定這兩者的價值，但公衛倫理的探討也不僅止於這兩者，健康效用最大化和消弭健康不平等，並不等於公衛倫理的要求。因此，我們不能說出「依據公衛倫理的要求，我們應該……」這種句型，公衛倫理並沒有要求什麼東西，它不像效益主義就明確要求「我要最多數人總體效用最大化」，不像健康人權要求「我要每個人都獲得基本權利保障」。公衛倫理是研討在群體層次，與國家介入或資源分配有關的倫理難題要如何解決的學術與實務領域，確實，在當代公衛倫理的分析之中，效益和平等都是重要概念，但並不只如此。

（四）如何判斷我們快要或正在遭遇一個倫理難題？

如前所述，衛生工作中的所遇到的困難原因多樣，缺人、缺錢、缺技術、缺乏良好管理等，都有可能，我們怎麼知道眼前的問題，是一個因為倫理衝突所產生的問題？以下提供幾個步驟，便於快速釐清，當一個困難或爭議議題，在表18-1中所示的四個層面都有所差異時，我們就可能遇到了倫理難題。

推論的起點，也不見得一定要是「已經發生」的困難或爭議，有很多時候，倫理難題的起點，可能只是我們個人在工作、生活當中，基於健康相關事務的洞察，而感到起疑的時刻。在這種時刻，我們也可以運用以上四步驟來推想，如果這件事情，依照我起疑的那樣去質疑，甚至去提案新的做法，那麼有誰可能會反對？基於什麼理由？什麼目的？最終，是不是因為，我和他們有不同價值信念？以上皆是，則可能遭遇到了倫理難題。

遭遇到倫理難題，也不代表一定會變成現實中的爭議議題，很有可能和你有相同想法的人真的太少了，難以團結行動把難題的政治規模升級為社會公共議題，走上街頭去抗議，或是透過民間團體、民意代表遊說來倡議。當然，這是政治層面的事情了。

表18-1　判斷遭遇倫理難題的四步驟

步驟	說明
1. 確認有不同立場在爭論	針對某一議題，表態的各方主張大約可歸納為幾種立場？至少要有兩種對於規範主張的立場（而非技術層面的主張），才會構成差異。
2. 確認不同立場所支持的政策方案	這些政策方案大致內容是什麼？是對現況或現行方案的進一步支持、修訂或否定？
3. 確認各政策方案有不同目的	各方支持政策方案的目的為何？不同方案可能有相同目的，各方爭執點只是在哪些方案能較有效、較快達成該目的，此時並無倫理衝突，只是實證見解上的差異；只有在目的不同時，才有倫理衝突。
4. 不同目的代表不同的價值信念	確認了目的差異之後，則進一步確認，這些差異不是源自利益的衝突，而是源自於在某些價值信念上的差異。

資料來源：作者自行整理。

（五）公衛倫理與法律和民主政治的關係

1. 與法律的關係

在一般的生活處境中，我們常會聽到一種說法「法律是倫理道德的底線、最低限度要求」。仔細想想，就會發現這是一種很奇異的觀念，彷彿是認為在某件事情上，倫理道德只有單一向度，要求從低到高0到100分，因此法律可能是在60分的位置，低於60分那簡直是罪大惡極，而那些「有倫理、有道德」的人則可能會自我要求到90分以上，至於我們中等不好不壞的人，可能有個70到80分就算滿意。

經過我們前面對於倫理基本概念的討論，讀者應該會發現，所有的事情，幾乎都不會是單一的向度，一個倫理難題之所以會發生，就是有兩種，甚至多種的倫理觀念在互相衝突、競爭位置。法律比較好的詮釋，可能是如下：它是一組我們目前社會中多數人認為可以接受而產生共識的倫理見解版本。因為它是共識產生的，所以法律涵蓋的範圍，遠比實際上我們必須做出倫理抉擇的範圍小得多，在此意義上，它的確是某種「最低限度」，精確一點說，是最小範圍的要求。

因此，法律範圍內可以解決的問題，可視為社會中已有大致共識的範圍，這類型的倫理難題相對好處理，要求政府依法行政即可。但反過來想，若某個倫理難題已經落在某法律的管轄範圍以內，表示能夠進行爭議和權衡的空間就非常有限了，除非要走到司法救濟途徑的極點，也就是提到憲法法庭，來對該法律的規定進行根本挑戰。走到這步的情形相對少見，在衛生政策領域的知名案例，包括《全民健康保險法》強制納保之規定、《傳染病防治法》強制隔離之規定等。

比較多數的情形是，法律因為是依據過往經驗與社會事件所制定，但這些條件會改變，例如新科技的發明，會使得現行法律中的相關規定無法涵蓋新衍生出的倫理難題，又或者社會中的道德風尚也已有所變化，與現行法律中代表的舊時代共識落差日益擴大。在這些情形中，人們或者決定維持現狀，不立法管理；或者有些團體或個人積極倡議，要求立法／修法給出一個特定的倫理版本。對倫理難題而言，不見得立法管理就一定會是比較好的解決方式，不立法，保有自由社會的空間與彈性，也是一種選項，法律的規定與依法行政的內建邏輯，不見得有利於解決倫理難題。

2. 與民主政治的關係

前述法律是有共識的倫理版本，尚有另一個前提，也就是這法律得是在民主國家之中，經過民主程序而建立。如果是獨裁統治者，他想立法就立法，則法律並不是共識的版本，而是獨裁者或統治集團的倫理版本。

倫理本身與民主政治的關係，在於民主政治既然要求眾人決定自己的政治事務，民主政治也要求眾人決定自己所要遵行的倫理版本。

可能透過立法，也可能透過其他政策方式。當然，如同Kass（2001）所指出的，倫理上最可接受的方案，不見得是政治上最可欲的方案，民主政治過程本有許多考量，倫理考量也只是其中一部分。衛生工作者不見得必須是高明的政治倡議者或行動者（是的話當然也很不錯），但也不可低估政治行動在衛生工作中的重要性（請見下頁「思考」專欄），倫理評估能讓我們更具有政治敏感度，辨別在倫理難題中的不同利害關係立場。而經過倫理思辨得出的決策方案，在自身價值選擇上較為一致，可能較具有說服力，可以邀請那些與我們有共同倫理理念者一起採取政治行動。以衛生政策能帶來的總體效用而言，經過倫理思辨的成效可能更大（Kass, 2001）。

三　公共衛生倫理分析架構

公共衛生倫理分析架構（public health ethics framework）是一種解決倫理難題的路數。它本身並不特別強調自己採用或根基的倫理理論基礎，反而時常是盡量模糊處理，想要涵蓋多範圍越好。它的目的是要提供實務工作者快速上手的倫理評估工具（這點或多或少符合專業工作者的養成習慣，特別是深度參與衛生工作的醫療專業人員和社會工作人員，讀者可以回想一下，你上次使用某種評估工具是什麼什麼？很可能就是兩三個小時前你快下班的時候），以便做出一合理的倫理抉擇。已經有很多學者發展了各種版本的分析架構，多到有人甚

思考：政治因素介入「搞壞了」專業的衛生工作？

我們可能時常會聽到一種論調，就是衛生政策的規劃者在喟嘆，原本規劃設計良好的某某政策，因為「政治因素介入的關係」，例如被某某團體遊說、某某立委硬是拔掉或硬是塞入某些條文、某某團體或機關基於本位主義立場堅決反對等，使得立意良善的衛生政策完全走偏路。如果政治不要介入，讓專業的衛生政策工作者依照社會的健康需要來好好規劃、執行政策，該有多好？這是一種簡化的版本，但這種論點時常以各種形式出現於政策制定的過程之中或之後。

衛生政策學者的角色宿命大概就是這樣吧，苦口婆心安撫妥協各方也妥協自己，希望在不違反最終目的與倫理原則，以及相當有限資源的條件下換取到一些政策成果。然而這些設想中的政策目的，卻也不甚受到什麼重視，所謂「政治因素介入」在一夕之間就可以將數載費盡心思的努力化為歷史塵埃。在臺灣以及很多國家，衛生政策學者普遍將自己視為專業的科學家，並且對於政治保持距離以及冷漠的態度。

然而，在本節的討論之中，我們已經清楚看到，倫理主張最終仍是鑲嵌於廣泛社會與政治脈絡之中。不論是民主或非民主的政治體制和文化，憑恃著科學與專業從天而降的政策，從來都不是真正能夠落實的政策，衛生工作者必須也要花費時間心力了解、説服大眾，乃至於參與政治過程。你不主動參與政治，政治也會來參與你的專業過程。尤其是在注重民主的時代，這是衛生工作者需要重視的層面，就算我們自己不搞政治，也要稍微看懂一下別人在怎麼搞政治。

到目前為止好像都還沒提到案例？嗯，有關這個議題的案例，就請大家自己在新聞的報導之中、公衛的課堂之中、政策的論述之中去找找吧，很多的。

至還做了系統性回顧來研究這些架構（Abbasi et al., 2018）。本章底下節選其中幾種介紹。

（一）Kass「六步驟分析架構」

約翰霍普金斯大學公衛學院的Nancy Kass教授在2001年於*American Journal of Public Health*發表的文章中提出「六步驟分析架構」（6-step framework）（Kass, 2001），這是第一個明確以分析架構模式來處理公衛倫理問題的主張。此架構適用的時機，是當有人提出要實施一項衛生政策介入時，可以從第一步驟開始一一檢驗，若能通過六個步驟，表示該項衛生政策介入，在倫理上是可接受的。

（二）Ortmann等人「三步驟途徑」

在Kass之後，也有許多學者提出這類架構模式，概念與應用時機大同小異，主要是分別有不同的強調重點面向。Ortmann等人於2016年由美國疾病管制與預防中心（CDC）資助、Springer出版的*Public Health Ethics: Global Cases, Practice, and Context*一書中提出「做出公衛決策的三步驟途徑」（Three-Step Approach to Public Health Decision Making）（Ortmann et al., 2016）。

（三）透過合理「輕推誘導」（nudge）來促進健康

「輕推誘導」（或翻譯為推力、助推）是指一種類型的公衛介入，此派的支持者認為，輕推誘導的介入設計能夠使介入者（nudgers）在不實質限制個人自主的狀況下，透過調整「選擇結構」（choice architecture）用影響、暗示、鼓勵的方式，能修正個人在各種情境中可能產生的「認知偏誤」（cognitive bias），促使被介入者（nudgees）做出真正與自己目的或利益相符的行為決策（Thaler & Sunstein, 2008）。在健康場域中，指的就是促使個人選擇那些有利於自己健康的行為，因為我們每個人的人生目的之中，幾乎一定包含有追求自己的健康這點。Engelen提出判斷一個採用輕推誘導的健康促進政策介入（health-promoting nudge）是否合理的九個倫理標準（Engelen, 2019）。

（四）Nuffield Council on Bioethics的介入階梯

英國的基金會Nuffield Council on Bioethics（2007）的「介入階梯」（intervention ladder）旨在「提供對公衛政策可接受性與正當性的思考方式」（p. xviii）。依照侵入的程度（intrusiveness），公衛政策可由最低侵入的「什麼都不做」（do nothing）到最強度侵入的「消除所有選擇空間」（eliminate choice），由低而高形成一個階梯。在越高的階梯上，表示該公衛介入需要越強的合理性證成，倫理上才可接受。

四　結語

公衛行動只要涉及國家介入，倫理議題便無所不在。本章釐清了倫理的基本概念、與我們身處的民主政治社會的關係，並介紹若干易於上手的評估工具，供公衛實務工作者與一般讀者參考，可以用於分析自己生活工作中關注的議題以及衛生政策中覺得有所古怪的地方。這類的倫理思考推理，對於我們的民主生活而言非常重要。

民主政治共同體，將政治決定的責任加諸在（某種意義而言）每位公民的身上，我們要如何知道我們的決策真的能夠帶來更美好的生活？我們要怎麼知道美好是什麼？這些是公衛倫理思辨背後的終極提問，公衛倫理只是其在健康與衛生政策相關議題上的一個應用面向。這終極提問，只有我們回過頭來真誠面對自己，才能夠回答得出來，如此，我們的行動——作為專業成員的專業行動、作為民主公民的政治行動——才能夠更為正當、富有意義。

問題與討論

1. 請說明「公共衛生倫理」與「生命倫理」二個領域，在分析視野與應用之倫理原則的主要差異為何？
2. 請舉一個衛生政策實例說明，未經倫理思辨就做出的決策，可能會有什麼問題，或造成什麼傷害？
3. 請舉一個衛生政策實例說明，公共衛生倫理考量與民主政治決策可能存在什麼內在衝突？

參考文獻

Abbasi, M., Majdzadeh, R., Zali, A., Karimi, A., & Akrami, F. (2018). The evolution of public health ethics frameworks: systematic review of moral values and norms in public health policy [journal article]. *Medicine, Health Care and Philosophy, 21*(3), 387-402.

Coggon, J., & Gostin, L. O. (2019). The two most important questions for ethical public health. *Journal of Public Health, 41*(1), 298-202.

Engelen, B. (2019). Ethical Criteria for Health-Promoting Nudges: A Case-by-Case Analysis. *The American Journal of Bioethics, 19*(5), 48-59.

Kass, N. E. (2001). An Ethics Framework for Public Health. *American Journal of Public Health, 91*(11), 1776-1782.

Nuffield Council on Bioethics. (2007). *Public health: ethical issues*. London: Nuffield Council on Bioethics.

Ortmann, L. W., Barrett, D. H., Saenz, C., Bernheim, R. G., Dawson, A., Valentine, J. A., & Reis, A. (2016). Public Health Ethics: Global Cases, Practice, and Context. In D. H.

Barrett, L. W. Ortmann, A. Dawson, C. Saenz, A. Reis, & G. Bolan (Eds.), *Public Health Ethics: Cases Spanning the Globe* (pp. 3-35). Springer International Publishing.

Thaler, R. H., & Sunstein, C. R. (2008). *Nudge: Proving Decisions about Health, Wealth, and Happiness*. Yale University Press.

Whitehead, M. (1990). *The Concepts and Principles of Equity and Health (EUR/ICP/RPD 414).* WHO Regional Office for Europe.

Winslow, C. E. A. (1920). The Untilled Fields of Public Health. *Science, 51*(1306), 23-33. http://www.jstor.org/stable/1645011